Anders/Brauner/Zock
**Taiji, Atemenergetik und
Biomechanik**

Verlag Hans Huber
Programmbereich Gesundheit

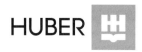

Bücher aus verwandten Sachgebieten

Schrievers
Durch Berührung wachsen
Shiatsu und Qigong als Tor zu
energetischer Körperarbeit
2004. ISBN 978-3-456-84064-2

Rytz
Bei sich und in Kontakt
Körpertherapeutische Übungen zur
Achtsamkeit im Alltag
3. Aufl. 2009. ISBN 978-3-456-84769-6

Bernard / Stricker / Steinmüller
Ideokinese
Ein kreativer Weg zu Bewegung und
Körperhaltung
2003. ISBN 978-3-456-83874-8

Steinmüller / Schaefer / Fortwängler
(Hrsg.)
Gesundheit – Lernen – Kreativität
Alexander-Technik, Eutonie Gerda
Alexander und Feldenkrais als
Methoden zur Gestaltung somato-
psychischer Lernprozesse
2. Aufl. 2009. ISBN 978-3-456-84727-6

Höhmann-Kost
Bewegung ist Leben
Integrative Leib- und Bewegungs-
therapie – eine Einführung
2002. ISBN 978-3-456-83812-0

Lett
**Reflexzonentherapie für Pflege-
und Gesundheitsberufe**
2003. ISBN 978-3-456-83832-8

Todd
Der Körper denkt mit
Anatomie als Ausdruck dynamischer
Kräfte
3. Aufl. 2009. ISBN 978-3-456-84747-4

McMinn / Hutchings / Logan
Anatomie für Gesundheitsberufe
Fotoatlas und Kurzlehrbuch
2009. ISBN 978-3-456-84673-6

Weitere Informationen über unsere Neuerscheinungen finden Sie im Internet unter
www.verlag-hanshuber.com.

Frieder Anders
Volker Brauner
Alexander Zock

Taiji,
Atemenergetik und
Biomechanik

Der Weg zur Inneren und Äußeren Technik

Verlag Hans Huber

Korrespondenzanschrift:
Frieder Anders
Taiji Meister
Homburger Landstr. 120 A
60435 Frankfurt

Lektorat: Dr. Klaus Reinhardt
Herstellung: Peter E. Wüthrich
Bearbeitung: Dr. Bernd Neumeister, Freiburg
Illustration: Rosario Young-Poblete (Zeichnungen), Harry Tränkner (Fotografien)
Umschlagillustration: Qi-Zeichen, Puwang Schütze
Umschlag: Claude Borer, Basel
Druckvorstufe: Martin Janz, Freiburg
Druck und buchbinderische Verarbeitung: AZ Druck und Datentechnik, Kempten
Printed in Germany

Bibliographische Information der Deutschen Bibliothek
Die Deutsche Bibliothek verzeichnet diese Publikation in der Deutschen Nationalbibliographie;
detaillierte bibliographische Daten sind im Internet über http:// dnb.d-nb.de abrufbar.

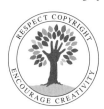

Anregungen und Zuschriften bitte an:
Verlag Hans Huber
Lektorat Medizin/Gesundheit
Länggass-Strasse 76
CH-3000 Bern 9
Tel: 0041 (0)31 300 4500
Fax: 0041 (0)31 300 4593
verlag@hanshuber.com
www.verlag-hanshuber.com

1. Auflage 2009
© 2009 by Verlag Hans Huber, Hogrefe AG, Bern
ISBN 978-3-456-84699-6

Inhalt

Dritter Teil: Biomechanik
Alexander Zock

Vorwort

Dieses Buch ist kein Taiji-Lehrbuch im üblichen Sinne. Es beschränkt sich weder auf Bildsequenzen der Taiji-Bewegungen mit beschreibendem Text noch auf die bloße Widergabe klassischer Traktate.

Der ernsthaft Taiji-Übende findet hier ein sehr genau ins Detail gehendes Begleitbuch für die Praxis. Der wissenschaftlich oder medizinisch Interessierte trifft auf eine Darstellung, welche die Überlieferung aus der erprobten Erfahrung heraus in den Dialog mit Physik und Medizin führt. Das Ergebnis dieser Auseinandersetzung führt auf Neuland: Der «aufrechte Gang» und die Atmung erscheinen in einem bisher unbekannten Licht.

Die Beschreibung des Übungsweges ist das Ergebnis von 35 Jahren Taiji-Praxis und 30-jähriger Unterrichtserfahrung. Zwei Beweggründe sind es, die mich zum Schreiben dieses Buches veranlasst haben: zum einen möchte ich, dass alle Interessierten die Prinzipien und Techniken – die «Geheimnisse» –, soweit ich sie kenne und die Taijiquan so einzigartig machen, erfahren und umsetzen können: Es muss nicht 35 Jahre dauern und mit hohen Kosten verbunden sein, Inneres Taijiquan zu erlernen. In China sagt man, der weniger Begabte benötige 100 Anstrengungen mehr als der Begabte – aber am Ende seien beide gleich; und weiter: «Das Wissen ist wie ein uferloses Meer. Nur Fleiß bringt einen ans Ufer.» Ich war nicht besonders begabt, als ich 1973 mit Taijiquan begann, und dem Fleiß waren seit 1980 Grenzen gesetzt durch Unterricht und Administration meiner Schule – aber ich war ausdauernd. Der Grad meiner Meisterschaft, den ich schließlich erreichen konnte – der eher bescheiden war, verglichen mit anderen, vor allem den früheren Meistern –, vermittelt mir ein Bild davon, was Taijiquan der Essenz nach sein kann und was vielleicht noch zu erreichen ist. Das andere Motiv ist Aufklärung. Aufklärung, die, frei nach Brecht, falsche «Bilder, die von der Wirklichkeit in Umlauf sind», als solche erkennbar macht: Denn zu viel Taiji-Abklatsch ist unterwegs, von dem zu viele glauben, das sei die Wirklichkeit dieser faszinierenden Kunst; bei diesem Bemühen war dann etwas Polemik manchmal auch unvermeidlich.

Ein zentrales Thema dieses Buches ist die Jin-Kraft, welche weder aus willkürlich angespannten Muskeln stammt noch aus der Schwungkraft, die aus dem Einsatz des Körpergewichts resultiert. Die Jin-Kraft war in den ersten anderthalb Jahrhunderten der historisch gesicherten Taiji-Geschichte vom Beginn des 19. bis zur Mitte des 20. Jahrhunderts das allgemein akzeptierte Kriterium für «authentisches» oder Inneres Taijiquan und ist der heimliche Grund für die Faszination, die nach wie vor von Taijiquan ausgeht.

Der Hauptteil dieses Buches stellt einen Übungsweg des Yang-Stil-Taiji zur Jin-Kraft dar. Dabei wird zweigleisig verfahren. Neben der Beschreibung des Übungswegs, die so konkret gehalten ist, dass dieser von jemand, der sich entsprechend weit in der eigenen Taiji-Praxis befindet, nachvollzogen werden kann – insofern ist es doch ein Lehrbuch –, stehen Verweise auf die sogenannten «Frühen Schriften» der Taiji-Meister des 19. Jahrhunderts und davor, sowie auf Kommentare von Autoren des 20. Jahrhunderts und der jüngsten Zeit zu den frühen Schriften, die jeweils dem behandelten Themenkomplex zugeordnet sind. Diese Texte und Kommentare sind vor allem einem Buch entnommen (Landmann, 2002) sowie Beiträgen des «Magazins für Chinesische Kampfkunst» («wuhun») in der deutschen Ausgabe. Diese frühen Texte sind wegen der stilübergreifenden Gültigkeit der Taiji-Prinzipien wie auch dank ihrer Vieldeutigkeit übertragbar auf jeden Stil, entstammen sie doch verschiedenen Traditionen bzw. Stilen. Deswegen war es auch möglich, Texte aus anderen Traditionen zur Beschreibung der hier vorgestellten Yang-Stilvariante heranzuziehen

Die Entstehung der Jin-Kraft ist eng verbunden mit dem «aufrechten Gang» und mit der Atmung. Dies ist eine grundlegende These dieses Buches und beruht auf der Entdeckung, dass die Jin-Kraft im Taijiquan auf optimale Weise entsteht, wenn die aufrechte Haltung und die Bewegungen des Körpers den individuellen Atemtyp berücksichtigen. Die Lehre von den Atemtypen, wie sie in Deutschland vor etwa 70 Jahren von dem deutschen Musiker Erich Wilk entwickelt wurde und heute unter dem Namen Terlusollogie® verbreitet wird, hat sich nämlich auf verblüffende Weise als geeignet erwiesen, Unterschiede der Taiji-Traditionen und Stile in Körperhaltung, Bewegung und Atmung zu systematisieren – eben als Unterschiede, die dem individuellen Atemtyp zugeordnet werden können: «Ausatmer», die ihre Kraft beim Ausatmen entwickeln, stehen schräg beim Taiji, weil sie ihr Qi, die vitale Energie, der Schwerkraft folgend, durch das Ausatmen zum Boden hin abgeben und dafür eine große Grundfläche optimal ist; und «Einatmer», die ihre innere Kraft durch Einatmen «schöpfen», stehen aufrecht, wie ein Kreisel auf spitzer Grundfläche, um ihr Qi gegen die Schwerkraft aufsteigend zum Himmel hin durchzulassen.

«Aufrechter Gang» meint hier weniger die Konnotation, die dieser Begriff in der westlichen Welt hat, also eine moralisch und ethisch «aufrechte» Haltung, sondern die Aufrichtung des eigenen Körpers im Schwerefeld der Erde.

Am Entstehen meiner Erfahrungen und meines Wissens waren Schüler und Mitarbeiter – sie sind die heimlichen Koautoren dieses Buches! – wesentlich beteiligt, denen ich für ihre Geduld und Kooperation herzlich danke. Dies war besonders wichtig für mich in den letzten drei Jahren nach meiner Trennung von Meister Chu (2005), als die Entdeckung und Übertragung der Lehre von den Atemtypen auf Taiji begann. Meister Chu bin ich für das, was ich in 26 Jahren bei ihm lernen durfte, trotz nunmehr getrennter Wege zu Dank verpflichtet. Schüler und Mitarbeiter sind schließlich auch die beiden realen Koautoren, die ihre Erfahrungen mit Taijiquan aus der Sicht ihres Fachgebiets heraus objektivieren: Dr. Volker Brauner als Lungenfacharzt und TCM-Arzt im Bereich «Atmung und chinesische Medizin» und Dr. Alexander Zock als Physiker im Bereich «Biomechanik».

Mein Dank gilt der Unterstützung von Bert Aufdemkamp, Marianne Aufdemkamp, Thomas Brandelik, Gitte Gundling, Judith Hechler, Liselotte Hurt, Antie Kaiser-Kamer, Matthias Kamer, Jan Kroeni, Achim Mittler, Hans-Kurt Schäfer, Hermann Schultz, Florian Siebert, Dietburg Spohr, Harry Tränker, Klaus Vorpahl, Rosario Young-Poblete und Frank Zschiesche.

Frieder Anders
Frühjahr 2009

Für Stella

Erster Teil
Taiji

Frieder Anders

1 Einführung

Folge nicht den Fußspuren der Meister.
Suche, was sie gesucht haben. (Basho)

Die Entwicklung, die Taijiquan in Deutschland und Europa in den letzten 30 Jahren genommen hat, ist ebenso atemberaubend wie unübersichtlich. War Anfang der 1970er-Jahre Deutschland ein weißer Fleck auf der internationalen Taiji-Landkarte – es gab so gut wie keine Lehrer –, so ist heute das Land von zahlreichen Fußspuren der Meister, Lehrer und ihrer Schüler übersät. Dabei vermischen sich die virtuellen Fußspuren der alten Meister mit den Fußabdrücken der Lebenden, die ihre Zugehörigkeit dadurch demonstrieren, dass sie ihre Abdrücke mit den virtuellen in Übereinstimmung zu bringen suchen. Dahinter steht die Übernahme des chinesischen Brauches, das eigene Tun zu legitimieren, indem es auf einen Patriarchen zurückgeführt wird; die Zugehörigkeit zu einer Traditionslinie soll nicht nur den Hintergrund und die Herkunft des eigenen Stiles erklären, sondern auch als automatischer Qualitätsnachweis der eigenen Praxis fungieren. Offenbar wird eine quasi magische Übertragungslinie angenommen, die die Fähigkeiten der alten Meister auf einen selbst überträgt, sobald man zu ihr gehört.[1]

Die bloße Zugehörigkeit zu einer Traditionslinie entscheidet aber nicht über die persönlichen Qualitäten als Taiji-Lehrer, und auch der Zusammenschluss in Dachverbänden und Organisationen kann die Frage, wann jemand ein guter Taiji-Lehrer ist, nicht beantworten. Es geht nicht um die persönliche Lauterkeit und

---

[1] «Ein Meister ist jemand, der früher angefangen hat»: So ähnlich formuliert es im Internet ein Lehrer; also alles nur eine Frage der Zeit? – die Qualität ist ja qua Traditionslinie offenbar gesichert.

wie pädagogisch qualifiziert oder «seriös» jemand ist – da können kontrollierende Verbände sicherlich hilfreich sein, um schwarze Schafe auszusondern –, sondern es geht um die fachliche Qualifikation.

Die ist im Fall von Taijiquan nach wie vor sehr schwierig zu definieren. Das liegt daran, dass Taiji selbst so vielgestaltig ist, weil es so viele Stile und Stilvarianten gibt. Das war offenbar schon immer so, zumindest in den letzten 200 Jahren, in denen Taiji bzw. seine Vorläufer historisch nachweisbar existieren, nur mit dem großen Unterschied, dass früher, bis in die 1950er-Jahre hinein, ein einheitlicher Maßstab existierte, an dem alles Taiji gemessen werden konnte, und das war die Entwicklung der *Jin-Kraft*, der Inneren Kraft, die Taijiquan als Kampfkunst im 19. Jahrhundert in China berühmt gemacht hatte[2]. Ein Meister war dann ein guter Taiji-Meister, wenn er über die Fähigkeit verfügte, einen Angreifer oder einen Übungspartner mit eben dieser Jin-Kraft so abzuwehren, dass dieser keinerlei Schmerz verspürte. Dieses Buch beschäftigt sich mit dieser Kraft, ihrem Wesen, und damit, wie sie erlangt werden kann.[3]

---

2 Die Texte der Meister des 19. Jahrhunderts, die frühen Schriften des Taijiquan, beruhen auf deren Erfahrungen und sind so geschrieben, dass sie offen interpretierbar sind. Es sind Texte, die offenbar als Kommentar zum Unterricht verfasst wurden und heute nicht einfach als Anleitung zum eigenen Üben genommen werden können, sondern eher als Bestätigung dafür, auf dem richtigen Weg – dem der alten Meister – zu sein. Das liegt zum einen an der Vieldeutigkeit der chinesischen Sprache und an der Tatsache, dass sie in klassischem Chinesisch verfasst sind, in dem es kaum Interpunktion gibt und es die Aufgabe des Lesers war, den Sinn aus dem Kontext zu erschließen (die Interpunktion hielt erst Einzug in die Schriftsprache zu Beginn des 20. Jahrhunderts, als China sich für die westliche Moderne zu öffnen begann). Zum andern war es das Bestreben der Meister, nicht allzu viele ihrer Geheimnisse preiszugeben. So ist die Aussage «Das Qi sinkt ins Dantian» ein immer wiederkehrender Kernsatz aller Texte, aber als Übungsanleitung unbrauchbar. Was bedeutet er? «Im Kopf» kann er nicht beantwortet werden, nur durch den Bezug auf die eigene Praxis, und dies umso klarer, wenn darin eine Entwicklung erreicht wurde, die diesem Satz Sinn verleiht. Allein die Praxis eines Autors entscheidet daher über Verständnis und Interpretation einer solchen Aussage, wie es z.B. die Diskussion dieses Themas in den Kampfkunstkreisen Chinas zeigt («Das Qi sinkt ins Dantian», wuhun 4, 2007). Natürlich dienten – und dienen – diese Texte auch zur Begründung und Aufwertung von Taijiquan, das nicht mehr Inneres Taiji im Sinn der alten Meister war bzw. ist.

3 Dabei werden die üblichen Bezeichnungen *Innere Kraft, Innere Energie, wesentliche Energie, Qi-Kraft* nicht gebraucht, sondern der Name Jin, resp. Jin-Kraft. Taijiquan und Taiji werden, dem Sprachgebrauch folgend, synonym gebraucht.

Früher

Im 19. Jahrhundert gab es in Taijiquan keine Schulen oder Stile, die unverändert weitergegeben wurden; es gab einzelne Meister, die in ihren Familien ihre Kampfkunst lehrten und gleichzeitig in regem Austausch mit anderen standen – sowohl in Form von Zweikämpfen wie auch im gemeinsamen Versuch, ihr *Wushu* (Kampfkunst) weiterzuentwickeln. Niemand weiß, wie das Taiji von Yang Luchan (alias Yang Fukui [4],1799–1872), dem Begründer der Yang-Tradition, aussah. Der Name «Taijiquan» war damals, in der ersten Hälfte des 19. Jahrhunderts, auch noch nicht gebräuchlich für die Kampftechniken, die er bei Chen Chanxing (1771–1853) lernte[5]; in den Schriften des 19. Jahrhunderts wird vom «Langen Boxen» gesprochen, sowie von den «Dreizehn Bewegungsformen», was sich auf die fünf (für Füße und Beine) und acht (für Arme und Hände) für Taijiquan grundlegenden Bewegungsmuster bezieht. Das, was die verschiedenen Meister einte, war das Bestreben, die Kampfkunst weiterzuentwickeln. Diese Vielfalt wurde zusammengehalten und legitimiert durch den Bezug auf den Patriarchen des Taijiquan, Zhang Sanfeng, der das Taiji im 12. oder 14. Jahrhundert unserer Zeitrechnung entwickelt haben soll.[6]

---

4   In der Kaiserzeit gaben sich vor allem Männer beim Eintritt ins Erwachsenenalter Zweitnamen. Dieser Erwachsenenname oder Großjährigkeitsname (auch Deuteronym) leitet sich meistens aus dem Vornamen ab und spiegelt diesen dem Sinn nach wieder. Er ersetzt auch weitgehend den Vornamen, welcher nur den älteren Familienmitgliedern vorbehalten ist. Einer dieser beiden Nicht-Familiennamen wurde nur im vertrauten Familien- und Freundeskreis, der andere in der Öffentlichkeit benutzt. Heute sind Zweitnahmen unüblich.

5   Als Begründer des Taijiquan (das damals noch nicht so hieß) gilt Chen Wangting, (alias Chen Zhouting, 1600–1680), im Dorf Chen Jiagou in der Provinz Henan. Yang Luchan lernte von Chen Chanxing (alias Chen Jiagou), der der 14. Generation der Chen-Familie zugerechnet wird, und «begründete» den Yang-Stil, unterrichtete Wu Yuxiang (1812–1880), der ebenfalls kurz von Chen Chanxing bzw einem seiner Schüler lernte und später den (alten) Wu-Stil «gründete». Ein weiterer Schüler von Yang Luchan war Wu Quanyou (1834–1902), auf den eine vierte bedeutende Tradition, der (neue) Wu-Stil zurückgeht. Der Neffe von Wu Yuxiang, Li Yiyu (1832–1892) und gleichzeitig sein bekanntester Schüler, unterrichtete Hao He (alias Hao Weizhen, 1849–1920), der seine Version des (alten) Wu-Stils als *Hao*-Stil weiterführte, sowie Sun Lutang (1861–1932), der von Hao He lernte und den Sun-Stil begründete. Wie eng die Verbindungen waren, zeigt die Tatsache, dass Yang Luchan seinen ältesten Sohn Yang Banhou (1837–1892) von Wu Yuxiang unterrichten ließ.. Wu Yuxiang gehört, zusammen mit seinen zwei Brüdern und seinem Neffen Li Yiyu zu den einflussreichsten Theoretikern des Taijiquan, die es auch für Gebildete zugänglich machten.

6   Die Legitimation mit *Zhang Sanfeng* bleibt höchst spekulativ, da es nicht historisch belegt ist, dass er irgendetwas mit Kampfkunst zu tun hatte. Vertreter des Taijiquan (wie auch bei anderen Stilen) waren wahrscheinlich eher assoziiert über das traditionelle Konzept des

Alle Meister hatten mehrere *Tudi*, enge Schüler, die den Kotau vor dem Meister gemacht hatten, von ihm in der Zeremonie des *Baishi* quasi adoptiert und dann in seine Geheimnisse eingewiesen wurden; andere Schüler gab es kaum.[7] Zum «Meister» wurde ein Tudi dann ernannt, wenn er «ausgelernt» hatte; es lag ganz in der Hand des Meisters, den Zeitpunkt dafür zu bestimmen. Zum Weg der Selbstkultivierung wurden die Kampfkünste bzw. Taijiquan durch Sun Lutang (1860–1933), der die Kampfkünste in Verbindung mit dem Daoismus brachte. «Erstmals in der Geschichte kam es dazu, dass Kampfmethoden von einer bloßen Fertigkeit, im Kampf zu bestehen, auf das Niveau eines durchstrukturierten und praxisnahen Wissens über Selbstvervollkommnung gehoben wurden.» (Tong Xudong, in: wuhun 2006, S. 5) Sun Lutang schuf aus den drei Inneren Kampfkünsten *Baguazhang, Xingyiquan* und Taijiquan eine Synthese, die als *Sun-Stil* bezeichnet wird. Sein theoretischer Beitrag hatte großen Einfluss auf alle Stilrichtungen.

Innere und äußere Kampfkünste

Man unterscheidet in China Innere Kampfkünste, *Neigongquan* (eigentlich *Neijia quan),* und Äußere Kampfkünste, *Waijiaquan.* Die Begriffe «Nei» («innen») und «Wai» («außen») spielen nicht nur in Bezug auf die Kampfkünste ein wichtige Rolle, sondern sind allgemein sehr wichtige Faktoren in der chinesischen Kultur, wie vom Autor, in Anlehnung an Wolfgang Bauer (Bauer, 2001), bereits früher dargelegt wurde (Anders, 2004).

Doppeltes Kennzeichen der Inneren Kampfkünste im 19.Jahrhundert war, dass sie innerhalb einer Familie entwickelt wurden und eine *Innere Energie* entwickelten, die als Jin-Kraft im Kampf eingesetzt werden konnte. Innere Kampfkünste, Neigongquan, waren, wie ganz allgemein die «inneren Künste» *Neigong,* deswegen etwas «Esoterisches», weil sie nur wenigen zugänglich waren. Im Gegensatz

---

Familienverbandes. Auch der Zhang Sanfeng zugeschriebene Text, der erste der *Klassischen Taiji-Texte,* stammt wahrscheinlich aus dem 19. Jahrhundert. In dieser Zeit entstanden die für die Theorie von Taijiquan maßgeblichen Schriften, u.a. von Wu Yuxiang und Li Yiyu. Als Klassische Taiji-Texte gelten der Zhang Sanfeng zugeschriebene Text, ein Text mutmaßlich von Wang Zongyue, (18. Jahrhundert), und ein Text von Wu Yuxiang. Ausführliche Darstellungen finden sich bei Landmann, 2002, und Wile, 1996, deutsche Fassungen der Texte bei Anders, 2004, und Anders, 2007.

7   So hatte Yang Luchan neben seinen Tudi noch einige Schüler, die «ein oder zwei Techniken von ihm lernten» (Ma Yueliang, 1901–1998, in: «Wie Taijiquan nach Beijing verbreitet wurde» in: wuhun, 2005, S. 2). Er war berühmt, aber nicht Lehrer des Kaisers, wie es oft zu lesen ist; er hatte aber, wie die anderen Meister auch, seine Schüler ausschließlich in den Kreisen führender Militärs und hoher Beamter.

dazu werden die Äußeren Kampfkünste, Waijiaquan, gesehen; offenbar deshalb, weil sie von Mönchen, die außerhalb der Familie waren, begründet wurden – im buddhistischen Kloster Shaolin im 6. Jahrhundert u.Z. durch Bodhidharma, den Patriarchen des Shaolingongfu – und weil sie «äußere», harte Muskelkräfte und nicht Innere Energie einsetzen. Sie waren «exoterisch», weil sie als soldatische Techniken öffentlich waren und auch sonst einen sichtbaren Platz in der Gesellschaft hatten.[8]

Yang-Stil

Erst der Enkel des Yang Luchan, Yang Chengfu (1883–1936), gab dem Taiji der Yang-Tradition eine einheitliche Form,[9] erst seit ihm macht es Sinn, vom Yang-Stil

---

8 Von den beiden gebräuchlichen Namen für Innere Kampfkunst, «Neigongquan» («Kampfkunst der Inneren Fertigkeiten») und «Neijiaquan», kann letztere auch als «Kampfkunst innerhalb der Familie» übersetzt werden. Eine andere Deutung besagt, dass die Inneren Kampfkünste innerhalb Chinas entstanden seien, in dem Sinne, das sie auf chinesische Traditionen, vor allem den Daoismus, zurückgehen im Gegensatz zu Shaolinquan, dessen Grundlage, der Buddhismus, aus Indien, also von «Außen» kam. Ähnlich wie die Ikonisierung von Zhang Sanfeng für die Repräsentation der inneren Kampfkünste, waren die Bezeichnungen Waijiaquan und Neijiaquan wohl auch politisch motivierter Ausdruck eines Bedürfnisses nationaler Tendenzen nach Wahrung kultureller Identität. Taijiquan «wurde zu Hause geübt, es wurde niemanden gezeigt, das nennt man Neijiaquan. An öffentlichen Plätzen konnte man nichts davon sehen und es auch nicht finden. Bei Waijiaquan verhielt es sich so, dass sie für den Begleitschutz und die Bewachung von Haus und Hof eingesetzt wurden, von fahrenden Kämpfern für Geld zur Schau gestellt wurden – sie wurden betrieben, um sie den Leuten zu zeigen. Neijiaquan ist Wudangquan, Waijiaquan ist Shaolinquan.» (Ma Yueliang, wuhun, 2005, S. 5) Wudang ist der Berg, auf dem Zhang Sanfeng das Taiji entdeckt haben soll. Diese Aussage gilt wohl nur für Taijiquan, denn sie steht im Widerspruch zu der Tatsache, dass sowohl Xingyiquan als auch Baguazhang von Begleitschutz- und Bewachungsfirmen eingesetzt wurden und berühmt waren bzw. von Widersachern gefürchtet. Wie fließend die Abgrenzung von Inneren und Äußeren Kampfkünsten ist, zeigt weiter, dass sich das Xingyiquan aus den Speertechniken entwickelt, die in der Armee verwendet wurden – es wird aber als Innere Kampfkunst verstanden!

9 Eigentlich sollte es heißen: «seine» einheitliche Form, denn die Varianten sowohl seines Vaters Yang Jianhou (1839–1917) als auch seines Onkels Yang Banhou (1837–1892) und seines älteren Bruders Yang Shaohou (1862–1930) bestanden – und bestehen - weiter. Vergleicht man Yang Chengfus Taiji mit dem seines Bruders, wie es durch Schüler und Enkelschüler heute zugänglich ist bzw. war (wie beispielsweise durch Xiong Yangzhou, 1886–1984), so sind lediglich entfernte Ähnlichkeiten zu erkennen. Yang Shaohou «praktizierte einen Kampfstil, dessen Positionen klein, aber unbeugsam und dessen Bewegungen schnell, aber abgesenkt waren. […] Wenn er hin und wieder an einem Partner sein Können einsetzte, fühlte dieser beim ersten Hautkontakt sofort Schmerzen. […] Hinzu kommt,

zu sprechen, zumal auch die frühesten Fotos dieses Stils von ihm stammen (1915). Nachdem China 1911 Republik geworden war, waren es nun vermehrt bürgerliche Kreise, auch ältere Personen darunter, die Taijiquan erlernen wollten, um ihre Gesundheit zu bewahren, und es wurde öffentlich. «Um es auf den Punkt zu bringen, ein Zweikampf ist nichts, was man jeden Tag zu tun bräuchte. Dagegen ist die eigene Gesundheit tatsächlich etwas, was man nicht einen Moment aus den Augen verlieren darf.» (Huang Yuanxiu 1884–1964, in einer Rede von 1930, in: wuhun, 2006, S. 1) Dem trug Yang Chengfu dadurch Rechnung, dass er die Bewegungen, die Form, vereinfachte, ihr den gleichmäßigen Bewegungsablauf gab und zahlreiche Reisen unternahm, um an verschiedenen Orten eine Zeitlang zu unterrichten; wenn er weg war, lehrten seine Schüler, die gerade von ihm gelernt hatten, weiter.[10]

Das öffentliche Taiji wurde in den Parks wie auch in neu gegründeten Institutionen – z.B. ab 1913 in der Pekinger Forschungsgesellschaft für Leibesertüchtigung – unterrichtet, und so wurden die normalen Schüler bald zur großen Mehrzahl der Taiji-Praktizierenden. Das System der Tudi – «indoor-students» – bestand aber weiterhin, denn es galt als sehr ehrenvoll, der Tudi eines bekannten Meisters zu sein und Taiji als Innere Kampfkunst zu erlernen; aber es waren nur wenige, denn das Training war hart und der «Eintrittspreis» in Form von Geld oder Geschenken hoch.[11]

Yang Chengfu verfügte in hohem Maß über Jin-Kraft und machte oft und gern Gebrauch davon; sowohl in Zweikämpfen wie auch zu Demonstrationszwecken mit seinen Schülern, die Schlange standen, um von ihm «entwurzelt» zu werden. Er bezog sich, der Tradition gemäß, auf die Ahnen des Taiji – die blutsverwandten wie die legendären – und versuchte den Eindruck zu erwecken, sein Yang-Stil sei exakt

---

dass er ein hartgesottener Charakter war; er hatte viel von der Art seines Onkels väterlicherseits Yang Banhou. Folglich verfügte er zwar über einen großen Ruf, aber er hatte nur wenige Schüler. Yang Chengfu übte einen Stil, dessen Positionen weit geöffnet waren und zudem sanft aufeinander folgten. Seine Techniken waren weich wie Baumwolle und zugleich abgesenkt und schwer […] alle Liebhaber des Taijiquan waren von diesem Stil angetan.» (Huang Yuanxiu ,1894–1964, in: Wuhun, 2006) In der Taiji-Literatur sind «Big, medium, small frame = grosser, mittlerer und kleiner Rahmen» als Bezeichnungen für die unterschiedliche Größe der Bewegungen und Haltungen üblich.

10 Damals galten ein bis vier Monate als normale Zeit, die Taiji-Form zu erlernen, um sie danach auch ohne Meister weiterüben zu können und ohne Gefahr zu laufen, dass sich Fehler einschlichen (nach Huang Yuanxiu, Rede von 1930). Es ist klar, dass damit, verglichen mit der Ausbildung eines Tudi, ein Qualitätsverlust einhergehen musste.

11 Die Tudi von Yang Chengfu, die in seinem Haus lebten, wurden vor dem Frühstück zu jeder Jahreszeit erst mal eine Stunde zum Aufwärmen nach draußen geschickt. Dann, nach dem Frühstück, wurde den Tag über trainiert. Yang Shouzhong, der erste Sohn von Yang Chengfu, musste allein 30-mal die Taiji-Form am Tag üben, was ca 7 bis 8 Stunden dauerte.

der gleiche, wie ihn schon sein Großvater Yang Luchan gepflegt habe; in einem Buch (Yang Chengfu, 2005, S. 7) erzählt er von den persönlichen Worten seines Großvaters an ihn - nur dass dieser schon zehn Jahre tot war (seit1872), als er 1883 geboren wurde. Alle seine Tudi bezogen sich, mit Recht, auf ihn als ihren Meister und somit auf die gemeinsamen Taiji-Ahnen, aber auch die öffentlichen Schüler, die nur kurz bei ihm oder einem seiner Schüler gelernt hatten – er soll etwa 10 000 Schüler gehabt haben –, taten das gleiche, aber eben nicht als Tudi. So begann der Status des Tudi, des «Meisterschülers», der quasi adoptiert, Inneres Taiji innerhalb der Familie des Meisters lernen durfte, unscharf zu werden; zu viele schmückten sich mit der Berufung auf den Meister. Das Kriterium für Inneres Taijiquan, die Jin-Kraft, verlor an Bedeutung, weil immer weniger der vielen, die – direkt oder indirekt – Schüler von Yang Chengfu waren, diese Kraft demonstrieren konnten und stattdessen nur qua Traditionslinie in ihrem «virtuellen» Besitz waren. [12]

Als ich in Beijing studierte hörte ich von der Yangfamilie in Guanping, die in Taijiquan sehr gut war. Ich bewunderte diese Kunst. Ich befragte Leute, die die Yangs kannten. Alle sagten: ‹Die Yangs unterrichten keine Außenstehenden, und ihre Schüler sagen das Gleiche.› Wie seltsam, wenn das wahr wäre! Als ich Yang Chengfu traf und von ihm zu lernen begann, begriff ich allmählich, dass es nicht stimmte, dass die Yangs Außenstehende nicht unterrichteten Vielmehr war es so, dass einige ihrer Schüler die Techniken ihrer Lehrer bloß kopierten – ‹sich bedienten› – und sie danach verleumdeten und alle möglichen falschen Geschichten in die Welt setzten. Leute, die davon hörten, nahmen sie für bare Münze und schrieben diese Sachen in erfundenen Geschichten auf. Sind es nicht gerade dieses Leute, die, wie Huang Baijia[13] sagte, man nicht unterrichten sollte? (Chen Weiming, 2000, S. 16, deutsch F.A.)

12 Gerade an Yang Chengfu selbst lässt sich erkennen, dass der Bezug auf einen Meister allein nichts bedeutet, wenn die eigene Leistung fehlt. Er war im Grunde ein Dissident und ein Rebell, der das Taiji seiner Vorgänger verändert hat, insofern tat er, im Sinne der Tradition, genau das gleiche wie die wichtigen Meister des 19. Jahrhunderts, und er war sehr kreativ und gut in seiner Kunst. Die chinesische Besonderheit dabei ist das konfuzianische Erbe, die eigene Leistung durch den Hinweis zu legitimieren, dass das, was man selbst geschaffen oder entdeckt hat, genau der Vorgabe der Ahnen und Patriarchen entspräche: Wichtiger als die eigene Leistung ist, dass sie in die Tradition passt; und wenn jemand nur als Epigone das Erbe der Tradition verwaltet, tut das der Reputation keinen Abbruch, im Gegenteil: In erster Linie wird nach der Traditionslinie gefragt und danach erst nach den persönlichen Fähigkeiten. Aber war man erst mal als Meister in einer Tradition etabliert, war man unantastbar – es sei denn, man wurde im Zweikampf besiegt, zu welchem man aber zunächst alle seine Tudi bei einer Herausforderung vorschicken durfte –, und ob ein Meister heute gewillt war, zu unterrichten, war meistens offen. So wird von Yang Chengfu in seinen späten Jahren berichtet, dass er dem Unterricht in Strohhut und Sonnenbrille beiwohnte, und wenn er nach dem Nickerchen, in das er dabei verfiel, aufstand und seine Jin-Kraft an einem Schüler demonstrierte, so dass der k.o. ging – wer konnte sich da beschweren?

13 Huang, ein Gelehrter der Qing-Dynastie im 17. Jh und Kampfkünstler: «Es gibt fünf Arten Menschen, die man nicht unterrichten darf, und ganz oben stehen die, die Böses im Sinn haben.» (Chen Weiming, 2000, S 16, deutsch F.A.)

24, 42, 88

Unter der Regierung Maos in der Volksrepublik China erfuhr der Yang-Stil eine weitere wichtige Veränderung, die noch tiefgreifender war als die von Yang Chengfu. In dem Bestreben, die «Schatztruhe» der chinesischen Medizin, *Qigong* und Taijiquan für die Gesundheit der Massen nutzbar zu machen, wurden die Kampfkunst-Aspekte aus Taijiquan und den anderen Kampfkünsten entschärft oder ganz eliminiert und künstliche Formen aus den überlieferten Stilen kompiliert, denen jeglicher Bezug zur Inneren Energie Neiqi bzw Jin-Kraft fehlte. Diese Formen hießen nun «*Taiji 24*», «*42*» und «*88*», nach der Zahl der einzelnen Bewegungsformen, aus denen eine Form bestand; die bekannteste ist die sogenannte Peking-Form von 1955/56 mit 24 Einzelelementen, die in fünf Minuten ausgeführt werden kann (Schattenboxen – leicht gemacht, 1982). Das traditionelle kampforientierte Wushu wurde vollständig von den offiziellen nationalen Wettbewerben entfernt. Für etwa 30 Jahre galten dort nun Regeln, die dem westlichen Turnen, der Akrobatik und dem Tanz entnommen waren. Besonders so eine scheinbar magische Kraft wie die Jin-Kraft, mit der ein Mensch einfach «entwurzelt» oder sogar ohne Berührung zurückgestoßen werden konnte, hatte als «alter Zopf» keinen Platz mehr im System: Die Meister wanderten aus oder gingen in die innere Emigration, und nicht wenige alte Kampfkunstmeister fielen der Kulturevolution (1966–76) zum Opfer.[14]

Der Yang-Stil überlebte und lebt weiter durch den Verbleib von drei Söhnen des Yang Chenfgu in China[15] und ihre Nachkommen. China ist heute nicht mehr das gelobte Land des Taijiquan; zu groß war der Aderlass, den die Tradition der Inneren Kampfkünste dort erfahren musste. Es gibt nur noch wenige, die noch direkt von Meistern der um 1930 aktiven Generation gelernt haben. «Taiji ist wie ein Schwerkranker. Wir müssen aufpassen, dass er nicht stirbt», beschreibt ein chinesischer Taiji-Meister in einem Zeitungsartikel («Der Meister des sanften Kampfes», Handelsblatt 79, 23.04.08) die Lage des traditionellen Taijiquan 2008 in China. Auch die popularisierten Formen, die von Seiten der Regierung gefördert werden, werden überwiegend von Älteren ausgeübt; für die Jungen ist Taiji etwas für alte Leute. Nochmals der bereits zitierte Meister: «Ich sorge mich darum, ob das moderne China diese Weisheit überhaupt erhalten kann»; und weiter: «Falls

---

14 In der Einführung des Buches vom Wu-Stil-Meister Wang Peisheng (1919–2004) wird seine langjährige Inhaftierung beschrieben als: «Then he was away from Beijing until 1980. After about 18 years of absence…» (Wang Peisheng/Zeng Weiqi, 1983/1995, S. 2)

15 Yang Zhenji, (*1922), Yang Zhenduo (*1926) und Yang Zhenguo (*1928), die sich aber augenscheinlich auf das Erbe ihres Vaters nur mehr theoretisch beziehen können, hatten sie doch den Vater als persönlichen Lehrer, wenn überhaupt, nur bis 1936, als dieser starb.

das traditionelle Taijiquan es nicht in China schafft, dann wird es im Westen überleben.»[16]

Authentisch, Original, Klassisch

In Deutschland prägen heute überwiegend drei Richtungen den Yang-Stil: zum einen die Tradition der Yang-Familie, wie sie nach dem 2. Weltkrieg in China sich entwickelte, durch Lehrer, die sich dort ausbilden ließen und die Meister der Yang-Familie zu Kursen hier einladen; zweitens durch die drei Tudi (Meisterschüler) von Yang Shouzhong (alias Yang Zhenming 1910–1985)[17], dem ältesten Sohn des Yang Chengfu und deren Schüler, zu denen auch der Autor gehört; und drittens der simplifizierte Yang-Stil von Zheng Manqing (1902–1975), einem Schüler (aber kein Tudi) des Yang Chengfu.[18] Es sind die ersten beiden Richtungen, die sich den Erhalt des traditionellen Taiji auf die Fahnen geschrieben haben: die erste, weil sie sich – «politisch korrekt» – in der kontinuierlichen Tradition des Yang-Stils sieht, wie sie in China offiziell vertreten wird, und die zweite, weil sie sich auf den «eigentlichen», heimlichen Nachfolger – «heimlich», weil persona non grata im Heimatland – von Yang Chengfu bezieht, nämlich auf seinen ältesten Sohn Yang Shouzhong.[19]

---

16 In dem angegeben Artikel wird auch von den Versuchen der traditionellen Meister, die es immer noch gibt, berichtet, sich zu organisieren, um das Überleben des traditionellen Taijiquan zu sichern (Zeugnis davon gibt das Buch Shi/Siao, 2003).

17 Yang Shouzhong war, wie es scheint, einer der letzten großen Taiji-Meister. Er lernte vom 8. bis zum 15. Lebensjahr direkt bei seinem Vater Yang Chengfu und begleitete ihn danach auf seinen Reisen als Assistent. Obwohl er zurückgezogen lebte und die Öffentlichkeit mied und nur drei Tudi hatte, wurde sein Taiji nach seinem Tod 1985 sehr verbreitet – aber eben auch in zwei bereits ganz unterschiedlichen Varianten, deren Vertreter jeweils behaupten, sein «wahres Erbe» zu bewahren. Im Sprachgebrauch seiner Nachfolger ist alles «authentisch», auch mit eigenwilligen Interpretationen: «Authentisch» sei der, «der seinem Meister treu ergeben ist» (auf einer website), «original» oder «klassisch», weil man qua Traditionslinie ja auch die ganze Yang-Tradition noch «mit drin hat».

18 Der aber erhob Anspruch, direkter Nachfolger seines Lehrers zu sein, und ist deshalb bei Vertretern der beiden ersten Gruppierungen nicht wohlgelitten.

19 Erwähnt seien noch die Tudi, die aus den offiziellen Traditionslinien ausgestoßen wurden, weil sie nicht «weitergereicht» werden wollten; denn starb ihr Meister, sollten sie von seinem Sohn und Nachfolger als Tudi übernommen werden, was einige verweigerten. Auch sie setzten ihre Arbeit und die (nunmehr eigene) Traditionslinie fort. Denn für Konflikte gab es keine Lösungsmöglichkeiten: Entweder man folgte dem Meister bedingungslos (zumindest äußerlich) oder man wurde «verbannt» und totgeschwiegen. Bei sich als traditionell verstehenden chinesischen Meistern ist das heute immer noch so. Natürlich ist das keine

Wer in der Praxis dieser zwei Hauptrichtungen Jin-Kraft entwickeln kann und insofern authentisch ist, kann mit der Berufung auf Traditionszugehörigkeit und die alte Unterscheidung Tudi oder «normaler Schüler» heute nicht mehr ausgemacht werden. Auch beginnen sich die Unterschiede im Verhalten der Schüler, die schon Lehrer sind, zu verwischen – jeder, der etwas auf sich hält, bezeichnet sich als «persönlicher Schüler von Meister XY», auch wenn er diesen nur zweimal im Jahr zu sehen bekommt, einmal nur in wenigen Privatstunden, das andere Mal in der Gruppe; und doch wird so der Eindruck erweckt, damit irgendwie auch zu den auserwählten, «engen Schülern» zu gehören.[20]

Inneres Taiji, so die kurze Definition für dieses Buch, ist eines, das die Jin-Kraft entwickelt. Äußeres Taiji ist ein solches, das das nicht kann oder nicht will.[21]

---

chinesische «Spezialität», wie George Steiner gezeigt hat: Entweder der Meister bekämpft den Schüler oder der Schüler den Meister – oder beide akzeptieren sich (Steiner, 2004).

20 Meister K.H.Chu hat viele Tudi. Wie die Kriterien sich für die Vergabe dieses Titels («Meisterschüler») seit 1988, als der Autor als erster dazu ernannt wurde, geändert haben, kann hier nicht dargestellt werden, weil diesem inzwischen der Einblick fehlt. Auf jeden Fall ist aber die tragende Rolle eines Tudi im Aufbau der Organisation von Meister Chu die Voraussetzung zur Ernennung, wie sonst auch könnte jemand den «Eintrittspreis», der seit 1988 um ein Vielfaches gestiegen ist, aufbringen, würde er/sie nicht von der «tragenden Rolle» profitieren.

21 Die Unterscheidung von Innerem und Äußerem Taijiquan in Europa stammt von Meister K.H.Chu. In China war sie schon lange gebräuchlich, wie z. B. das Zitat von Dong Yingjie, S. 32, zeigt. Seit kurzer Zeit bezeichnen sich aber auch andere Richtungen als «Inneres Taijiquan». Das Kriterium sollte jedoch sein, ob jemand Jin-Kraft demonstrieren kann. Zumindest die Lehrer und Meister sollten in Ansätzen darüber verfügen, schließlich dauert es Jahre, Jin-Kraft zu entwickeln. Eine andere Definition für Inneres Taiji wäre: «höhere chinesische Kampfkünste». «Der Unterschied zwischen den höheren chinesischen Kampfkünsten und anderen Systemen körperlicher Ertüchtigung liegt in der Art und Weise der Bewusstseinslenkung, die mit Hilfe spezieller Methoden eingeübt wird.»(Shi/ Siao, 2003, S. 54). Die Varianten als «Entspannungstechnik», wie Taiji hierzulande im Gesundheitsbereich bezeichnet wird, oder als «Taiji-Gymnastik», wie es sich in China ausbreitet und beklagt wird, stehen natürlich nicht im Verdacht, Jin-Kraft zu entwickeln oder zu verfehlen, weil sie diese gar nicht suchen, und werden deshalb hier auch vernachlässigt. «Jedoch gibt es so manch einen [in China], der dieses verfremdete ‹Taijiquan› dazu hernimmt, um unter dem Namen, dass man die Essenz der traditionellen chinesischen Kultur hochhält, Unterrichtsklassen abzuhalten und Kampfkunst zu lehren […].Was aber einen noch mehr mit Besorgnis erfüllt ist die Tatsache, dass zahlreiche Freunde aus dem Ausland selbst glauben, echtes chinesisches Gongfu erlernt zu haben, nachdem sie derartige Ausbildungsklassen besucht haben. Sobald sie jedoch echtes Taijiquan zu Gesicht bekommen, wissen sie erstaunlicherweise nicht einmal, was das ist. Dass einige Leute ein derartiges ‹Hochhalten› als ein ‹Verbreiten von Absurditäten› bezeichnen, ist wahrscheinlich keineswegs übertrieben!» (Wang Yusheng, «Man sollte Taijiquan nicht als ‹Taiji-Gymnastik› üben», Wuhun 2005, S. 1)

Innere und äußere Technik

Joseph Needham, der Nestor der Erforschung von *Wissenschaft und Zivilisation in China*, schreibt über «innen» und «außen»:

> Man ist versucht, ‹innen› und ‹außen› jeweils durch esoterisch und exoterisch zu übersetzen, wobei das erstere die geheime Lehre bezeichnet, die dem allgemeinen Volk nicht mitgeteilt werden darf, und das letztere das öffentlich verkündete System. […] Der Schlüssel zur wahren Bedeutung findet sich in der klassischen Aussage der Taoisten, dass ‹sie außerhalb der Gesellschaft wandelten›. In dem Buch Chuang Tzu heißt es: ‹Der Bereich der Weisen liegt außerhalb von Zeit und Raum, und hier rede ich nicht davon.› Mit anderen Worten, ‹*nei*› oder ‹innen› steht für alles Innerweltliche, Rationale, Praktische, Konkrete, Wiederholbare, Verifizierbare, in einem Wort Wissenschaftliche. Gleichzeitig bedeutet ‹*wai*› oder ‹außen› alles Außerweltliche, alles, was mit Göttern und Geistern, mit Weisen und Unsterblichen zu tun hatte, alles Außergewöhnliche, Wunderbare, Fremde, Ungewohnte, nicht Irdische, Außerweltliche und Außerkörperliche oder Unkörperliche. Lassen Sie uns im Vorbeigehen festhalten, dass wir hier nicht den Begriff ‹übernatürlich› benutzen, denn man kann mit Recht sagen, dass es im klassischen chinesischen Denken nichts außerhalb der Natur Liegendes gab, wie fremd auch immer es sein mochte. (Needham, 1979, S. 304/305)

Auch in diesem Sinn versucht dieses Buch, Taijiquan als «inneres» darzustellen und das, was hinzugefügt wird, wenn es an solcherart «innerem» Verständnis mangelt, nämlich das im platten Sinn «Esoterische», überflüssig zu machen. Damit ist nicht die «mystische» Dimension gemeint, die dem Taijiquan als Spross des «empirischen Mystizismus» der Daoisten ja ebenfalls zu eigen ist – eben alles «Außergewöhnliche, Wunderbare, Fremde, Ungewohnte» (Needham) –, die sich aber von selbst einstellen mag und keinesfalls die rationale Erkenntnis ersetzen sollte. In diesem Buch bedeutet Innere Technik, dem westlichen Verständnis von Innen gemäß, den Zugang zu sich selbst qua Innerer Arbeit – Neigong – mit Hilfe von Meditation, Qigong und Inneren Kampfkünsten, bei denen der bewusste Atem eine wichtige Rolle spielt.[22] Diese Rolle beleuchtet Volker Brauner in seinem Beitrag über das östliche und westliche Verständnis der Atmung. Die Äußere Technik, also die Bewegungen des Körpers im Schwerefeld der Erde, ist das Thema der Biomechanik, die, als westliche Wissenschaft, hier zum ersten Mal in dem Beitrag von Alexander Zock auf das Innere Taijiquan bezogen wird. Beide Betrachtungsweisen ergänzen das Bild von Taijiquan als einer Technik des Natürlichen, wie sie im Hauptteil dargestellt wird.

---

22 «Man kennt und schätzt – auch im Abendland – die Mystiker als kontemplative Menschen, die ‹stillesitzen› und in sich hineinhorchen, wie es die Bezeichnung besagt. Und deshalb unterschätzt man und nimmt nicht leicht zur Kenntnis, dass die bedeutendsten unter ihnen immer auch Menschen von gewaltiger Tatkraft und großen Werken waren. […] Meister Eckehard und Bernhard von Clairvaux waren bei uns große Handelnde, Organisatoren von gewaltigen Kulturleistungen. Und das kann man auch von vielen sagen, die in China als Mystiker bekannt wurden, auch von großen Buddhisten.» (Geldsetzer/Hong, 2008, S. 112)

2 Was ist Taijiquan?

Das Wirken der Natur zu kennen, und zu erkennen, in welcher Beziehung das menschliche Wirken dazu stehen muss, das ist das Ziel. (Zhuangzi)

Taijiquan (auch Taiji Quan oder Tai Chi Chuan) ist eine alte chinesische Gesundheitsübung mit meditativem Charakter und philosophischem Hintergrund, die ursprünglich als Kampfkunst entwickelt worden ist. Langsame, entspannte, fließende Bewegungen im Einklang mit dem Atem und den natürlichen Bewegungsmöglichkeiten des Körpers führen zu innerer Ruhe, Ausgeglichenheit, Konzentration und Ausdauer. Gleichermaßen geeignet für Jung und Alt, Starke und Schwache, Frauen und Männer, vermeidet es Verletzungen und Überanstrengung; unabhängig vom Wetter kann man es jeden Tag üben. Besondere Kleidung und Ausrüstung sind nicht erforderlich, nur etwas Raum, ebenso wenig eine spezielle Diät oder Lebensweise. Täglich einige Minuten Übung bringen Energie ohne Anspannung, Stärke ohne Härte und Vitalität ohne Nervosität; der Körper wird anmutig, leicht, geschmeidig und frei beweglich.

Taijiquan erreicht diese Wirkungen, indem es die innere Energie des Organismus, die vitale Energie Qi stärkt und kultiviert. Die Übungssysteme, die die innere Energie stärken und gebrauchen, werden als Innere Künste oder Innere Übungen (Neigong) bezeichnet im Unterschied zu den Äußeren Künsten, die vorrangig Muskel- und Körperkräfte einsetzen. Die Bewegungen, korrekt ausgeführt, verändern den Körper so, dass der Atem frei fließen kann und alle Teile und Organe des Körpers von Qi durchströmt werden – denn Qi bedeutet sowohl Atem als auch Energie.

Taijiquan enthält Übungsteile in Bewegung und in Ruhe, die alle aufrecht, mit den Füßen auf dem Boden – mitunter ist ein Fuß in einer Endposition auch erhoben – und offenen Augen ausgeführt werden. Sind Körper und Geist gleichermaßen entspannt und doch hellwach, dann fließt das Qi. Der bekannteste Teil sind Übungsteile in Bewegung, als Taiji-Form bekannt: eine Folge von vorgegebenen Bewegungsformen oder Figuren, die im Zeitlupentempo, ohne Unterbrechung ineinander übergehen. 37 Bewegungsformen kennt der authentische Yang-Stil; mit Wiederholungen – je nach Zählweise des gleichen Ablaufs – sind es 80, 106 oder 128,[23] die etwa 20 oder bis 45 Minuten für ihre Ausführung in Anspruch nehmen. Ständig ist der ganze Körper daran beteiligt, so dass der Übende sich seines ganzen Körpers bewusst wird. Wer Taijiquan regelmäßig übt – so die chinesische Weisheit – erlangt die «Geschmeidigkeit eines Kindes, die Gesundheit eines Holzfällers und die Gelassenheit eines Weisen.»

Hauptkennzeichen für Taijiquan – neben den zeitlupenartigen Bewegungen, die den meisten der verschiedenen Stile zu eigen sind – ist die Haltung der Wirbelsäule. Durch leichtes Einsinken der Beine in den Knien und eine Absenkung des Beckens kann sie ständig aufrecht getragen werden; Steißbein und Scheitelpunkt sind in einer Linie, so dass die Wirbel so balanciert werden wie ein Stapel Teller – Oberkörper und Schultern ganz entspannt. Auf diese Weise kann die Energie Qi im Körper kreisen, aus dem Beckenbereich über die Wirbelsäule zum Kopf steigen, auf der Vorderseite des Körpers wieder zu ihrem Ausgangspunkt zurücksinken und sich dabei durch den ganzen Körper ausbreiten; angetrieben durch die ruhigen, fließenden, rhythmischen Bewegungen mit leicht gebeugten Knien, gelenkt vom Geist und unterstützt von langsamer und tiefer Atmung.

---

23 «Mit der Zahl lassen sich die Dinge einordnen – nicht, wie dies eine einfache Ordnungszahl erlaubt – noch auf Grund einer quantitativen Mengenbestimmung. Den Chinesen lag weder daran, einen Rang nur um eines Ranges wegen zu verleihen, noch auch eine Zählung unter dem alleinigen Gesichtspunkt der Menge vorzunehmen. Sie benützten die Zahl vielmehr, um die *Qualitäten* bestimmter Gruppen auszudrücken oder zum Ausdruck einer *Stufenordnung*. Außer ihrer *einstufenden Funktion* und mit dieser verbunden hat die Zahl eine *protokollarische Funktion*.» (Granet 1963, S. 111) Warum hat die authentische Taiji-Form 80 oder 81 Figuren? Warum das Daodejing 81 Kapitel? «(Der) Himmel (*gilt*) 1; (die) Erde (*gilt*) 2; der Mensch (*gilt*) 3; 3 (*mal*) 3 (*gibt*) 9; 9 (*mal*) 9 (*gibt*) 81 [=(achtzig und) eins]; 1 regiert die Sonne; die *Zahl* der Sonne *ist* [1 Zehner)=] 10: die Sonne regiert den Menschen; darum werden (alle) Menschen im 10. Monat (der Schwangerschaft) geboren.» (Huainanzi, in: Granet ,1963, S. 110) Im modernen China wurden die Taiji-Formen dagegen ohne Bezug zur Zahlensymbolik zusammengestellt: «Taiji 24, 42, 88», aber auch «profane» Zählweisen für den traditionellen Ablauf wie 85 oder 89 lassen sich finden (vgl Wen-Shang Huang, 1974, S. 283 und Fu Zhongwen, 1999, S. 162).

Westliche Medizin sieht in dieser Übung der Wirbelsäule eine bedeutende Stärkung des zentralen Nervensystems, die Wohltaten für den gesamten Organismus zur Folge hat: Steigerung der Konzentrationsfähigkeit, innere Ruhe und Ausgeglichenheit, geschmeidige Muskeln, verbesserte Reflexe, erhöhte Beweglichkeit, Anregung des Kreislaufs. Die übrigen Organsysteme, Skelett, Lymphe, Lungen und Nieren, Verdauungsorgane, endokrine Drüsen, Nervensystem und Sinnesorgane werden ebenfalls gekräftigt. Die Freude, die die Übung macht, wirkt positiv auf das Nervensystem. Schmerzen, Schlaflosigkeit, Mattigkeit, Nervosität, Verspannungen und vielfältige funktionelle Störungen, die oft mit einer nervösen Erschöpfung («Neurasthenie», «vegetative Dystonie», «Burnout-Syndrom») in Zusammenhang gebracht werden, verschwinden nach einiger Zeit regelmäßiger Übung und eine allgemeine Verbesserung der Immunitätslage wird erreicht. Auch körperliche Krankheiten – besonders solche, die zur Chronifizierung neigen – werden in manchen Fällen zumindest gebessert: Berichtet wird dies bei hohem Blutdruck, Arteriosklerose, TBC, Magen-Darm-Krankheiten, Lähmungen, Nierenentzündungen, Sexualstörungen, Gelenkerkrankungen wie Osteoporose und Arthrose, sowie bei Herzleiden und Typ II Diabetes-mellitus (Moegling, 2009).[24]

Ein Meister beschreibt den Zustand von Körper und Geist nach langem Üben von Taijiquan so:

> Die Wangen sind von gesunder roter Farbe, die Schläfen voll pulsierenden Lebens, die Ohren karmesinrot, sie hören scharf und die Augen sind hell und funkeln vor Energie. Die Stimme ist laut und trägt weit, der Atem geht regelmäßig ohne Hast und Keuchen. Zähne, Zahnfleisch und Kiefer sind gesund und stark. Die Schultern und die Brust sind kräftig und geschmeidig. Der Bauch ist stark und elastisch wie das Fell einer Trommel. Die Füße stehen so sicher, als seien sie im Boden verwurzelt. [...] Der Schritt ist leicht. Die Muskeln sind weich wie Baumwolle, wenn die innere Energie nicht aktiv ist, aber sie werden hart und straff, wenn diese eingesetzt wird. Außerdem ist die Haut weich und rosig und so sensibel, dass sie jede Berührung *hören* kann. (*Y. K. Chen, 1906–1985*)

Nicht alle Stile von Taijiquan sind gleichermaßen förderlich für die Gesundheit. Die beschriebenen Wirkungen beziehen sich auf den Yang-Stil, der im Auftrag der chinesischen Regierung Anfang der 50er-Jahre auf seine medizinischen Wirkungen hin untersucht wurde – mit positivem Ergebnis im Hinblick auf nachhaltige gesundheitliche Stabilisierung. 1955/56 wurde daraufhin eine verkürzte Form des Yang-Stils in China publiziert (Peking-Form) und dem Volk als tägliche Übung empfohlen. Aber auch der Yang-Stil ist nicht frei von «Nebenwirkungen». Das liegt zum einen an den verschiedenen Varianten, die sich im Lauf der letzten 100

---

24 Die Wirkungen sind gut erforscht. Vor allem an Gruppen von älteren und alten Menschen wurden wissenschaftliche Untersuchungen durchgeführt. Hunderte von Hinweisen finden sich auf http://gripsdb.dimdi.de Stichwort «Taiji».

Jahre herausgebildet haben und die zum Teil erhebliche Abweichungen von den ursprünglichen Prinzipien aufweisen; zum andern liegt es an der Art und Weise, wie der Stil bzw. eine Stilvariante umgesetzt und praktiziert wird.[25]

Eine kurze Geschichte des Taijiquan

Tàijí oder Tai Chi bezeichnet das höchste Prinzip des Kosmos. Das Zeichen 太 *Tài* bedeutet ‹sehr groß›, 極 / 极 *Jí* (das zweite Schriftzeichen nach dem Schrägstrich ist die heute in China geläufige Kurzform) das ‹Höchste›, 太極 Taiji also das ‹Größte Höchste› (‹Supreme Ultimate›). Das Zeichen 極 / 极 *Jí* bezeichnete ursprünglich den Gipfel eines Berges und auch die Spitze des Klettermastes, in den Schriftzeichen 黃極 *Huang-ji* oder 王極 *Wang-ji* den hehren und den königlichen First. Daraus entwickelte sich die Bedeutung des Hauptpunktes oder der Achse. Im alten Chinesisch wird auch der (nördliche) Polarstern – gleichsam als Angelpunkt des Himmels – als 北極星 *Běijíxīng* bezeichnet. Üblich ist der Name Taiji auch für den Firstbalken eines Satteldaches, das beide Dachhälften – die *Yin*- und die *Yang*-Seite – trägt und verbindet; Yin und Yang vereinigen sich am Gipfel oder am höchsten First (极/極 *Jí*), eben am Tàijí. *Quán* 拳 bedeutet wörtlich ‹Faust›, übertragen ‹Faustkampf›, also die Techniken eines Systems der Kampfkunst; 太極拳 / 太极拳 Taijiquan (bzw. in anderer Umschrift Tai Chi Chuan): die ‹Kampfkunst nach dem Prinzip des Taiji›.

Als (halb-legendärer) Begründer gilt Zhang Sanfeng (Chang San Feng, 12.oder 14. Jahrhundert u.Z.), ein daoistischer «Unsterblicher», der über 140 Jahre alt geworden sein soll. Er war Meister der Äußeren Kampfkünste, der sich mit siebzig in

---

25 Die «Nebenwirkungen» können auftreten in den drei Bereichen, die, jeder für sich, ein Herzstück von Taijiquan darstellen; in erster Linie in einer unzulänglichen Körperhaltung – unzulänglich deshalb, weil sie die optimale Anpassung an die Schwerkraft verfehlt – und dem daraus resultierenden falschen Gebrauch der Gelenke. So gelten ganz allgemein Knieprobleme als ein «Grundübel» des Taijiquan – eines falsch ausgeübten Taijiquan sollte es aber heißen. In zweiter Linie ist die Einübung einer fehlerhaften Atmung zu nennen, die, wenn sie auch nicht zu krankhaften Veränderungen führt, doch die Vitalkapazität des Übenden reduzieren kann. Eine dritte Fehlerquelle mit negativen Folgen besteht in einem fehlgeleiteten bzw. gar nicht geleiteten Gebrauch des Qi auf der mentalen Ebene des Taijiquan, der ein energetisches Ungleichgewicht zwischen Geist und Körper verursachen kann, wodurch u.a. psychovegetative Störungen mitverursacht werden können; in Einzelfällen wurden bei psychisch labilen Personen seelische Krisen ausgelöst oder verstärkt, ähnlich wie dies für Qigong-Praktizierende beschrieben wurde. Mit korrekt ausgeführtem, unter erfahrener und verantwortungsvoller Leitung erlerntem Taijiquan haben solche Entwicklungen nichts zu tun.

die Berge zurückzog, um ein Weiser zu werden und dabei das Taijiquan «erfand». Der Begriff Taijiquan geht wahrscheinlich erst auf Wang Zongyue (ca. 1736–1795) zurück, der 1791 eine Abhandlung zum Taijiquan herausbrachte. Im 19. und in der ersten Hälfte des 20. Jahrhunderts erlebte es seine Blütezeit; es galt als berühmteste Kampfkunst Chinas, weil seine Meister einen Angreifer abprallen lassen konnten, ohne ihn zu verletzen. Die Techniken – Geheimnisse –, die zu diesen Fähigkeiten führten, waren innerhalb der Familie, die einen Stil entwickelte und «verwaltete», streng gehütet; sie wurden eben als Innere Künste, die innerhalb der Familiengrenzen blieben, nicht an die Öffentlichkeit weitergegeben, welcher bei der Verbreitung von Taijiquan in der ersten Hälfte des 20. Jahrhunderts lediglich die «entschärften» äußeren Formen (im Sinne von außerhalb der Familie) zugänglich waren. So entstanden zahlreiche Stil-Varianten, vor allem auch durch den erheblichen Einschnitt, den die Regierung der VR China in den 1950er-Jahren vornahm, als sie die traditionellen Stile durch regierungskonform normierte zu ersetzen suchte, die sich von den ursprünglichen Formen z.T. erheblich unterscheiden.[26]

Heute gelten fünf Stile als die bekanntesten Familien-Stile: Chen, Yang, Wu (es gibt zwei verschiedene Wu-Familien, resp. Stile, den «alten» und den «neuen») und Sun. Kennzeichnend für den am weitesten verbreiteten Stil, den Yang-Stil, ist der gleichmäßige Fluss der zeitlupenartigen Bewegungen; andere Stile, wie der Chen-Stil beispielsweise, sind u.a. daran zu erkennen, dass rasche Bewegungen mit langsamen abwechseln.

Jin: Die innere Energie

Nicht nur Taijiquan, alle asiatischen Kampfkünste, die äußeren (Waijiaquan) wie die inneren (Neijiaquan oder Neigongquan) haben das Ziel, eine «wesentliche» Kraft – Jin-Kraft – zu entwickeln, die sich von der naturwüchsigen «groben» Kraft (Li) unterscheidet:[27]

---

26 Zum einen sind es also historische Gründe. Das Bewahren der Geheimnisse innerhalb der Familien war durchaus der Praxis geschuldet, öffentliche Herausforderungen zu Zweikämpfen annehmen zu müssen, deren Bestehen über das weitere Leben entschied – man konnte entweder das Gesicht oder das Leben verlieren, wenn man nicht gewann – dagegen fielen die Geheimnisse eines Stils zu Beginn der VR-China als «alte Zöpfe» ideologischen Kriterien zum Opfer.

27 Eigentlich «postnatale grobe Kraft» (*houtian zhi zhuō li*). Die «postnatale grobe Kraft» ist im Laufe des Lebens erworbene muskuläre Stärke – im Gegensatz zur angeborenen Stärke, wie sie etwa im entspannten und dennoch starken Griff eines Säuglings zum Ausdruck kommt.

Innere Kraft (und Energie) sind kampfkunstspezifische Grundbegriffe zur Beschreibung der physischen und mentalen Fähigkeiten und Kräfte. Man kann die innere Kraft auch als Muskelkraft definieren, die durch spezielle Kampfkunst verfeinert worden ist, womit man gleichzeitig die kampfkunstspezifische Art der Kraft- und Energieübertragung beschrieben hätte. Innere Kraft entwickelt sich aus Ungelenkem und Ungestümen zu Gewandtheit und Geschicklichkeit, zu Präzision und Eindeutigkeit. […] Wenn Energie sich sammelt oder bündelt, sprechen wir von Kraft, und wenn Kraft ausstrahlt oder sich auflöst, nennen wir das Energie. (Shi/Siao, 2005, S. 33)

So verschieden die Kampfkunst- oder Kampfsportstile in ihren Techniken und Zielsetzungen sind, so verschieden ist auch ihre je eigene Jin-Kraft, die sie entwickeln. Äußere Kampfkunst trainiert den Geist vornehmlich, um den Körper zu stärken und abzuhärten, der ohne geistige Unterstützung keine Ziegel mit der Handkante durchhauen oder einem Speer, der gegen ihn gedrückt wird, standhalten könnte. Aber auch die ganz andere Verbindung von Geist und Körper in den Inneren Kampfkünsten – Taijiquan, Baguazhang, Xingyiquan –, wo der Geist den Körper nicht besiegen, sondern ihn lenken soll, führt keineswegs zu einer einheitlichen Art von Jin-Kraft. Allein in Taijiquan reicht das Spektrum von den heute legendär anmutenden Berichten über die Fähigkeiten der Taiji-Meister des 19. und der ersten Hälfte des 20. Jahrhunderts, die mit einer einzigen Berührung einen Angreifer so «entwurzelten», dass er buchstäblich den Boden unter den Füßen verlor und meterweit zurückflog, bis hin zu den Techniken, wie sie heute in Partnerübungen praktiziert werden, und die darin bestehen, den Gegner durch Nachgeben in eine Situation zu manövrieren, in der er fast von selber fällt, um ihn dann leicht aus dem Gleichgewicht zu bringen.[28] Diese spezielle Jin-Kraft der alten Meister war seit jeher das Kriterium, welches das Innere Taijiquan vom «öffentlichen» oder Äußerem unterscheidet:

Taijiquan ist ein inneres System (der Kampfkunst): Wenn die Bewegungen richtig ausgeführt und die inneren Prinzipien verstanden werden, dann ist dies Taijiquan. Werden die Bewegungen nicht richtig ausgeführt und die inneren Prinzipien nicht verstanden, dann besteht kein Unterschied zu den äußeren Kampfkünsten, selbst wenn sie so aussehen wie Taijiquan. (Dong Yingjie, 1898–1961, Yang-Stil Meister der 4. Generation)

---

28 Eine Übersicht findet sich bei Yang Jwing-Ming, 1987, die aufzeigt, wie Jin in den Äußeren und Inneren Kampfkünsten verstanden wird. Die Unterscheidung von hartem, weichhartem und weichem Jin, wie sie dort erwähnt wird, hat dazu geführt, von den Äußeren als den harten und den Inneren als den weichen Kampfkünsten zu sprechen. Taiji ist nur insofern eine weiche Kampfkunst, wenn in seinem Jin das Harte im Weichen verborgen ist, Weichheit ist lediglich der Weg dahin. Tritt aber das Weiche nur weich in Erscheinung, entsteht überhaupt kein Jin. Das ist bei den Varianten der Fall, die Taiji nur als Gesundheitsgymnastik ansehen.

3 Chinesische Grundbegriffe

Himmel und Mensch sind ursprünglich ein
und dieselbe Idee. (Zhu Xi, 1130–1200)

Chinesisches Denken im Taijiquan

In China galt der Kosmos von jeher als sich selbst generierender und selbst regulierender Organismus. Um das Zusammenwirken seiner hierarchisch gegliederten Teile zu beschreiben, haben die Chinesen im Lauf ihrer Geschichte eine Reihe von Begriffen entwickelt, die sich in ihrer spezifischen Bedeutung – und Deutung – im Lauf der Geschichte sicherlich gewandelt, aber ihren grundlegenden Stellenwert beim Verständnis der Welt bewahrt haben.

Taijiquan ist zutiefst geprägt von den Grundsätzen und Prinzipien, die das chinesische Denken und die Zivilisation mindestens zwei Jahrtausende hindurch bestimmt haben:

- Es verbindet Himmel und Erde, indem der Ausführende in aufrechter Haltung Teil der Weltachse wird.

- Es ist aufgebaut aus Bewegungen, die der Form nach aus Quadraten bzw. Rechtecken und Kreisen und Kugeln bestehen: Die Füße gehören zur Erde, die als quadratisch gesehen wurde, und bewegen sich daher rechteckig, der Körper gehört zum Himmel, dessen Form der Kreis ist, seine Bewegungen bilden Bälle oder Räder.

- Alle Körperbewegungen sind auf einen Mittelpunkt bezogen: Das Zentrum des Körpers, sein Schwerpunkt und Energiezentrum liegt im Unterbauch.

- Die Bewegungen verwirklichen das archaische Prinzip der zyklischen Zeit: sie haben «kein Ziel», gehen nicht «vorwärts». Am Ende der Bewegungsfolge steht man wieder auf der gleichen Stelle, an der man begann. Das Ziel ist, das Dao («Weg») zu verwirklichen[29]

- Taijiquan ist strukturiert nach dem Prinzip von Yin und Yang.

- Die Bewegungsformen, die langsam und fließend ausgeführt werden, sind einerseits äußerst präzise, andrerseits stehen sie nicht still, sondern lösen einander ab. Sie sind Abbild des Wandels des Qi, das von einer Form zur anderen übergeht. Sie sind weich und leicht, nicht hart.

- Es praktiziert und verwirklicht *Wuwei* (無為 / 无为 *Wúwéi,* «Nicht-Eingreifen») und *Ziran* (自然 *Zirán* «Von-selbst-so-Sein»): Alle Bewegungen folgen dem Prinzip der größten Effektivität und des geringsten Verschleißes. Darüber hinaus wird «Nicht-Eingreifen» sichtbar an den Bewegungen der Arme, die nach einiger Zeit der Praxis «selbsttätige» Bewegungen werden, also zu schweben scheinen. Zum andern realisiert Taijiquan eine Art und Weise der Selbstverteidigung durch Wuwei, die das Herz des Ausführenden leer sein lässt und unwillkürlich, d.h. spontan (Ziran) geschieht, also ohne den Einsatz von willkürlicher Muskelkraft und ohne heftige Emotionen und Affekte.

---

29 Während das jüdisch-christliche Zeitdenken (von der Schöpfung bis zum apokalyptischen Weltende) oder das durch den Evolutionsgedanken bestimmte der modernen Wissenschaft linear ist, ist das Zeitdenken anderer Kulturvölker zyklisch. Die chinesische Zeitvorstellung ähnelt jedoch, laut Needham (Rieviere, 1978, S. 11), der linearen jüdisch-christlichen wie auch der mohammedanischen, wenn auch ohne deren eschatologische Ausrichtung auf eine zu erwartende «Erlösung». Die Zeitvorstellung von Taijiquan ist am ehesten daoistisch und folgt der Vorstellung von der «Rückkehr zum Ursprung», also einer Kreisbewegung, die, wie eine Spirale, auf einer höheren Ebene der Entwicklung wieder zu ihrem Ausgangspunkt zurückkehrt und das menschliche Streben vollendet. Der Tusche-Kreis der Zen-Malerei symbolisiert diese Vorstellung von Vollkommenheit: zugleich leer und voll, Bild des Sichtbaren und des Unsichtbaren, unendlich und doch umgrenzt. Einen sportlichen Lauf hingegen über eine bestimmte Distanz zu einem endgültigen Ziel hin möglichst schnell zu absolvieren, weil die Zeit begrenzt ist, ist Ausdruck neuzeitlichen Fortschrittglaubens, so wie das Sitzen in Stille der Weg zur Vollendung in der alten fernöstlichen Kultur war. Kreis und Kugel haben als «Denkfigur» heute wieder verstärkte Aktualität, da zirkuläre Vorstellungen in den Wissenschaften die linearen Vorstellungen des «fortschrittgläubigen» 19. Jahrhunderts abzulösen beginnen. Eine gleichermaßen tiefgründige wie leicht lesbare «Einführung in Philosophie und Weltsicht» Chinas bietet Hu Hsiang-fan, 2008.

Dao

Die ursprüngliche Schreibweise des Schriftzeichens Dao setzt sich aus den beiden Bestandteilen für «Fuß» und «Kopf» zusammen, woraus die Bedeutung «sich führen lassen» resultiert:[30]

> In Gestalt eines Substantivs bezeichnet Dao den ‹Weg› und davon abgeleitet die ‹Lehre›, ‹Methode› und die ‹Künste›. Im ältesten chinesischen Wörterbuch [...] wird es als ‹Weg, welchen man beschreitet›, verstanden. (Hertzer, 2006, S. 174)

In den verschiedenen philosophischen und religiösen Lehren, die in den letzten vier Jahrhunderten vor unserer Zeitrechnung entstanden sind, bildeten sich der Daoismus und der Konfuzianismus als diejenigen Lehren heraus, die die Entwicklung Chinas am stärksten bestimmten. In beiden spielt der Begriff Dao eine wichtige Rolle, hatte aber gegensätzliche Bedeutungen.[31] Konfuzius (551–479) begriff Dao als den *Weg des Edlen*: ein vollkommener Mensch zu werden und Weisheit zu erlangen.

> Weisheit kann nur durch ständige Bemühung, jeden Augenblick und ein ganzes Leben lang, erreicht werden, durch die Kontrolle kleinster Details im Verhalten, durch die Einhaltung der Regeln des gesellschaftlichen Lebens, den Respekt vor anderen und vor sich selbst und den Sinn für Gerechtigkeit. (Gernet, 1988, S. 84)

Die Ausrichtung zum Himmel war dabei der Maßstab: «Wer kraft seiner Tugend herrscht, gleicht dem Polarstern. Der verweilt an seinem Ort und alle Sterne umkreisen ihn.» (Konfuzius, Lun Yu II, 1)

Die Daoisten dagegen versuchten, das Dao nicht durch Sich-Einfügen in das «Regelwerk» der Gesellschaft, sondern allein durch das Sich-Einfügen in die Prozesshaftigkeit des Kosmos und das Studium der Natur zu erlangen. Sie kritisierten Konfuzius und seine Lehren:

---

30 Das Wort für «führen, leiten» wird auch Dao, aber im 3. Ton (dǎo) ausgesprochen. Dagegen ist das Dao, um das es hier geht, ein Wort im 4., fallenden, Ton (dào). Das Schriftzeichen 道 setzt sich zusammen aus: 首 «Kopf, Person» und 辶 «Fuß, gehen»; zusammengenommen bedeutet es so viel wie «Weg». Es heißt nicht so sehr: «führen, die Führung übernehmen», als vielmehr: «sich führen lassen» (!) – nämlich vom Weg, vom natürlichen Verlauf des Geschehens, mit dem es so weit als möglich in Übereinstimmung zu gelangen gilt. Manche deuten das Schriftzeichen auch als Ausdruck für die Wege (Spuren, Fährten etc.) der Tiere (首 als Hirschkopf mit Geweih) und deren instinkthafte Sicherheit, mit der sie sich in der Natur orientieren.

31 «Dia Lao Zi-Schule unserer Zeit bekämpft die Konfuzianer und die Konfuzianer bekämpfen auch Lao Zi. Weil ihr Dao nicht dasselbe ist, stimmen sie nicht überein.» Sima Qian, Begründer der chinesischen Geschichtsschreibung (ca. 145–90 v.u.Z.) bei: Geldsetzer/ Hong 2008, S. 90.

Alles Elend der Welt komme von den Entstellungen, Behinderungen und den Überflüssigkeiten, die der Natur durch die Kultur aufgezwungen wurden und die das Lebensprinzip schwächen; stattdessen müsse der Mensch […] sich dem Rhythmus des universellen Lebens anpassen, zwischen langen Perioden des Winterschlafs und der Ausgeschlafenheit abwechseln, die Spiele und Tänze der Tiere nachahmen, die instinktiv die Geheimnisse der Lebenshygiene beherrschen. (Gernet, 1988, S. 89)[32]

Der Ursprung des Daoismus wird in magisch-religiösen Strömungen gesehen, aus welchen er sich in zwei Richtungen entwickelt hat. Die eine entwickelte Praktiken, deren Ausübung ein Vergessen der Welt und «Einheit mit dem Dao» anstrebte; hier liegt der Grund für ein mystisches Verständnis von Dao[33] und die spätere Entwicklung des religiösen Daoismus.[34] Durch Diät, Atemübungen, Sexualpraktiken, Körperübungen und alchimistische Praktiken wollten die Daoisten die Lebenskraft erhöhen, um den Körper unverwundbar zu machen und den Alterungsprozess auf unbestimmte Zeit hinauszuschieben, und schließlich Unsterblichkeit erlangen, die ihnen die Macht verlieh, ekstatische Reisen ins Universum zu unternehmen. Die andere Richtung kann als «vor-naturwissenschaftlich» oder «proto-naturwissenschaftlich» gelten, denn es handelt sich um eine Vorform von systematischer Naturbeobachtung und Entwicklung daraus abgeleiteter Techniken.[35] Beide Richtungen haben Taijiquan gleichermaßen geprägt, und es bedarf des Verstehens beider Anteile, des «mystischen» wie des technischen, um ihm gerecht zu werden.

---

32 «Ging es Kong Zi [Konfizius] um den Aufbau einer menschenfreundlichen Kultur und Zivilisation durch Versittlichung des Menschen, so bedachte Lao Zi, welche Folgen eine solche Kultur für die Natur mit sich bringt, wie sie dann gleichsam auf die Kultur zurückschlägt, und wie die Natur des Menschen selbst auf solche Versittlichung Bildung und ‹Weisheit› in menschlichen Angelegenheiten reagiert.» (Geldsetzer/Hong, S. 103)

33 Zhuang Zhou (um 370–300 v. Chr.) beschreibt in seinem Werk *Zhuangzi* – neben dem *Daodejing* des älteren *Laozi* und dem *Guanzi*, einer frühen Quelle daoistischer Weisheit um 300 v.u.Z., ein Klassiker der daoistischen Philosophie – das Dao als die Verwandlungskraft der Natur: das «immanente Prinzip der kosmischen Spontaneität» (Gernet).

34 Zum religiösen und politischen Daoismus vgl. Darga, 2001, S. 40ff.

35 «Für den klassischen Taoismus war ein handwerkliches Moment ganz zentral, denn Zauberer und Philosophen waren beide davon überzeugt, dass man durch den Einsatz der Hände wichtige und nützliche Dinge vollbringen konnte. Damit unterschieden sie sich von der Mentalität des konfuzianischen Gelehrten-Beamten, der hoch oben auf seinem Richterstuhl saß, Befehle erteilte und seine Hände allenfalls zum Lesen und Schreiben gebrauchte. Wo immer man im klassischen China deshalb Ansätze zur Naturwissenschaft findet, waren die Taoisten mit Sicherheit daran beteiligt. Sie arbeiteten auf allen möglichen Gebieten, zeichneten den Lauf der Sterne auf, sagten das Wetter voraus, waren Agrarwissenschaftler und Kräuterkundige, Bewässerer und Brückenbauer, Architekten und Innenarchitekten, doch vor allem Alchimisten.» (Needham, 1979, S. 318)

Yin und Yang

Die Vorstellung, Erde und Himmel von Zentrum zu Zentrum zu verbinden, hat, wie Marcel Granet gezeigt hat, die chinesische Zivilisation zutiefst geprägt. Das *Gnomon*, eine aufrechte Säule und Teil der Erdachse, spielte nicht nur in der Astronomie eine wichtige Rolle, sondern war gestaltendes Element beim Aufbau der irdischen Welt. Mit ihm wurde der Mittelpunkt einer zu gründenden Stadt bestimmt, und Gelehrte berechneten mit seiner Hilfe und des rechtwinkligen Dreiecks die Maße des Himmels. Die Architektur der Paläste folgte einerseits dem Vorbild des *Himmlischen Palastes*, d.h. des Polarsterns und der ihn umgebenden Sternbilder, stellte aber auch die Verbindung von Himmel und Erde her, indem sie entlang der Weltachse Nord-Süd konstruiert wurden.[36] Das Gnomon erhebt sich exakt im Mittelpunkt des Universums und bestimmt den Mittagspunkt, den Augenblick, an dem alles, was vollkommen gerade ist, den kürzesten Schatten wirft. Er ist der unbewegte Angelpunkt, um den herum Licht und Schatten kreisen, die den Wechsel der Zeit anzeigen. Licht und Schatten – Yang und Yin – werden so symbolisch zu Kategorien, denen alle Erscheinungen des Kosmos zugeordnet werden:

> An diesem Punkt vereinigen sich Himmel und Erde; da treffen die vier Jahreszeiten aufeinander, Regen und Wind sammeln sich, und Yin und Yang sind in Harmonie. (Chou li, bei Granet, 1980, S. 228)

Yang, ursprünglich «extrem hell», und Yin, «wolkig, trübe» (Hertzer, 2006, S. 215), werden auch abgeleitet von der Lichtsituation an Flüssen oder Hügeln: Die der Sonne zugewandte Seite ist Yang, die abgewandte Yin:

> Neben Wind, Regen, Dunkelheit und Licht gehören die beiden Begriffe *yin* und *yang* zur Kategorie der *sechs himmlischen Qi*, welche als atmosphärische Einflüsse definiert wurden, so dass es sich in jedem Fall um zwei polare Kräfte handelt, die im Mikro- und Makrokosmos gleichermaßen wirksam sind. (Hertzer, 2006, S. 213)[37]

---

36 So setzten die Machthaber in der Zeit der Kämpfenden Reiche (5.-3. Jh. v.u.Z.) ihren Ehrgeiz daran, den höchsten Turm und das tiefste Verlies zu besitzen, das von den «Neun Quellen» ganz unten bis zu den «Neun Himmeln» ganz oben reichen sollte: «Bis in die Tiefe der Erde vorstoßend und bis zum Höchsten First (*huang-chi*) reichend schien der Palast zur Achse des Kosmos geworden zu sein.» (Granet, 1963, S. 266) Aber «in der Mitte auch des ärmsten Hauses musste am Boden ein Abwasserschacht sein, der genau unter einer in der Spitze des Daches freigelassenen Öffnung lag.» (Granet, 1963, S. 266) Ein gewählter Stammesfürst hatte seine Eignung zu beweisen, dass er Himmel und Erde verbinden konnte. Dies geschah durch Prüfungen wie das Erklettern eines Mastes (dessen Spitze Taiji hieß) sowie durch eine aufrechte Körperhaltung.

37 Aber: «Yin und Yang dürfen weder als rein logische Gegebenheiten noch einfach als kosmogonische Prinzipien definiert werden. Sie stellen weder Substanzen, noch Kräfte, noch Arten dar. Im Bewusstsein der Gemeinschaft sind sie unterschiedslos all dieses […]

Bildlich dargestellt wird dies in dem bekannten Taiji-Symbol:

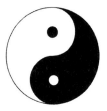

Abbildung 1: Taijitu (Yin-Yang-Fischdiagramm).

Qi

Wohl kein chinesischer Begriff ist so komplex und wird so unterschiedlich gebraucht wie der Begriff Qi, ausgenommen vielleicht Dao. Das hat mehrere Gründe. Zum einen hat dieser Begriff in der Geschichte Chinas einen Bedeutungswandel erfahren – der annähernd deutlich wird beim Vergleich der Entwicklung des ältesten Schriftzeichens für Qi bis zur Interpretation der Neokonfuzianer im 11. und 12. Jahrhundert u. Z. bis heute.[38]

Zum andern ist Qi nicht bloß ein philosophisches Konzept, sondern seine Realität ist «am eigenen Leibe» erfahrbar: Erst durch die Arbeit und Übung der *Selbstkultivierung* wird es konkret, und unterschiedliche Wege der Selbstkultivierung, die unterschiedlichen Gebrauch von Qi machen, haben auch eine ganz verschiedene Auffassung von Qi. Und drittens gibt es ein Verständnisproblem des Westens: Die Einheit und die Harmonie des Kosmos, wie sie in der Strukturierung des Qi durch die Polarität von Yin und Yang gesehen wird, ist im abendländischen Denken nicht zu finden[39], zumindest nicht als Paradigma, als alles bestimmendes

---

Das völlig vom Gedanken der Wirksamkeit beherrschte chinesische Denken bewegt sich in einer Welt von Symbolen, die aus *Entsprechungen und Gegensätzen* besteht; und man braucht diese Symbole nur praktisch anzuwenden, wenn man handeln oder verstehen will.» (Granet, 1963, S. 108)

38 Vgl Kubny, 1995.

39 Das antike griechische Denken, das über 2500 Jahre die Weltbilder Europas geprägt hat, war von zwei Hauptströmungen geprägt: metaphysischer Idealismus auf der einen Seite und weltlicher Skeptizismus auf der anderen. Als Hauptvertreter der ersteren gilt Platon, Aristoteles steht für die zweite. Sah Platon die letzte Wirklichkeit in archetypischen Ideen, die die Bedingung menschlicher Erkenntnis sind, so erforschte Aristoteles das empirisch Gegebene der Natur, mit Bezug zum göttlichen Geist; er gilt als «Vater der Wissenschaft». Beide bauten auf der Philosophie der Vorsokratiker auf, die, obwohl höchst unterschiedlich

Muster, welches das Denken und Handeln der Menschen durchzieht.[40] Das Schriftzeichen 氣 *qi* setzt sich aus den Bestandteilen «Reis» und «Dampf» zusammen. In seiner ältesten Form 气 wird es jedoch ohne den Bestandteil 米 «Reis» geschrieben und mit der Bildung von Wolken in Verbindung gebracht. Mit «Reis» und «Dampf» geschrieben ergibt sich die Bedeutung «Dampf von gekochtem Reis» oder «Dampf über den Reisfeldern», «somit wird das Schriftzeichen *qi* zunächst im weitesten Sinne mit der Nahrung – entweder der Nahrungsaufnahme oder der Nahrungszuteilung – in Verbindung gebracht, welche für alle Wesenheiten des Kosmos unabdingbare Voraussetzung für die Erhaltung und Fortpflanzung des Lebens ist.» (Hertzer, 2006, S. 195) Ausgehend von dieser Grundbedeutung bezeichnet Qi die prinzipielle Lebensenergie des Kosmos und des Menschen und seinen Atem.[41]

Nach dem Huainanzi, dem Kompendium aus der frühen Han-Zeit, ist

> *Qi* […] eine sicht- oder spürbare Größe, die sich in der Regel innerhalb eines vorgegebenen Raumes ausbreitet, sogar Himmel und Erde bestehen aus verschiedenen Manifestationsformen des *Qi*. Es kann seiner Natur nach schwer oder leicht sein, woraus sich eine jeweils unterschiedliche Dynamik ergibt. Ferner besteht eine grundsätzliche Beziehung und sogar gegenseitige Wechselwirkung zwischen dem *Qi* des Mikrokosmos Mensch und dem Makrokosmos der Natur. Darin impliziert ist die Beobachtung, dass sowohl das *Qi* des Mikrokosmos wie das des Makrokosmos Veränderungen unterworfen ist, die sich wiederum nach bestimmten Gesetzmäßigkeiten oder sich wiederholenden Zyklen vollziehen. (Hertzer, 2006, S. 195)

---

in ihren Auffassungen, doch eines gemeinsam hatten: die Suche nach dem «Urstoff» der Welt und dem Strukturprinzip, nach welchem sie geordnet ist.

40 Die üblichen Verweise auf ähnliche Konzepte in anderen alten Kulturen sind interessant, führen aber auch nicht weiter beim Verständnis von Qi. Sicherlich ist es richtig, dass «Prana» (indisch); «Pneuma» (griechisch), «Spiritus» (römisch), «Ruach» (hebräisch) und «Ka» (ägyptisch) vergleichbare Konzepte sind, aber schon die Differenzierungen von z.B. «Prana» im Indischen in «shakti» (spirituelle Energie») und «kundalini» («Schlangenkraft») verweisen auf unterschiedlichen kulturspezifischen Gebrauch.

41 Wie sehr das Verständnis von Qi von der je eigenen Praxis abhängt, zeigt die anderslautende Erklärung eines daoistischen Meisters: «Das alte Schriftzeichen für qi ist 炁. Der obere Teil des Zeichens 旡 bedeutet ‹Kein-Ding›. Der untere Teil ⺗ bedeutet ‹Feuer›. Alte daoistische Schriften gebrauchen dieses Zeichen ‹Kein Feuer›, um Qi zu benennen […] Zu sagen, dass Qi kein Feuer (keine Wünsche und Begierden) ist, bedeutet, dass nach Erlangung innerer Stille, ohne Gedanken und Sorgen, wahres Qi entsteht. Das zweite Zeichen für Qi ist 氣; im alten Stil bedeutet es die natürliche Luft. Das dritte Zeichen für Qi ist 气. Es ist jünger und bedeutet Luft, Atem und Gas. Vor der Tang-Dynastie gab es einige spezielle daoistische Techniken, die einem erlaubten, das Qi zu verschlucken. Durch Kontrolle des Geistes und eine bestimmte Art des Atmens konnte man einen Zustand erlangen, der einem ermöglichte, mit dem Geist von Himmel und Erde zu kommunizieren. Diese Techniken entwickelten sich zu den zahllosen Qigong-Methoden späterer Zeiten.» (Huai-Chin Nan/ Wen Kuan Chu, 1984, S. 33f., Übersetzung FA)

Das kosmische Qi, das in den Körper eintritt, wandelt sich in verschiedene Sonderformen und wirkt als eine «psycho-physiologische Kraft, die eng zusammenhängt mit Blut und Atem.» (Delza, 1986, S. 16)[42] Sein Sammelbecken ist das «*Meer des Qi*» im Unterbauch. Es zirkuliert in den Meridianen oder Leitbahnen und den sogenannten Netzgefäßen durch den Körper, die Verbindungen zum gesamten Organismus haben und in den Akupunkturpunkten auf der Haut an die Oberfläche treten und therapeutischer Beeinflussung zugänglich werden. Stockt der Fluss des Qi oder besteht Mangel oder Überfluss in den Speichern, kommt es zu Störungen im System, der Mensch wird krank. Für das reibungslose Funktionieren des Systems sind Herz (bzw. das in der chinesischen Medizin als «Herz», *Xin*, bezeichnete psychophysiologische Regulationszentrum) und Lunge verantwortlich. Auf dem Weg der Selbstkultivierung geht es darum, Herz und Atem zu beruhigen, dass beide still werden, um das Qi im «*Meer des Qi*», dem Unteren Dantian sich sammeln und von dort aus ungestört im Körper zirkulieren zu lassen.[43] Emotionen stören Atem und Qi-Fluss, ein ruhiger Atem bewirkt einen ungehinderten Qi-Fluss.

---

42 Grundsätzlich wird «pränatales» oder «vorgeburtliches Qi» von «postnatalem» oder «nachgeburtlichem Qi» unterschieden. Ersteres kommt mit der Zeugung zustande, ist also ererbt, letzteres wird durch Luft und Nahrung aufgenommen, nachdem der Mensch geboren wurde.

43 Heute gilt Qi in China als «das Element der Elemente». Dieses Verständnis von Qi, bereits Ende des 19. Jahrhunderts formuliert, stellt die Grundlage der «Qi-Wissenschaften» dar, die sich in der Volksrepublik China in der zweiten Hälfte des 20. Jahrhunderts herausgebildet haben. Nachdem *Mao Zedong* (1893–1976) die chinesische Medizin 1954 als «Schatzkammer Chinas» bezeichnet hatte, wurde 1955 mit der wissenschaftlichen Untersuchung des Qigong begonnen, das nun «offiziell» in der Heilkunde eingesetzt wurde. Während der Regierungszeit Maos wurden solche Übungen ausgewählt und erprobt, die mit dem wissenschaftlichen Konzept des Historischen Materialismus in Einklang zu bringen waren. Alle traditionellen Übungen mussten den «Mantel des Mystizismus» abwerfen; und die, denen das nicht gelang, weil sie im wesentlichen mystischer Natur waren – jener Mantel also ihre eigentliche Haut war wie zum Beispiel die Praktiken des religiösen Daoismus – fielen durch und in Ungnade. In den Jahren nach dem Ende der Kulturrevolution 1976 erfolgte dann «die Wiederauferstehung der *Qi*-Techniken […]von einer schier unüberblickbaren Flut an chinesischen Veröffentlichungen über das chinesische Qigong begleitet»(Kubny, 1995). Auf der Basis der Philosophie der Song-*Zeit* und der Yin-Yang-Lehre sowie der modernen empirischen westlichen Naturwissenschaften wurden die traditionellen chinesischen Naturwissenschaften (also die traditionellen Übungen) in den neuen Qi-Wissenschaften untersucht. 1977 wurde vermeldet, dass es gelungen sei, einen Sensor zu entwickeln, der die Existenz des Qi, das ein Qigong-Praktizierender ausstrahle, nachwies, sodass diese mit den Kriterien der westlichen Physik beschrieben werden konnte. Nach dem Selbstverständnis der Qi-Wissenschaftler war damit die Wissenschaftlichkeit ihrer Methoden erwiesen.

WUWEI

Wei bedeutet «eingreifen» und bezieht sich auf Anwendung von Gewalt und Willens-
kraft; Wuwei bezeichnet das Gegenteil: ein Sich-Einstimmen auf den natürlichen
Gang der Dinge, um ein Handeln mit der Natur, nicht gegen sie zu realisieren.[44]
Wuwei durchzog alle Bereiche des chinesischen Lebens: Philosophie, Politik,
Wissenschaften, Religion, die Praktiken der Selbstkultivierung, der sog. Pflege des
Lebens (Yangsheng). Das Vorbild für diese Doktrin liegt wiederum im Himmel, zum
andern auch im Lauf der Natur, der das Leben im Agrarland China bestimmte.

Als Bauern entwickelten die Menschen andere Tugenden als beispielsweise
Händler oder Nomaden – sie mussten ihr Leben nach dem Lauf der Natur aus-
richten und abwarten, bis alles von selbst gereift war. Eingreifen war nur nötig,
um die Bedingungen für das Wachstum der Pflanzen zu verbessern und um sie zu
ernten, aber von Übel war es, zu versuchen, die Natur zu korrigieren – wie es die
bekannte Geschichte (bei Han Feizi) von dem dummen Bauern erzählt, der die
jungen Schösslinge aus der Erde herauszieht, weil er ihnen wachsen helfen will.

Zum andern waren die Herrschaftsverhältnisse im Himmelspalast das Vorbild.
Wie der Polarstern unbeweglich im Zentrum über die Sterne herrschte, die sich um
ihn drehen, so sollte auch der irdische Herrscher über sein Volk herrschen, ohne
einzugreifen[45]. Ebenso sollte der Weise oder der Heilige durch den Einfluss seines
Vorbildes wirken und nicht durch tätiges Handeln; der daoistische Weise, der das
Dao erlangt hat, formt, anders als der Konfuzianer, seine Schüler direkt durch
sein Vorbild – ohne wörtliche Belehrungen.[46] Der Weise oder Heilige herrscht
jedoch nicht über andere, für ihn ist der Aspekt der «Selbst-Beherrschung» oder

---

44 Wuwei wird oft verkürzt als Untätigkeit definiert, also als Haltung, die Natur ihren Lauf
nehmen zu lassen, und zu meinen, dass man nicht einzugreifen braucht; salopp gesagt:
«Fünfe gerade sein zu lassen». Wuwei heißt bei Laozi «in jedem Falle in die Natur der Sachen
so einzugreifen, dass sie sich entweder von selbst entwickeln oder dass ihre natürliche
Entwicklung gefördert und unterstützt wird. Selbstentwicklung der Dinge aber ist nicht
nur Wirken des Seins Youwei, sondern auch Wirken des Nichts Wuwei.» (Geldsetzer/
Hong, 2008, S. 111) «Und dies wiederum kehrt sich gegen die konfuzianische – und auch
im Abendland so herrschend gewordene – Tendenz, das menschliche Handeln, die Taten
und die Werke geradezu als Gegenteil der Naturprozesse, als ‹Artefakte› und Kulturelemente
aufzufassen.» (ebd., S. 113) Zu Wuwei siehe außerdem Jullien, 1999, Kap.6.

45 »Schauen wir das Bild unseres Sternenhimmels an, so erkennen wir den Polarstern in der
Mitte – konstant, unbewegt. Alle anderen Steren umkreisen ihn. Wenn der Kaiser, Sohn
des Himmels, sein Land gut regiert, ist er die Mitte der Welt, der ‹Polarstern›. Alle Nach-
barländer, vergleichbar den Sternen des Himmels, kreisen um den Pol. Das ist das Ideal,
das ist die Offenbarung des Himmels. Diese Vorstellung soll dem Regenten Richtschnur
sein.» (Hu Hsiang-fa, 2008, S. 153)

46 Er lehrt, so Needham, die «ungelehrte Lehre, den wortlosen Erlass».

Selbst-Kultivierung beim Praktizieren von Wuwei entscheidend. Er muss sich um einen mentalen Zustand der Ausgeglichenheit bemühen, in dem seine Handlungen anstrengungslos und wie von selbst, d.h. spontan geschehen (Ziran), aber er wird dafür reich belohnt. Das daraus resultierende Handeln mit Wuwei «geschieht aus einem Zustand der vollkommenen persönlichen Harmonie, die, obgleich sie keiner besonderen Überlegung bedarf, in perfekter Übereinstimmung mit den äußeren Gegebenheiten – und im *daoistischen* Sinne mit dem *DAO* – stattfindet.» (Hertzer, 2006, S. 180)

Und der «normale» Mensch? Außer seinem ethischen oder religiösen Bestreben, dem Vorbild des Herrschers und des Weisen zu folgen, bestimmte das Prinzip des «Nicht-Eingreifens» seine praktische Lebenswelt, denn diese nicht-intervenistische Einstellung hielt die Menschen dazu an, die Mechanismen der natürlichen Welt so weit wie möglich zu entdecken, ihre Kraftreserven auszunutzen und Wirkungen auf möglichst ökonomische Art zu erzielen. Hier liegt auch der entscheidende Unterschied, der das Verhältnis des Menschen zu seinem Körper bestimmt.

In einer Zeit, in der im Westen der Körper und die Natur mehr und mehr nur noch als Objekt gesehen wurde (Objekt der Erkenntnis, des Gebrauchs, Objekt manipulierender Einwirkung), wurde in China ein ganz anderer Umgang mit der Natur und dem Körper entwickelt: ein Prozess- und Beziehungsdenken mit dem Ziel, die Beziehungen zwischen den verschiedenen Lebensbereichen des Einzelnen und der Gesellschaft in Harmonie zu bringen, zu kultivieren oder auch wirksam zu verändern; z.B. indem man bei Konflikten nicht mit Gewalt reagiert, sondern eher mit Intuition und List sich in den Gegner einfühlt und ihn wenn möglich mit dessen eigenen Mitteln besiegt.

Selbstkultivierung: Die Einheit von Körper und Geist

Wenn Qi Materie und Energie ist, aus der Himmel und Erde bestehen, dann gibt es keinen Gegensatz zwischen Geist und Materie, zwischen Geist und Körper, zwischen Leib und Seele – sie sind im Grunde eins.[47] Diese Einheit – oder «Ganzheitlichkeit» –anzustreben und zu erreichen, ist das Ziel der Selbstkultivierung.[48] Himmlisches und irdisches Qi treffen sich im Menschen. Körper, Seele, Geist

---

[47] «So wie der Körper selbst eine bestimmte, stark verdichtete Manifestation von *Qi* darstellt, ist auch der Geist (*Shen*), von seiner individuellen bis hin zur universellen Wirksamkeit, letztlich Ausdruck einer wohl als extrem verdünnt zu denkenden Form der Lebenskraft *Qi*.» (Hertzer, 2006, S. 262)

[48] Zur Selbstkultivierung oder ganzheitlichen Bildung gehörten im klassischen China die Beherrschung von vier Disziplinen: *Wen,* literarische Bildung; *Wu,* Kampfkünste und «Pflege

sind untrennbar miteinander verbunden und vermischt, aber sie sind dennoch hierarchisch gegliedert.[49]

Shen[50], der kosmische Geist, ist vom Himmel, Knochen und Blut von der Erde. Vom Himmel empfängt der Mensch sein Qi, Lebenskraft und Atem, zusammen formen sie *Xing*, den lebendigen, rhythmisch pulsierenden Körper. Bei der Zeugung verbindet sich das kosmische Shen mit *Jing*, dem Samen des Erzeugers, der zur stofflichen Essenz des Menschen wird. Beide verbinden sich zu *Jingshen*, dem individuellen Geist.[51] Jingshen – der persönliche Geist oder die Seele des Menschen – ist nicht unsterblich, denn Jingshen ist «wie die Flamme, die auf der Kerze brennt.»[52]

Shen, der Geist, gehört zu den fünf Hauptsubstanzen des menschlichen Körpers, d.h. er hat sowohl körperliche wie geistige Aspekte, darf also nicht als westlich verstandener Geist in Opposition zum Körperlichen gesehen werden. Seine Aufgabe als treibende Kraft der Persönlichkeit ist es, Körper und Bewusstsein zu

---

des Lebens» wie Taijiquan und Qigong; *Shu,* künstlerische Fertigkeiten wie Malen, Musik, handwerkliche Tätigkeiten; sowie *De,* Übung von Selbstbeherrschung und Tugend.

49 Diese Hierarchie entsteht aber nicht, weil der Geist im Sinne eines *Substanzdualismus* einer grundsätzlich anderen Seinsweise zugehörte als der Körper oder weil – monistisch – Geist und Körper unterschiedliche Anschauungsweisen ein und derselben Realität darstellten, sondern ihre Stellung bemisst sich an ihrer Wirksamkeit, die eben korrelativ in Beziehung gesetzt wird, und nicht an ihrem ontologischen Wesen: «Die Chinesen haben vom Kosmos weder eine monistische, noch eine dualistische, ja nicht einmal eine pluralistische Vorstellung. Sie stellen sich vielmehr vor, dass das Ganze in hierarchisch gestufte Gruppen zerfällt und in diesen vollständig enthalten ist. Diese Gruppen unterscheiden sich nur hinsichtlich der Stärke der ihnen eigenen Wirkkraft.» (Granet, 1963, S. 254)
Im Westen war die wesentliche, substanzielle, Festschreibung der Gegensätze von Mensch und Natur, Himmel und Erde, Körper und Geist, rsp. Leib und Seele etc. als substanzdualistische Gegensätze so konsequent, dass der Dualismus auch seinen eigenen – dualistischen – Gegensatz hervorbrachte: den *Monismus*. Die dualistischen Antworten haben jedoch «in Religion und Metaphysik lange überwogen und sie waren die gewaltigen Förderer und Bewahrer der Selbstentdeckung der Seele in ihrer ganzen Sonderart […] Ohne ihre radikale Polarisierung des Seins in Leib und Seele, Welt und Selbst, Stoff der Sinnenwelt und unsichtbarer Geist wäre die Seele flacher geblieben und unwissender um sich selbst.» (Jonas, 1988, S. 18)

50 «Wenn die Sieben Sterne des Großen Wagens nach Südwesten zeigen, dann ist die Deichsel genau nach Nordosten gerichtet[…]; dann herrscht Frühling in der Welt, dann setzen die schöpferischen *Qi*-Bewegungen ein: Himmel und Erde bringen die Zehntausend Wesen und Dinge hervor. Dasjenige, das die Wesen und Dinge ausrichtet, das nennt man die [die Schöpferkraft] *Shen*.» (*Shuowen jiezi*, bei Linck, 2000, S. 83)

51 Klassisch «Essenzgeist» oder «Feinessenz» genannt, heute im Sinne von Psyche und geistiger Aktivität gebraucht.

52 «Wenn sich die Kerze erschöpft, wie sollte die Flamme allein in die Leere eingehen?» (Huan Tan, gest. 56 n.u.Z., bei. Linck, 2000, S. 86)

beleben: Shen ist u.a. erkennbar an der geistigen Ausstrahlung, dem Charisma eines Menschen.

Xin, das Herz, liegt in der Mitte des Menschen. Es ist nach klassischer chinesischer Auffassung der Ort des Denkens, Bewusstseins und Fühlens.[53] Die Seele tritt in zwei Aspekten auf, *Hun* und *Po*, auch als Hauch- und Körperseelen bezeichnet.[54] Anders als Shen, das kosmisch wie im Menschen wirkt, sind Hun und Po ausschließlich an die Individuation des Menschen gebunden und sterben mit ihm. Po, die Körperseele, zieht sich in die Erde zurück und verfällt mit dem Leichnam, und Hun, die Hauchseele, verweilt noch eine Zeitlang am Lebensort des Verstorbenen, spürbar von den Hinterbliebenen, bis sie sich ebenfalls verflüchtigt. Beide haben ihren Ort im Körper: Hun, die spirituelle Seele, in der Leber und Po, die Körperseele, in der Lunge.[55]

Auf den Wegen der Selbstkultivierung, Meditation, Taijiquan und Qigong muss die vollkommene Einheit von Xin (Herz bzw Geist), Qi und Xing (körperliche Gestalt und Bewegungen) angestrebt werden. Wie auch in der daoistischen Meditation, der «Mutter» von Qigong und Taijiquan, spielen Shen, Jing und Qi[56]

---

53 «Schon kulturgeschichtlich ist die Lokalisierung des Geistes im Gehirn keine Selbstverständlichkeit. Vielmehr ist im Laufe der Kulturgeschichte so ziemlich jedes bedeutende Organ schon einmal zum Sitz des Geistes erklärt worden: Die Leber bei Völkern des Nahen Orients und das Herz bei Aristoteles sind hierfür nur zwei markante Beispiele. […] Anders als für Aristoteles ist bei Platon das Gehirn Sitz der Seele, ohne dass diese selbst als körperlich angesehen wird. Die auf Platon und Aristoteles folgende Tradition bevorzugt bis in die Zeit der Renaissance hinein verschieden akzentuierte Mischungen aus der herz- und gehirnorientierten Auffassung.» (Hastedt, S. 79) «In China hingegen wird das Gehirn als Organ des Denkens erst seit der Ming-Zeit (1368–1643) ernsthaft diskutiert»(Hertzer, 2006, S. 163).

54 Als «Seelenaspekte» (Hertzer) oder «leibliche Wirkkräfte»(Linck).

55 Neben der Verbindung von Geist, Seele(n) und Körperlich-Organischem mit dem Universum sind alle menschlichen Anteile durch ein ausgefeiltes System von Entsprechungen (*Korrelationen*) mit dem Kosmos verbunden. Grundlage dieser Entsprechungen ist die Lehre von den *Wuxing*, den «Fünf Wandlungsphasen». Sie beschreiben die verschiedenen Prozesse des sich permanent wandelnden Qi: Wasser, Holz, Feuer, Erde und Metall. Diese Phasen stehen zueinander sowohl in *hervorbringender* Beziehung – Wasser, Holz, Feuer, Erde, Metall, aus Wasser entstehen die Pflanzen, die das Feuer nähren etc. – wie auch in einander *hemmender* Reihenfolge – Wasser, Feuer, Metall, Holz, Erde –, denn das Wasser löscht das Feuer etc. In der Han-Zeit (206 v.u.Z.-220 n.u.Z.) entstand ein umfangreiches System von Entsprechungen, das kosmische und menschliche (medizinische wie ethische) Kategorien einander zuordnet. So entspricht Holz beispielsweise dem Frühling bei den Jahreszeiten, in der Farbe dem Blaugrünen und unter den menschlichen Organen der Leber (vgl. Kap. 13).

56 «Es ist schwierig, *Jing*, *Qi* und *Shen* klar zu definieren, aber sie können gleichgesetzt werden mit Wärme, Kraft und Licht. *Jing* ist die Wärme des Lebens, *Qi* die Kraft und *Shen* das Licht. Fehlen Wärme, Kraft und Licht im menschlichen Leben ist das das Symbol des Todes. […]

eine besondere Rolle: Ihren Zustand vor der Geburt muss man wieder erreichen, will man Vollkommenheit und Weisheit erlangen. Von diesen sog. *Drei Schätzen* kommt dem Shen jedoch die Führungsrolle zu – «kraft seiner Wirksamkeit, welche es vom Dao selbst bezieht» (Zhuangzi, bei Hertzer, 2006, S. 191). «Denn wenn Shen (Geist) und Xing (Körper) auch ‹existenziell nicht voneinander zu trennende Polaritäten darstellen›, ist trotzdem ‹ihre Position nicht gleichwertig›.» (Hertzer, 2006, S. 203)[57]

Vom Standpunkt der Physik aus entstehen Wärme und Kraft aus dem Licht. Analog dazu bedeutet das, dass *Jing* und *Qi* ganz sicher aus *Shen* entstehen. Im Wahnsinn [wenn *Shen* schwach ist] sind *Jing* und *Qi* natürlicherweise tendenziell [auch] schwach.» (Huai-Chin Nan/Wen Kuan Chu, 1984, S. 92, Übersetzung und eckige Klammern F.A.)

57 «Nachdem sich alles an der Position von Himmel und Erde orientiert, befindet sich das, was dem Himmel zugeordnet wird – also das *Yang*, der Geist (*Shen*) oder die Hauchseele (*Hun*) etc. – an einer hierarchisch höheren und damit auch leitenden Position im Vergleich zu den jeweiligen Entsprechungen der Erde, i.e. dem *Yin*, dem Körper (*Xing*) oder der Körperseele *Po*. [...] Genau an dieser Stelle offenbart sich die zentrale Position des Geistes (*Shen*), da der Mensch letztendlich nur vermittels seines Geistes in der Lage ist, die verlorene Einheit mit der Natur zurück zu gewinnen.» (Hertzer, 2006, S. 203)

4 Daoistische Praktiken und Taijiquan

> Man muss die Mutter schützen, damit der Sohn leben kann. Man muss die Wurzel pflegen, damit die Zweige sprießen können.
> (Wang Bi, 226–249)

Daoistische Meditation und Taijiquan

Das Kreisen des Qi

Um den vorgeburtlichen Zustand der Drei Schätze wieder zu erlangen, muss das (ererbte) vorgeburtliche Qi mit dem nachgeburtlichen Qi auf dem Weg der Selbstkultivierung vereinigt werden.[58] Da das ursprüngliche Qi im Mutterleib über die Nabelschnur erlangt wurde, ist sein Sitz die Nabelregion im Unterbauch, das sog. *Untere Dantian*. Das nachgeburtliche Qi, das als Atem mit der Luft über die Lungen aufgenommen wird, muss dort, wie in einem Schmelztiegel, zum Zweck der Selbstkultivierung, mit dem vorgeburtlichen Qi quasi alchemistisch verschmolzen werden; symbolisch ausgedrückt: Das Feuer (der Lungen) muss unter das Wasser (der Nieren bzw des Bauchraumes) gebracht werden, damit

---

58 Das vorgeburtliche Qi (Xiantianqi), das durch die Zeugung entsteht – und für das auch der Name Neiqi wie auch Zhenqi («wahres Qi») gebräuchlich ist – entsteht aus der Essenz der Eltern und fließt auf den Leitbahnen. Houtianqi, das nachgeburtliche Qi oder Waiqi («äußeres Qi») wird differenziert in Zongqi («Qi der Vorfahren») – gemeint ist der durch Atmung aufgenommene Sauerstoff – und Guqi («Qi des Getreides»), also die feste und flüssige Nahrung. Es bewegt sich außerhalb der Leitbahnen.

das Wasser erhitzt wird, verdampfen kann und als lebensverlängerndes Qi im Organismus – über die Meridiane oder Leitbahnen – zirkulieren kann.[59]

Dieses Kreisen des Qi, der Himmlische Kreislauf [60], ist das zentrale Element aller daoistischen Disziplinen der Selbstkultivierung, wie Meditation, Qigong und Taijiquan. Gemeint ist, den Fluss des Qi so zu lenken, dass es auf den zwei zentralen Meridianen des Körpers einen Kreis oder ein sich drehendes Rad bildet – auf der Rückseite des Körpers aufwärts, über den Kopf bis zum Gaumen (Dumai Meridian, Lenkergefäß) und auf der Vorderseite abwärts bis zum Unterbauch bzw Perineum (Renmai, Dienergefäß). Diese Richtung ist nicht von Natur aus vorgegeben, sondern muss durch Übung erworben werden, denn diese beiden Meridiane sind die einzigen im Körper, auf denen das Qi in zwei Richtungen fließen kann.[61]

Der Übungsweg, den Himmlischen Kreislauf in Gang zu bringen, ist bestimmt durch eine aufrechte Körper- bzw Rumpfhaltung, durch Einsatz des leeren Geistes, der, frei von Gedanken, sich auf den Weg des Qi konzentrieren kann, sowie durch bestimmte Atemtechniken – also durch die Harmonisierung von Xin, Qi und Xing, die sog. «dreifache Regulierung». Die Führungsrolle des Geistes dabei wird verschieden interpretiert. Man unterscheidet Methoden, die ganz auf die geistige Ruhe setzen: Werden Herz und Geist ruhig, sucht das Qi seinen Weg durch den Himmlischen Kreislauf wie von selbst. Ein anderer Weg ist, die Vorstellungskraft Yi als geistige Kraft einzusetzen, und den Weg des Qi mit ihr zu leiten. Und drittens kann aktiv die Atmung eingesetzt werden, gewissermaßen als Pumpe, die

---

59 «Mit den Atemübungen kann die ‹Luft a posteriori› [das *nachgeburtliche Qi*] ausgeatmet werden, während die ‹Luft a priori› [das *vorgeburtliche Qi*] im unteren Bereich in den Unterbauch gesenkt werden muss, dem ‹Meer des Qi›. Mit dem Einatmen kann die aufgenommene ‹Luft [*Qi*] a posteriori› mit der ‹Luft [*Qi*] a priori› vermischt werden, die vom Unterbauch aufsteigt. Wenn das erreicht und schließlich gemeistert wird, spricht man von *Qigong* oder dem ‹Kreisen des Qi›.» (Wen-Shang Huang, 1974, S. 177, Übersetzung und eckige Klammern F.A.)

60 Oder «Himmelskreislauf», «Kreisen des Lichts», «Microcosmic Orbit», «Energiekreislauf», «Mikrokosmische Planetenbahn». Hier ist zunächst vom *Kleinen Himmlischen Kreislauf* die Rede, der auf den Rumpf beschränkt ist.

61 Von jedem der 12 Hauptmeridiane auf der rechten und linken Körperseite ziehen Sekundärströme zu den jeweiligen Organen, zu denen sie gehören. Außerdem zweigen von den Meridianen Nebenmeridiane ab, die als die sogenannten tendino-muskulären Meridiane zu den Gelenken und Muskeln ziehen. Wichtig sind in diesem Zusammenhang noch die «Acht Sondermeridiane» oder «Außerordentlichen Meridiane», die die Aufgabe eines «Ausgleichsreservoirs» für das Qi einnehmen. Sind die Hauptmeridiane wie Flüsse, so können die Außerordentlichen Meridiane mit Seen verglichen werden. Man zählt die beiden Gefäße Dumai und Renmai sowohl zu den Hauptmeridianen wie auch zu den Außerordentlichen Meridianen.

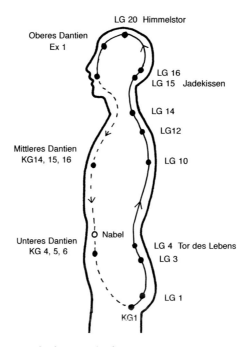

Abbildung 2: Kleiner Himmlischer Kreislauf.
KG «Konzeptionsgefäß» (Renmai), LG «Lenkergefäß» (Dumai), Ex «Extrapunkt» (Ex 1 «Siegelhalle», «Oberes Dantian»).

das Qi bewegt. Die verschiedenen Methoden können auch kombiniert werden. Darüber hinaus teilt man die inneren Übungen der Selbstkultivierung traditionell ein nach den Zielen, die damit erreicht werden sollen: zum einen Gesundheit und Langlebigkeit, zum andern um religiöse Vervollkommnung anzustreben oder um spirituelles Wachstum und Unsterblichkeit zu erlangen;[62] die Übergänge

---

62 «Die sogenannte Technik der ‹Unsterblichkeit› der Daoisten beruht im Grunde auf dieser Art der Tiefatmung. Meditieren und das *Qi* zu kultivieren heißt, einen ‹Diamant-Körper› zu entwickeln – sozusagen einen ‹unzerstörbaren Gesundheitskörper›. Das kann am besten ausgedrückt werden mit den Worten: ‹Nicht ich lebe, sondern es lebt mich.› Einfach ausgedrückt: Nach einer langen Zeit der Übung des tiefen Atmens und der Wirkung dieses Atmens auf den Organismus wird das Blut mit Sauerstoff angefüllt und der Kreislauf wesentlich gestärkt sein. Wenn der Atem *[Qi]* auf beiden Eben [vorgeburtlich und nachgeburtlich] sich verbindet, nährt oder kultiviert er eine Art ‹Chin-Li› *[Jin-Li]* (Energie plus Stärke) im Organismus. Mit Ein- und Ausatmen wird diese aufsteigen und sinken im Körper, als ob eine ‹Pille› unablässig rotieren würde, die die Daoisten ‹Nei Tan› (*Neidan*, inneres Elixier des Lebens) nannten. Gemeint ist ‹Ch'i Ching› (*[Qi-Jing]*, innere Energie oder Lebenskraft), die im Körper selbst gepflegt wird. In anderen Worten handelt es sich

zwischen den Übungen sind dabei fließend. Das Ziel der spirituellen Ausrichtung der daoistischen Meditation war der innere oder Embryonal-Atem, das «Kreisen des Lichtes», bei welchem alles äußere Atmen stoppt und das Qi wieder zirkuliert wie beim Kind im Mutterleib.[63]

Zwei Arten der Atmung

In der daoistischen Meditation werden zwei grundsätzlich unterschiedliche Arten der äußeren[64] Atmung beschrieben: die *normale* oder *natürliche* Atmung und die *umgekehrte* oder *paradoxe* oder auch *geordnete* Atmung. Die normale Atmung, auch Bauchatmung genannt,

> «umfasst eine Einatmung, die bis zum Unterbauch geht, und eine Ausatmung, die vom Unterbauch herkommt. Atmet man ein, so füllt die Luft alle Teile der Lunge, diese dehnt sich nach unten und drückt das Zwerchfell abwärts.[65] Dabei entspannt sich der Brustkorb und der Bauch dehnt sich.

---

um die Verbindung von ‹Ching› *[Jing]* (Samen), ‹Ch'i› *[Qi]* (Energie oder Atem) und ‹Shen› (das Göttliche oder der Geist), die als die ‹Drei Schätze› sowohl der Daoisten wie auch der Taichi-Praktizierenden gelten.» (Wen-Shang Huang, 1974, S. 179, Übersetzung und eckige Klammern F.A.)

63 Hier spätestens trennen sich die Bedeutungen von Qi als «Atem» und als «innere Energie», die so schwer zu übersetzen sind. «Die meisten Menschen, die Meditation erlernen, neigen dazu, das Atmen mit ‹Qi› gleichzusetzen. Deswegen denken sie, dass Luft der Kern des inneren *Qi* im Körper ist. Vom Standpunkt der Meditation aus sind die Wirkungen des Atmens auf den Bereich oberhalb des Zwerchfells beschränkt. [...]Wind: bezeichnet die normale Funktion des Atemsystems und der Luft. In anderen Worten, Menschen brauchen Luft, um am Leben zu bleiben. Das wird als ‹Wind› bezeichnet. ‹Qi› bezeichnet den Atem, der nach der Meditationspraxis leicht und langsam geworden ist. Durch das Erreichen der sehr fortgeschrittenen Meditation wird der Atem so sanft, dass er fast aufhört. Auf dieser Stufe stellen innere und äußere Bewegungen des Atemsystems ihre Funktion ein. Das Atmen durch andere Teile des Körpers wird nicht ganz eingestellt. Wenn der natürliche Atem vom Unterbauch auszugehen beginnt, im *Unteren Dantian*, heißt er *Xi*, und später *Taixi* (胎息, ‹Embryonalatem› der Atem eines Embryos im Mutterleib)» (Huai-Chin Nan/ Wen Kuan Chu,1984, S. 35, Übersetzung F.A.).

64 Äußere Atmung meint den physiologischen Atemvorgang, innere Atmung den Fluss des Qi.

65 Was hier «Bauchatmung» genannt wird, ist eine «Zwerchfellatmung» (im Unterschied zur «Brustatmung» oder «Rippenatmung»). Bei der Bauch- oder Zwerchfellatmung wird aber, nach heutigen Erkenntnissen, das Zwerchfell nicht durch die Lunge abwärts gedrückt, sondern umgekehrt: Das Zwerchfell kontrahiert sich, entfaltet die Lunge nach unten und drückt dabei gleichzeitig die Bauchorgane nach unten. Die Ausatmung ist richtig beschrieben: Hier sind die Bauchmuskeln aktiv. Der Autor Lu K'uan-Yü zitiert einen Erfahrungsbericht vom Anfang des 20. Jahrhunderts (vgl. Kap. 14).

Beim Ausatmen zieht sich der Bauch zusammen und drückt das Zwerchfell aufwärts gegen die Lungen, aus denen so die unreine Luft gepresst wird.» (Lu K'uan-Yü, 1984, S. 212)

Die umgekehrte Atmung dagegen kehrt die Atembewegungen um:

Sie ist tief und fein, geht auch bis zum Bauch wie die natürliche Atmung, jedoch mit entgegengesetzten Expansions- und Kontraktionsbewegungen des Unterbauchs und den entsprechenden Aufwärts - und Abwärtsbewegungen des Zwerchfells. Die Ausatmung ist langsam und zügig, wobei sich der Unterbauch dehnt. Dadurch wird dieser fest und voll. [...] Die Einatmung ist langsam und zügig und füllt die sich dehnende Brust völlig, wobei sich der Unterbauch zusammenzieht.» (Lu K'uan-Yü, 1984, S. 213)

Allgemein gilt, dass die normale Atmung eher entspannend und die umgekehrte eher anregend oder tonisierend wirkt. Darüber hinaus gibt es Atemtechniken, die Mischformen aus beiden grundsätzlichen Formen darstellen, ihre Varianten sind ebenso verschieden wie zahlreich.[66]

Die Anleitungen jedoch, welche Art der Atmung wann erfolgen solle und für welchen Schüler die richtige sei, sind eher vage:

Als ich mit meinen Übungen begann, empfand ich die geordnete Atmung als überaus hilfreich. Darum habe ich sie in der ersten Ausgabe dieses Buches empfohlen. Seitdem haben mir einige Leser geschrieben, dass sie nicht in der Lage seien, so zu üben. Ist also die geordnete Atmung nicht übbar, dann empfehle ich dem Leser, die natürliche Atmung zu üben. Sie ist frei von allen Belastungen. (Lu K'uan-Yü, 1984, S. 214)

---

66 Z.B.: «Es gibt vier Arten der Qi Gong Bauchatmung: Die erste ist die obere Bauchatmung; sie stärkt durch Nahrung oder Luft erworbenes Qi. Die zweite ist die umgekehrte untere Bauchatmung, sie stärkt das ererbte Qi und das Elixier. Die dritte ist die Wellenatmung, die die erste und die zweite Bauchatmung kombiniert. Die vierte ist die so genannte Schildkrötenatmung – eine ganz langsame Form der Wellenatmung mit je einer Pause zwischen dem Ein- und dem Ausatmen sowie dem Aus- und Einatmen.» (Brecher , 2004, S. 68.); oder: «Wenn das Chi [Qi] einmal aktiviert ist und die Energiebahnen frei sind, werden Sie viele verschiedene Arten der Atmung erleben: schnelles Atmen, flaches Atmen tiefes Atmen, Zurückhalten des Atems, Rückenmarkatem, inneres Atmen, Scheitelatmen, Fußsohlenatmen etc.» (Chia, 2005, S. 44)

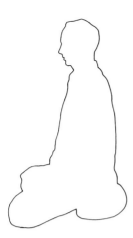

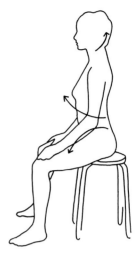

Abbildung 3a: «Standard»-Sitzhaltung.

Abbildung 3b: Aufrechte Sitzhaltung der westlichen Physiotherapie (Brügger).
Die Aufmerksamkeit ist auf den Körper selbst und seine muskuläre Haltearbeit gerichtet, der Bezug zu «Himmel und Erde» fehlt.

Das «Sitzen» – Rückkehr zum Ursprung

Die aufrechte Körperhaltung ist ebenso prägend für die Inneren Übungen wie der Himmlische Kreislauf des Qi. Von den fast 100 bekannten Körperhaltungen, die zur Meditation geeignet seien, gilt das Sitzen mit aufrechter Wirbelsäule als die optimale. Die Vereinigung der beiden Qi – vorgeburtlich und nachgeburt-lich – geschieht im Schmelztiegel des Unteren Dantian, also dem Zentrum des Körpers im Unterbauch – das sowohl Sammelbecken des Qi ist, wie auch dem Schwerpunkt des Körpers entspricht. Da der Körper aber zwei Zentren hat, jenes Untere Dantian und darüber das Herz – und es der Kosmologie zufolge nur ein Zentrum geben soll –, müssen beide zuvor vereinigt werden. Das geschieht durch die aufrechte Haltung der Wirbelsäule, deren beweglicher Teil so auf dem Becken ruht, als würden die Wirbel balanciert; unterstützt im Sitzen durch eine passende Sitzhaltung, im Tajiquan durch das Beugen der Knie. Der Rücken wird auf diese Weise gerade und aufrecht und die Krümmungen der Wirbelsäule ausgeglichen. Unterbauch und Herz werden so zu zwei Polen im Körperraum, die zwar verschieden sind wie Yin und Yang, aber dennoch – energetisch – wie diese ein Ganzes bilden. Diese Körperhaltung verbindet aber nicht nur Yin und Yang im Organismus, sondern führt auch, als Teil der Himmelsachse, Himmel

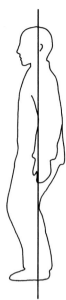

Abbildung 4: «Standard»-Taiji- und Qigong-Grundhaltung.
Überträgt man die Sitzhaltung der Meditation auf die Taiji-Grundhaltung, so sieht das etwa so aus. Das könnte man als «Standardhaltung» bezeichnen, die nur geeignet ist, um Taijiquan als Entspannungsübung zu praktizieren, aber keine Jin-Kraft entwickeln kann.

und Erde näher zusammen, die sich gewissermaßen im Körperzentrum treffen und vereinigen.

Die Grundhaltung von Taijiquan wird oft als «Sitzen im Stehen» bezeichnet. Das ist eine Haltung, die gleichermaßen zum Ursprung des Qi wie zum Ursprung der individuellen menschlichen Fortbewegung zurückführen soll: Zum einen trägt sie die Haltung der daoistischen Meditation in sich, die ja dazu dient, einen «regressiven» Prozess zu vollziehen, nämlich die Vereinigung der Drei Schätze Jing, Qi und Shen in ihrem quasi vorgeburtlichen Zustand. Zum andern ähnelt sie der Haltung eines kleinen Kindes, das gerade laufen lernt, also für den Erwachsenen im positiven Sinn regressiv ist, weil sie ihm das energetische Potential jener Entwicklungsphase wieder zugänglich macht.

Taijiquan und das Kreisen der Energie

> Die Daoisten betonen vor allem die Meditation, diese
> Technik hat natürlicherweise ihre Beschränkungen –
> das Fehlen äußerer Dynamik. (Wen-Shang Huang)

Vergleicht man die Sitzhaltung der Meditation mit der Körperhaltung in Taijiquan, so lautet die Frage: «Wie muss die Bewegungsweise beschaffen sein, die das Kreisen der Energie, wie es in der sitzenden Stellung entwickelt und geübt werden kann, auch in der Bewegung bewahrt und Jin-Kraft entwickelt?» Die Antwort darauf entscheidet darüber, welche Art von Taijiquan entsteht: entweder eines, das mit dem Fluss des Qi eine spezielle innere Kraft entwickelt – die Jin-Kraft, um die es hier geht – oder eines, das sich darauf beschränkt, den sitzenden Rumpf quasi entspannt umherzutragen, ohne diese Kraft zu entwickeln.[67]

Um Jin-Kraft zu entwickeln, müssen vier Kriterien beachtet werden:

- die Bewegungsweise muss die Schwerkraft optimal nutzen
- die Art der Atmung muss den ganzen Körper mit einbeziehen (und nicht auf den Rumpf beschränkt bleiben)
- ebenso muss das Fließen des Qi den ganzen Körper miteinbeziehen
- und der Einsatz des «Geistes» muss diese drei zusammenfügen und zu ihrer spezifischen Auswirkung der Jin-Kraft führen.

Wie in der Meditation kommt dem Geist die Führungsrolle bei der «dreifachen Regulierung» von Xin, Qi und Xing (Geist, Qi und Körper) zu. Hier muss nun unterschieden werden zwischen der Harmonisierung dieser drei Elemente und der Entwicklung der Jin-Kraft, die auf dieser Harmonisierung aufbaut. Die Einheit von Geist, Qi und Körper ist die Voraussetzung für die Entstehung von Jin-Kraft; der Gebrauch des Geistes muss aber in bestimmter Weise differenziert werden. Diese Differenzierung wird ausgedrückt mit der Maxime Yi-Qi-Jin. Yi[68] bezeichnet das Mentale – Vorstellungen, Gedanken, Intentionen, auch im Sinne von mentaler Steuerung oder geistiger Führung. Yi führt die Bewegungen, die so beschaffen

---

67 Alle Taiji-Stile berufen sich auf den legendären Zhang Sanfeng als ihren Patriarchen, der, wie es heißt, aus der Sitzmeditation die Bewegungen des Taijiquan entwickelte.

68 Das Schriftzeichen für意 *yi* besteht aus den Komponenten 心 *xin* Herz, Geist, Bewusstsein – dem psychischen Zentrum – und darüber dem Zeichen 音 *yin* Laut; es bezeichnet also den sich artikulierenden, sich zu einer gerichteten Intention formenden Geist.

sein müssen, dass sie den Fluss des Qi ermöglichen. Yi-Qi-Jin bedeutet also, dass der Geist die Bewegungen führt, Qi und Körper seinen «Vorstellungen» folgen, damit die innere Energie Jin entstehen kann; also etwa: Geistig geführtes Qi wird zu Jin-Kraft, der wesentlichen inneren Kraft oder Energie.

Entscheidend dafür, ob die Übungen Jin-Kraft entwickeln können, ist die Vorwegnahme der Bewegungen vor ihrer tatsächlichen Ausführung im Geist. Die Wissenschaft hat herausgefunden, dass der Körper bereits auf die Vorstellung von Bewegung reagiert, dass also eine unwillkürliche Innervation stattfindet, bevor willkürliche Muskelkraft zur tatsächlichen Ausführung der Bewegung führt.[69] Das besondere am Inneren Taijiquan ist, dass nach der geistigen Vorwegnahme einer Bewegung anschließend, bei der realen Ausführung, überhaupt keine willentliche Muskelkraft eingesetzt werden muss bzw darf, damit die innere Energie als Jin-Kraft entstehen kann.

Jin-Kraft

In der Theorie von Taijiquan enthält Jin zwei Bedeutungen, nämlich Grundlage (Ti) und Anwendung (Yong). Grundlage ist Neigong, also «innere Arbeit» oder Kultivierung des Qi; die Anwendung erfolgt in den sog. *Acht Grundtechniken Peng, Lü, Ji, An, Cai, Lie, Zhou, Kao*, die den *Acht Trigrammen (Bagua)* entsprechen.[70] Das lässt erahnen, warum es so viele Varianten der Jin-Kraft im Taijiquan gibt. Die Auffassungen darüber, wie die Grundlage Neigong beschaffen sein muss, wie die Grundtechniken ausgeführt werden müssen und wie schließlich beide in Einklang

---

69 Der sog. *Carpenter-Effekt* bezeichnet das Phänomen, dass das Sehen einer Bewegung – sowie in schwächerem Maße auch das Denken an eine bestimmte Bewegung – die Tendenz zur Ausführung eben dieser Bewegung auslöst. Neuere Untersuchungen mit elektrophysiologischen Methoden bestätigen die psychologische Gesetzmäßigkeit. Dabei ist der Carpenter-Effekt nur ein Aspekt des sog. *ideomotorischen Prinzips* (auch *ideomotorisches Gesetz* genannt), wozu auch das Ideo-Realgesetz gerechnet wird. Im Sport wird das im mentalen Training praktiziert: im Geist die Bewegungsabläufe des Wettkampfs durchzugehen, um sie real effektiver ausführen zu können. «Dein Nervensystem kennt keinen Unterschied zwischen einer imaginativen und einer ‹realen› Erfahrung. In beiden Fällen reagiert es automatisch auf die Information, die es von Deinem Vorderhirn erhält. Dein Nervensystem reagiert angemessen auf das, was ‹Du› denkst oder annimmst, dass es wahr sei.» (Maxwell Maltz, Psycho-Cybernetics, Los Angeles 1963, in: Wen Shang Huang, 1974; S. 462, Deutsch F.A.)

70 Anders, Taichi, 2007, S. 175 ff. Die Namen der Grundtechniken erscheinen dort in anderer Umschrift, die die kantonesische Aussprache wiedergibt.

gebracht werden können, weichen nicht nur in den verschiedenen Stilen, sondern auch innerhalb eines Stiles stark voneinander ab.[71]

In der Praxis gehen die Arbeit an der Grundlage und der Anwendung der Jin-Kraft Hand in Hand. Sie geschieht in den Partnerübungen (Push-hands) und wird in verschiedene Abschnitte bzw. Stufen eingeteilt:[72] 1. Spüren der Jin-Kraft (*Juejin*); 2. Verstehen der Jin-Kraft (*Dongjin*); 3. Sammeln der Jin-Kraft (*Xijin*)[73]; 4. Anwenden der Jin-Kraft (*Yunjin oder Yongjin*), a. Neutralisieren (*Huajin*), b. Abgeben oder Einsetzen (*Fajin*).

---

71 Im Yang-Stil Taijiquan werden über zwanzig verschiedene Arten von Jin-Kraft unterschieden. Das ist verwirrend, in unserem westlichen Verständnis würde man von «Techniken» sprechen. Aber Jin bedeutet immer eine bestimmte Qualität der inneren Kraft, die der Begriff «Technik» so nicht enthält. Bei den «Techniken», z.B. den «Acht Grundtechniken», werden außer deren grundlegender Ausrichtung noch die Qualitäten der Aktionen unterschieden: nämlich *Nian* (kleben), *Lian* (verbinden), *Tie* (anhaften), *Sui* (folgen), die aber wiederum keine Formen von Jin sind, sondern sozusagen deren Voraussetzungen. Chen Weiming unterscheidet *Cho* (Berührung) und Jin: «*Cho* meint den Wechsel der Techniken, während *Jin* in *Cho* enthalten ist. Es gibt viele verschiedene Techniken, aber nur ein *Jin*. Deswegen führen die verschiedenen Anwendungen [Techniken] dazu, verschiedene Arten von *Jin* zu unterscheiden.» (Chen Weiming, in: Barbara Davis, 2004 S. 38, Deutsch und eckige Klammern F.A.) Cheng Gong (Olson, 2006) unterscheidet nicht zwischen Cho und Jin und führt sogar 39 «Energietypen» an, darunter die «Acht Grundtechniken» *Yang Jwing-Ming* und kommt auch auf über 40 Arten von Jin (Yang, 1987, S. 82). Taiji-Meister, die die «höhere Kampfkunst» beherrsch(t)en, sind fähig, einen Gegner ohne Berührung zu entwurzeln. *Shi Ming* (1939–2000), aus der Tradition der Yang-Familie kommend, konnte diese Fähigkeit nicht nur eindrucksvoll demonstrieren, sondern auch auf hohem Niveau darüber schreiben (Shi/Siao, 2003). Hier gibt es jedoch eine Grauzone, weil es Qigong-Meister gibt, die diese Wirkung ebenfalls erreichen – allerdings durch eine trainierte unsichtbare Übereinstimmung der Energiefelder von «Sender» und «Empfänger» («interagierende Bewusstseinsfelder», vgl Cohen, 1998, S. 627), fehlt diese Übereinstimmung, funktioniert diese Kraft nicht. In den 70er-Jahren misslang einem Taiji-Meister diese Demonstration von Kongjin («leere Kraft») oder Ling Kong Jin («Energie der reinen Leere») in London mit Teilnehmern aus dem Publikum (nachdem sie vorher mit seinen Schülern gelungen war), worauf der Meister die Teilnehmer aufklärte, sie müssten eben «an sein Qi glauben».

72 «Die Gewandtheit im Taijiquan beruht vollkommen auf der Anwendung der *Jin*-Kraft. Das Zeichen *Jin*-Kraft bezieht sich auf die Leichtigkeit, Klarheit und Lebendigkeit, die durch Übung entstehen. Die durch vertieftes Üben entstehende *Jin*-Kraft kann nicht bloß durch Körperkraft erklärt werden. Und da die *Jin*-Kraft gestaltlos ist muss sie an Methoden gebunden sein, die eine Gestalt besitzen. Erst so kann sie deutlich werden.» (Xu Longhou, 1921, bei Landmann, 2002, S 127)

73 Xi (吸) bedeutet wörtlich «aufsaugen» oder «einatmen» und bezieht sich insofern auf das Jin des Partners/Gegners.

1. «Spüren» meint das Entwickeln der Fähigkeit, durch leichten Kontakt mit dem Arm des Partners diesen wahrzunehmen. Nach längerer Übung wird das Spüren zum «Hören der Jin-Kraft» (*Tingjin*).[74]

2. «Verstehen» meint zum einen, die Entwicklung der eigenen Jin-Kraft bewusst zu begleiten, aber auch die des anderen.

3. «Sammeln» bedeutet, die eigene Jin-Kraft zu konzentrieren, sie anzusammeln, wie man einen Bogen spannt, um es dann mit *Fajin* wie einen Pfeil abzuschießen. Sammeln geschieht grundsätzlich als Yin-Bewegung, mit der die Kraft des Gegners neutralisiert (s. 4a) und zum Aufbau der eigenen Jin-Kraft «geborgt» wird.

4. «Anwenden» der Jin-Kraft: a. «Neutralisieren», Huajin, bedeutet, die angreifende Kraft durch eine Kreisbewegung zu neutralisieren. Ihr grundlegender Charakter ist Weichheit; aber das ist ein Begriff, der unterschiedlich verstanden wird: Das Spektrum reicht von Schlaffheit, als würde der harte Angriff in ein weiches Netz fallen, über federndes Abfangen wie ein Ball bis hin zu gar nicht «weichen» Abwehrbewegungen, die dem weichen Yin zuviel hartes Yang beimischen. Durch Neutralisieren wird der Gegner aus dem Gleichgewicht gebracht, je höher das Können, desto feiner und stärker die Wirkung;

b. «Abgeben» bedeutet eigentlich, «aus etwas herauskommen», meint also angreifende Kraft, die immer auf Neutralisieren folgt. Wenn sie direkt, ohne sichtbare äußere Neutralisierungsbewegung eingesetzt wird, muss das Neutralisieren aber zuvor im Geist erfolgen. Denn Neutralisieren und Angreifen bilden immer einen Kreis, der im Geist vervollständigt werden muss, wenn die äußere Bewegung des Körpers unterbrochen wird: «Die *Jin-Kraft* ist unterbrochen, die ‹Vorstellung› ist nicht unterbrochen.» (Wu Yuxiang, bei Landmann, 2002, S. 179)

Exkurs: Jin in Push-hands

> Der beste Stratege beugt den Kriegswillen der (feindlichen) Menschen und kämpft überhaupt nicht. (Laozi)

Zwei Partner stehen sich gegenüber, ein oder beide Arme in leichtem Kontakt, der nicht aufgegeben werden darf, und vollziehen einen ständig vor und zurückrollenden Bewegungsablauf, bei dem es darum geht, den Partner aus dem Gleichgewicht zu bringen und dabei das eigene Zentrum nicht zu verlieren. Denn jeder ist bemüht, den eigenen sicheren Stand und die Zentriertheit in seinen Aktionen zu bewahren,

---

[74] «Man kann den Tastsinn der Haut und die innerkörperliche Empfindung trainieren […] das fügt den Faustkampf-Arten, die sich einzig auf die Sehkraft zur Beurteilung des Gegners verlassen, eine Art Aufklärungsvermögen hinzu – das ‹Hören der Jin-Kraft›.» (Gu Liuxin 1986, bei Landmann, 2002, S. 133)

also nur soweit vorzugehen oder zurückzuweichen, dass die eigene Position nicht gefährdet ist: in jeder Phase der Bewegung das Bild eines feststehenden Rades zu realisieren, dessen Nabe fixiert ist. Dabei muss die «volle», weil vorwärtsgehende Yang-Bewegung des einen von einer «leeren», zurückweichenden Yin-Bewegung des anderen Partners ergänzt, also angenommen werden, damit Fülle und Leere zusammen ein Ganzes ergeben, wie es im Taiji-Symbol dargestellt ist. Nie darf einer Yang-Bewegung mit Yang, also Kraft mit Gegenkraft begegnet werden, und beim Yin-Nachgeben darf der Kontakt zum vorgehenden Yang-Arm nicht unterbrochen werden. So neutralisiert Yin das Yang in einer Kreisbewegung, und der Angriff läuft, wie die Tangente an der Kreisoberfläche, ins Leere. An der Stelle, an welcher die Yang-Bewegung erschöpft ist wird der Vorgang umgekehrt. Er kann so potentiell unendlich lange, der Mechanik eines Räderwerks vergleichbar, geübt werden. Sichtbarer Erfolg stellt sich dann ein, wenn ein Partner entweder nach vorne ins Leere «fällt» – weil er sich zu weit aus seiner Mitte entfernt hat, von allein oder vom Partner dazu verlockt – oder wenn er vom anderen zurückgestoßen wird, weil er zu weit nachgegeben hat oder beim Zurückweichen nicht «rund» genug war und mit seinem Widerstand «Sand ins Getriebe» gebracht hat. Wenn ein Partner seine Mitte bewahrt – sei es beim Vorgehen, sei es beim Zurückweichen –, kann allein diese beständige Bewegung den anderen aus dem Gleichgewicht bringen: falls der zu hart ist; er verschuldet seine Niederlage in diesem Moment selbst, ohne dass diese vom Anderen unmittelbar beabsichtigt wurde, der ja lediglich im Ablauf der Übung bei sich selbst geblieben ist.[75]

Der Sinn der Übung liegt darin, dass Wechselspiel der Yin- und Yang-Bewegungen zu erfahren – eben derart, dass Fülle und Leere sich in jedem Moment ergänzen und am Ende einer Phase in ihr jeweiliges Gegenteil umschlagen, also einander ablösen. Wachheit und Sensibilität und Zentriertheit sind dabei wichtiger als der Einsatz von willkürlicher Muskelkraft, die unbedingt vermieden werden muss, dann entsteht die Jin-Kraft.

Mit fortgeschrittener Könnerschaft werden die Bewegungen in den Partner-übungen immer kleiner, bis nur noch Segmente aus der am Anfang großen Kreisbewegung nötig sind, um den anderen zu entwurzeln. Das Nachgeben, die Leere der Yin-Bewegung – sie kann so klein sein, dass man sie kaum sieht,

---

75 Die Partnerübungen sind also keine verbissenen, trickreichen Manöver mit dem Ziel, den anderen mit Schubsen oder Ziehen zu besiegen – ihn in die Falle zu locken, sprich zu einer Körperhaltung zu verführen, deren Konsequenz das Fallen wäre, würde er die Bewegung weiterführen, wobei die Geschicklichkeit des Siegers dann lediglich darin besteht, diese mit Zug oder Stoß zu Ende zu führen. Sie sind aber auch kein kraftloses, weil harmoniesüchtiges Hin-und Her-Rühren der Arme, das alle Gegensätze verwischen möchte, wie es oft in den äußeren Varianten des Taijiquan praktiziert wird.

aber sie muss eine Drehbewegung sein – wirkt dann wie eine Falltür, die nur im Ansatz nachzugeben braucht, um den Körper dessen, der darauf tritt, erstarren zu lassen: Eine noch so kleine körperliche Reaktion auf das plötzlich potentiell bedrohlich Bodenlose genügt, um eine «Schreckstarre» hervorzurufen, die die Energie und das eigene Handeln blockiert und dem, der am Falltürhebel «gedreht» hat, also leer geworden ist, die Chance gibt, mit der eigenen Yang-Energie in die mit unbewusster Panik gefüllte Körperlichkeit des Anderen zu «stoßen»[76] und ihn zu entwurzeln. Übt man mit einem Meister und kommt mit dessen hoch entwickelter Jin-Kraft in Kontakt, so wird die eigene Position schwankend und unsicher, einfach durch den Kontakt, auch ohne das direkte Entwurzeln zu erfahren. In Taijiquan spricht man vom vibrierenden (oder «trommelnden») Qi, Gudang. Dazu Chen Weiming (1881–1958), Meister der Yang-Tradition der 4. Generation: «Wenn das Qi vibriert (鼓蕩 *gŭdàng*), gibt es keine Lücken. Ist der Geist (神 *shén*) innerlich gesammelt, gibt es keine Unordnung.» (Chen Weiming, in: Barbara Davis, 2004, S. 90, deutsch Hermann Schultz)[77] Die Jin-Kraft ist leer

---

76 «Stoßen» darf nicht als Schubsen oder Drücken missverstanden werden. Fajin ist nicht härter als Neutralisieren. An dieser Stelle erschließt der Rekurs auf die Fall-Angst und die intensive körperliche Reaktion darauf einen grundsätzlichen Aspekt des Wuwei als «Nicht-Machen» in seiner Bedeutung für Taijiquan. Jemanden bei einer Partnerübung oder mittels einer Kampftechnik zu entwurzeln, also des festen Standes zu berauben und zum Straucheln zu bringen, ist nicht das Ergebnis von Ziehen oder Stoßen im Sinne von «Machen» wie beim Judo, Sumo-Ringen oder Äußerem Taijiquan. Die Wirkung der Inneren Energie auf den Körper des Partners/Gegners ist von grundsätzlich anderer Art: Sie ist nicht direkt, sondern indirekt, und sie ist nicht aggressiv in dem Sinn, dass sie unmittelbar physisch auf den anderen einwirkt, sondern sie verleitet, indirekt, den Partner dazu, sich selbst zu entwurzeln. Natürlich nicht willentlich – sie führt stattdessen eine Situation herbei, die dessen instinktive Reaktion auf die Angst, zu fallen, provoziert. «Die Reaktion aufs Fallen ist bei Geburt vorhanden, demnach angeboren und von individueller Erfahrung unabhängig. Es ist daher richtig, von der instinktiven Reaktion auf das Fallen zu sprechen.» (Feldenkrais, 1987, S. 94) Kennzeichen dieser Reaktion ist die «Beugerkontraktion»: «Der fallende Körper zieht seine Beuger zusammen, um den Kopf davor zu schützen, dass er auf den Boden schlägt, und um die Wirbelsäule dadurch zu stärken, dass sie gebeugt wird. Diese körperliche Reaktion auf das Fallen ist identisch mit dem Körperzustand, der das Entstehen der Angst begleitet, die den «Erwachsenen den Kopf senken, sich ducken, die Knie beugen und den Atem anhalten (lässt). [...] Dieses Schema der Beugerkontraktion stellt sich jedes Mal wieder ein, wenn ein Mensch auf den passiven Selbstschutz zurückgreift, sei es, weil ihm zum aktiven Schutz die Mittel fehlen, sei es, weil er an seiner Kraft und Fähigkeit zweifelt.» (Feldenkrais, 1987, S. 92). Siehe Kapitel 18.

77 *Gudang – gu* = Trommel, *dang* = hin- und herschwingen. «Bewegung und Ruhe, Leere und Fülle, Ein- und Ausatmen, Öffnen und Schließen, hart und weich werden, langsam und schnell – dies alles zusammengenommen ist *gudang*. Daher soll man mit dem Herzen/Bewusstsein (*Xin*) die Intention (*Yi*) bilden, mit dieser das *Qi* mobilisieren und mit dem *Qi* den Körper bewegen, so kommt die besondere Taiji-Kraft (*Jin*) zustande, die wir als *gudang*

und ohne Form, also auch ohne Härte, wenn sie auf jemanden einwirkt, so dass dieser keinen Ansatz spürt oder findet, sie abzuwehren. Sie wirkt indes so, dass sie die Statik seiner aufrechten Haltung unmerklich verändert. Die Betonung liegt dabei auf unmerklich: merkt man die Instabilität, ist es schon zu spät. Im Taijiquan spricht man deswegen von der Leerheit der Jin-Kraft, weil sie diese Reaktion ohne Vorwarnung – spontan – hervorruft.

In den Partnerübungen wie auch in den Kampf-Anwendungen von Taiji bestimmt das Prinzip der Täuschung, wie es in einem der erfolgreichsten strategischen Büchern der Weltliteratur von Sunzi aus dem 5. Jarhundert v.u.Z. («Sun Zi Bing Fa», Über die Kriegsführung) formuliert ist:

> Wenn man angreifen kann, muss es so scheinen, als könnte man es nicht; wenn man seine Kräfte einsetzt, muss es so scheinen, als setze man seine Kräfte nicht ein; wenn man nahe dran ist, muss es scheinen, als sei man weit entfernt; wenn man weit entfernt ist, muss es scheinen, als sei man ganz nahe. (Sunzi, in Geldsetzer/Hong, 2008, S. 118)

Und Laozi:

> In hundert Schlachten hundert Siege zu erringen ist keineswegs das Feinste vom feinen; das Feinste vom Feinen ist es vielmehr, ohne Kampf den Kriegs(willen) der (feindlichen) Menschen verkümmern zu lassen. (Bei: Geldsetzer/Hong, S. 119)

Song – die Voraussetzung der Jin-Kraft

Song 松 bedeutet wörtlich: «lockern, lösen, entspannen, entspannt sein».[78] Song meint, das Harte und das Weiche ins Gleichgewicht zu bringen; chinesisch aus-

---

bezeichnen. […] Das höchste *gongfu* beim Taiji-Push-Hands bezeichnen wir als *lancai* (die Schaumkronen umschlagender Wellen «abpflücken»); hier kommt die spezielle Energie (*Jin*) des *gudang* voll zur Wirkung. Der Gegner wird in *gudang* versetzt und fühlt sich wie ein vom Wind zwischen hohen Wellen hin- und hergeworfenes Boot, er wird von Schwindel erfasst und verliert den Halt, gerät ins Taumeln, vermag den eigenen Schwerpunkt nicht mehr zu erfassen. So wird *gudang* angewendet.» (Chen Weiming, in: Barbara Davis, 2004, S. 91, deutsch Hermann Schultz) An Gudang zeigt sich der Unterschied zwischen Innerem und Äußerem Taijiquan; Gudang ist ein Kennzeichen von Innerem Taiji. Bei Yang, 1987, kommt es nicht vor, es gibt dort auch keinen Hinweis auf Chen Weiming. Zheng Manqings Erklärung von Gudang bezieht sich nicht auf die Taij-Praxis (Davis, 2004, S. 91).

78 Die in der Taiji-Literatur gebräuchliche Übersetzung ist «entspannen» und «sinken». In der Tat ist Song aber die Voraussetzung für das Sinken des Qi ins Untere Dantian (*Qi chen dantian* 气沉丹田). «Entspannen» ist einer der am meisten missverstandenen Begriffe in Taijiquan, er wird von westlichen Taiji-Praktizierenden fälschlich als das endgültige Ziel der Übung angesehen; daran abzulesen, dass in einschlägigen Katalogisierungen von Büchern, Krankenkassen etc. Taiji als «Entspannungstechnik» geführt wird. In Europa und USA hat dazu sicherlich der große Einfluss der Taiji-Variante von Zheng Manqing beigetragen,

gedrückt, den Ausgleich von Yin und Yang, in westlicher Ausdrucksweise, die «rechte Körperspannung» oder die «tonische Spannung» zu finden. Song meint die Art, zu üben, aber nicht das Ergebnis:

> Diese sanfte Art des Übens, bei der man ganz entspannt und weich ist, ist nicht zu verwechseln mit Schwächlichkeit, Schlaffheit oder einer Weichheit wie Matsch, so als ob man nicht mal seine Hand heben könnte. Dabei befindet sich das Neiqi – die ‹innere Energie› in einem aktivierten Zustand, die Bewegungen machen einen stattlichen Eindruck und man hat ein ungewöhnlich volles und pralles Gefühl dabei. Und so kommt es, dass man über eine gewaltige, aber gleichzeitig sensitive, elastische Federkraft verfügt. (Li Yaxuan, 1894–1976, Tudi von Yang Chengfu)[79]

Nach Moshe Feldenkrais (1904–1984) gibt es drei Körperzustände, die sich durch verschiedene Grade der Muskelkontraktion unterscheiden. In der Mitte der Skala zwischen den Extremen – vollständiger Kontraktion und völliger muskulärer und vaskulärer Entspannung – ist der Körper in einem Zustand der tonischen Kontraktion: der beste Zustand, um zu lernen, d.h. um neue Reaktionen zu bilden.

Die tonische Spannung kann, weil sie durch tonische Muskelkontraktionen ermöglicht wird, «große, langsame, lange anhaltende Anstrengungen leisten, der Kraftaufwand der zweiten (Muskelkontraktion) ist abgestuft, schneller und kürzer. Die erste tritt uns überhaupt nicht ins Bewusstsein. Die zweite gehorcht unserem Wollen und wird innerlich wahrgenommen. Die erste ist tonisch, die zweite ist die phasische Kontraktion, die wir mittels direkter absichtlicher Kontrolle in allen unseren Handlungen anwenden.» (Feldenkrais, 1989, S. 163)

Eine Körperhaltung ist dann eine «tonische Haltung», wenn sie von allen überflüssigen phasischen Kontraktionen frei ist und von tonischer Spannung gehalten wird.

---

dessen Verständnis von Song von Yang Zhenduo, dem führenden Meister der Yang-Familie in China, als «schwach und zusammengefallen» seinem eigenen als «offen, weit und voll» gegenübergestellt wird. «Was ist Entspannung? Nur dann, wenn die neun Abschnitte des menschlichen Körpers auseinandergezogen sind, handelt es sich um Entspannung.» (Wu Tunan, Meister des Wu-Stils, 1884–1989)

79 Das Zeichen *ruan* 软 – «weich» wird in den klassischen Texten über das Taijiquan nicht verwendet. Stattdessen wird *rou* 柔 – «geschmeidig», «elastisch» als Gegensatz und komplementäres Element dem Begriff *gang* – «fest», «hart», «unbeugsam» gegenübergestellt. Das Begriffspaar *gangrou* 刚 柔 wird dann im Deutschen häufig als «hart und weich», «Härte und Weichheit», übersetzt. Präziser sind allerdings Übersetzungen wie «fest und elastisch», «Unbeugsamkeit und Geschmeidigkeit». «Ruan bezieht sich auf eine reine Weichheit ohne jeden Widerstand. Rou hingegen impliziert das für das Taijiquan wichtige Konzept der Federkraft, also ein geschmeidiges Nachgeben mit anschließendem Zurückfedern. Die ursprüngliche Bedeutung des Zeichens rou ist die Fähigkeit eines Baumes, sich unter dem Druck einer äußeren Kraft zu beugen und wieder aufzurichten.» (Stefan Gätzner, wuhun 2006)

Wenn wir […] das Stehen von allem befreien, was nicht dazugehört, wie etwa männliches oder weibliches Stehen, damenhaftes oder aggressives, sportliches, autoritäres, manierliches, tüchtiges, stolzes, unterwürfiges, kraftvolles und alle die anderen Motivationen übers Kreuz, die wir in Kindheit und Jugend mit so viel Überzeugung pflegen, dass sie richtig und nötig seien, dann bleibt ein Stehen übrig, wie die Struktur des Körpers und des Nervensystem es verlangen und hervorbringen. Es ist ein seltener Stand, aber jeder ist seiner fähig. (Feldenkrais, 1989, S. 301)

In dieser Haltung vollführt der Körper die «Handlung» der optimalen Anpassung an die Schwerkraft, d.h. er «fällt in sich», alle Bewegung geschieht gegen den Zug der Schwerkraft, ist ein Balancieren gegen das Umfallen, ein Tanz mit dem Fall.

Der Knochenbau wirkt dem Zug der Schwerkraft entgegen, und dadurch werden die Muskeln frei für Bewegung. […] Müssen dagegen die Muskeln diese Aufgabe des Knochengerüsts leisten, so werden sie nicht nur Energie verbrauchen, sondern an ihrer eigentlichen Aufgabe, Ort und Haltung des Körpers durch Bewegung zu ändern, gehindert sein. Bei schlechter Haltung leisten die Muskeln einen Teil der Arbeit der Knochen. (Feldenkrais, 1996, S. 100)

Eine andere Autorin ist Mabel Todd, die wesentlich das Verständnis westlicher moderner «Körperarbeit» geprägt hat:

Die Muskeln arbeiten an ihren knöchernen Hebeln zusammen, um das Gleichgewicht aufrecht zu erhalten. Für diese Aufgabe sollten sie freigestellt werden. Ihre Antwort muss zwei wichtige Notwendigkeiten erfüllen: mechanische Reaktion und muskuläre Koordination. Die eine beinhaltet das Prinzip, dass Aktion und Reaktion gleich und entgegengesetzt sein müssen, und die andere, dass durch den Mechanismus der wechselseitigen Muskelaktion organisierte Bewegungen möglich sind. Die eine ist ein Grundprinzip der reinen Mechanik, die andere ein biologisches Prinzip lebender Organismen. Diese beiden Prinzipien müssen in jeder Bewegung zeitlich und räumlich zusammen kommen, um eine harmonische und kontrollierte Aktion sicherzustellen. (Todd, 2003, S 186)[80]

Song wäre also zu verstehen als ein Weg zur «tonischen Haltung», die von entspannter Wachheit geprägt ist und von biomechanischer Reaktion und muskulärer Koordination des Körpers. Song ist die Voraussetzung für die Entwicklung der Jin-Kraft.

Die «tonische Haltung» – die optimale Ausrichtung des Skeletts im Schwerefeld der Erde – ermöglicht es, die «Stützkraft» der Erde zu nutzen.[81] Diese der

---

80 Das 1937 veröffentlichte Buch, «The thinking Body» («Der Körper denkt mit»), wurde zur Grundlage der Ideokinese: einer Bewegungsmethode, die im Verhältnis von Geist zum Körper (»using the imagination to effect body movement») ähnlich wie Taijiquan arbeitet.

81 Der Boden, auf dem wir stehen, übt eine nach oben gerichtete Gegenkraft aus und verhindert damit, dass wir Richtung Erdmittelpunkt fallen. Diese Gegenkraft wirkt nicht auf alle Teile unseres Körpers gleichmäßig, sondern nur auf unsere Füße, und staucht unseren Körper damit etwas zusammen – das ist die Schwere, die wir spüren und üblicherweise mit der Schwerkraft gleichsetzen. Inneres Taiji ist in seiner Bewegungsstruktur «natürlich» in der Anpassung an die Schwerkraft: Es zentriert den Körper zu einer einzigen Achse und überlässt diesen somit tendenziell dem «freien Fall», in welchem nur die Schwerkraft wirkt

Anziehungskraft der Erde entgegen wirkende Kraft ist physikalisch gesehen die Basis für die Jin-Kraft, denn die tonische Haltung der Taiji-Bewegungen erlaubt den unmittelbaren Kontakt mit der Erde und die Umwandlung der von ihr aufsteigenden Kraft. Das besondere Muskelspiel, das vor allem durch die gebeugten Knie erzeugt wird, verstärkt den Druck auf die Erde und ruft im Gegenzug eine innere Kraft hervor, deren «Struktur» die Stützkraft der Erde ist. Diese Innere Kraft kann, ungehindert von willkürlicher Muskelanspannung oder Fehlhaltungen des Körpers, als Muskelkette durch den zentrierten Körper aufsteigen und als Jin-Kraft – per definitionem, ohne den Einsatz von (willkürlicher) Muskelkraft oder Schwungkraft des Körpers – nach außen treten und angewendet werden. Dieser aufsteigende Bewegungsimpuls wird vom Ausführenden in Spiralbewegungen umgewandelt, die zusammen einen Energie-Wirbel oder -Strudel ergeben.

Die Körperhaltung: Aufrecht oder schräg?

In Taijiquan spielt, wie bei der Sitzmeditation, die aufrechte Haltung des Rumpfes eine wichtige Rolle – aber was bedeutet «aufrecht» in Taijiquan? Denn die verschiedenen Taiji-Stile wie auch die verschiedenen Varianten des Yang-Stils unterschieden sich darin, wie der aufrechte Rumpf getragen wird: ob kerzengerade oder leicht nach vorn geneigt; aber alle verstehen sich als «aufrecht» und folgen der Aussage des klassischen Textes von Wang Zongyue: «Der Körper ist aufrecht, weder vor- noch zurückgelehnt oder zur Seite geneigt.»

Die gegenwärtige Diskussion in China bzw. überall dort, wo chinesische Kampfkünste praktiziert werden, bewegt sich auf der Ebene von Vorlieben und Vorbildern.[82] Im Allgemeinen ist es so, dass der Schüler einem Meister diesem durch Imitation von dessen Bewegungen und Körperhaltung – also als Vor-Bild – folgt. Vor allem in China selbst, wo der Schüler der Tradition verpflichtet ist und der Lehrer traditionell kaum etwas erklärt, dürfte das – der daoistischen Doktrin der «wortlosen Lehre» gemäß – die Regel gewesen sein. Wenn jemand

---

und daher nicht gespürt werden kann. Die Wirkung der Stützkraft der Erde wird, weil die Körperhaltung (der erhobene Kopf) die «Stauchung» des Körpers ausgleicht, auf die Füße beschränkt und bewirkt so deren «Verwurzeln». Daher rührt die Empfindung von Leichtigkeit: etwa wie die «Schwerelosigkeit» im Wasser, wo die Schwerkraft durch die Auftriebskraft des Wassers kompensiert wird. Taiji wird ja auch als «Schwimmen in Luft» bezeichnet. Der Beitrag von Alexander Zock in diesem Buch untersucht diesen Zusammenhang aus biomechanischer Sicht.

82 Wie diskutiert z.B. in Magazin für chinesische Kampfkunst (wuhun), 2006, Heft 1, S. 19: «Der Körper steht zentriert und aufrecht – Eine durchgehende Anforderung im Taijiquan?»

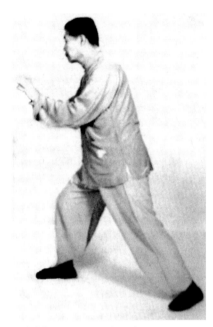

Abbildung 5: Yang Shouzhong

sich einen Lehrer sucht, wird er seiner Vorliebe folgen und jemanden wählen, der ihn anspricht, und bei ihm bleiben. Gut und richtig ist dann sein eigenes Taijiquan, wenn es im Einklang mit dem Lehrer und dessen Tradition steht. Trotzdem sind unzählige Varianten von Taijiquan – seien es neue Stile oder Varianten innerhalb eines Stils – entstanden durch Schüler, die sich entweder bewusst gegen ihren Lehrer in eine andere Richtung weiterentwickelt haben oder die die Vorgaben ihres Lehrers nicht umsetzen konnten und so unabsichtlich von dessen Vorbild abwichen, oft ohne es zu bemerken oder es zuzugeben; im ersten Fall eher blind, im zweiten wider besseres Wissen.

So sind die drei Meisterschüler von Großmeister Yang Shouzhong (1910–1985), Yip Taitak (1929–2004), Hongkong, Chu Ginsoon (*1934), Boston, und K. H. Chu (Chu Kinghong,*1945), vormals London, und ihre Schüler verschieden in ihrem Taijiquan, obwohl sie doch den gleichen Lehrer hatten bzw sich auf ihn beziehen. Tatsächlich praktizierte Yang Shouzhong mit vorgeneigtem Rumpf, seine beiden ersten Meisterschüler, Yip Taitak und Chu Ginsoon ebenfalls. **(Abbildung 5)** Meister K.H. Chu dagegen, bei dem der Autor über 25 Jahre lernte, bewegt sich so aufrecht, als würde er geradewegs nach oben wachsen wollen. Wer hat Recht? Die beiden ersten, die sich an das Vorbild ihres Lehrers gehalten haben? Oder der

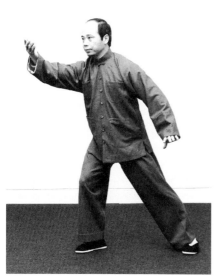 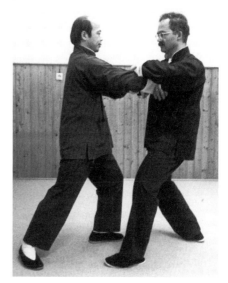

Abbildung 6a: K. H. Chu, 1984.
Schon in den Fotos der 1980er-Jahre zeigt sich die Suche von K. H. Chu. Das Foto entstand 1984 für den «offiziellen» Anlass der ersten Auflage (1985) des Buches von F. Anders, 2007, und zeigt ihn, wie alle Fotos für dieses Buch, mit vorgeneigtem Rumpf. Zu dieser Zeit lernte K. H. Chu noch von Meister Yang Shouzhong.

Abbildung 6b: K. H. Chu, ca. 1989.
Das Foto, aufgenommen Ende der 1980er Jahre, war nicht für die Veröffentlichung gedacht und zeigt ihn schon eher wie heute, nämlich aufrecht (zusammen mit dem Autor). Leider war die Wiedergabe eines aktuellen Fotos nicht möglich. Man findet aber «Anschauungsmaterial» unter www.Itcca.org.

dritte, der offensichtlich so von diesem abweicht, dass er scheinbar alles «selbst gemacht» – sprich verfälscht – hat, wie ihm die Anhänger der beiden anderen vorhalten?[83] Wie lässt sich dieser Wandel, diese Abweichung von der Art seines Lehrers, erklären? **(Abbildung 6a und 6b)**

---

83 Als Meister K. H. Chu Anfang der 1970er-Jahre von Hongkong nach London kam, war er beim Taijiquan leicht nach vorn geneigt, was er im Unterricht auf Nachfragen auch begründete. Seine Jin-Kraft war stark, aber nicht leicht, es war äußere Kraft und noch nicht innere. Die folgenden 20 Jahre etwa war er auf der Suche nach der Inneren Energie («pure internal energy»), die er bei seinem Meister so eindrucksvoll erfahren hatte, aber durch bloße Nachahmung nicht bei sich selbst finden konnte. Im Stillen verzweifelte er manchmal, wie er später gestand, nachdem er schließlich seinen Zugang zur Inneren Kraft gefunden hatte. Heute ist es nicht mehr das gleiche Taijiquan, das er praktiziert: Früher war der Körper schräg, heute aufrecht; aber immer noch sind es die gleichen Bewegungen und Abläufe, nur verschieden ausgeführt – und noch immer spricht er in größter Hochachtung von seinem Meister.

Die Antwort von Meister Chu selbst, seinen Weg als einzig wahren darzustellen, ist natürlich unbefriedigend.[84] Sie wird nur verständlich aus der chinesischen Tradition, die dem Schüler die Wahl lässt, dem Meister zu folgen oder eine individuelle Lösung zu finden – manchmal mag auch beides gelingen, wie es die «liberaleren» Meister ihren Schülern konzedieren.[85] Die Frage nach der individuell «passenden» Körperhaltung – aufrecht oder schräg – wird, wie es scheint, ähnlich wie die Frage nach dem richtigen Atem, auch dem Übenden überlassen. Die Antwort für beide Fragen liegt in der Art der Atmung.

---

84 Ohne Zweifel hat er eine Variante gefunden, die für ihn viel besser «passt» als das, was er, durch äußeres Nachahmen seines Lehrers gelernt hatte. Diesen Weg für sich gefunden zu haben und gegangen zu sein, bleibt seine außerordentliche Leistung und sein Beitrag zur Geschichte des Taijiquan, allerdings um den Preis, die persönliche Entwicklung zu verabsolutieren. Gefragt, warum sein Lehrer, wie auch Yang Chengfu, schräg stünden, lautet seine Antwort: Sie würden sich «verstellen», damit niemand das wahre Geheimnis ihrer Kraft, die kerzengrade Aufrichtung, abgucken könne. «Verstellung» war im 19. und beginnenden 20. Jahrhundert durchaus üblich, als das Bewahren der eigenen «Geheimnisse» über Leben und Tod entscheiden konnte – aber heute? Bereits in den 1920er-Jahren begann die Tendenz zur Aufklärung, d.h. der Preisgabe der «Geheimnisse» in verschiedenen Veröffentlichungen. Auf der anderen Seite ist die gleiche Einseitigkeit zu beobachten. Yip Taitak, der erste Tudi des Yang Shouzhong, machte aus dessen Taiji eine Marke, indem er (oder seine beiden Tudi) ihm den Namen «snakestyle» gab, den es in der Tradition des Yang-Stils nicht gibt, und der nun als ein weiteres «einzig wahres Erbe des Yang Chengfu» verbreitet wird. Es handelt sich um den Stil von Yang Shouzhong. Das Taiji von Yang Shouzhong unterschied sich bereits von dem seines Vaters Yang Chengfu – was wahrscheinlich dem Einfluss von dessen Bruder Yang Shaohou (1862–1930) zuzuschreiben ist, dessen Taiji sich seinerseits erheblich von dem Yang Chengfus unterschied (wenn man heutigen Vertretern dieser Richtung folgt) und von dem Yang Shouzhong zusätzlich lernte. So gesehen ist es fragwürdig, das eigene Tun einzig durch Berufung auf alte Meister, die man nicht selbst erlebt hat, zu legitimieren.

85 Der Schüler lernt von seinem Lehrer – sei es Qigong oder Taijiquan – durch Nachahmung, kaum etwas wird erklärt, und was dann jeder daraus macht, bleibt ihm selbst überlassen. Chinesische Meister sind in den seltensten Fällen Pädagogen im westlichen Sinn. Das einzig Verbindliche für den Schüler ist, dem Meister zu folgen; aber es wird von ihm auch erwartet, dass er das Gelehrte für sich «passend» umsetzt, d.h. vor allem die eigenen Fehler selbst korrigiert; schafft er das aber nicht, ist er eben unbegabt. Meister K. H.Chu sagte dann, wenn die Rede auf die Lernschwierigkeiten eines Schülers kam: «he/she cannot learn». In eine ähnliche Richtung geht die Aussage eines Qigong-Meisters über die Möglichkeit, in China notwendige therapeutische Hilfe bei der Unterstützung der Atmung zu finden: «In China ist es so: Wer die Übungen machen kann, macht sie; wer sie nicht machen kann, lässt sie.» (Olvedi, 2004, S. 307)

5 Die Atmung in Taijiquan

> Heutzutage tappen viele Suchende bis zu ih-
> rem Lebensende im Dunkeln, ohne jemals die
> Funktion von Energie zu verstehen. Das ist sehr
> schade. (Zheng Manqing/Cheng Man-ch'ing)

Der Atem spielt in Taijiquan eine ebenso wichtige, aber ungeklärte Rolle wie die
Körperhaltung – und das liegt am Qi, genauer gesagt an der doppelten Bedeutung
dieses Begriffs: nämlich «Atem» und «Energie». Zu der Schwierigkeit, Taijiquan
gegenüber Meditation und Qigong abzugrenzen, tritt noch die – freiwillige oder
unfreiwillige – Selbstbeschränkung der Autoren, Genaueres über die Atmung zu
verraten. Überspitzt könnte man sagen, wer es mit dem «Atem» nicht so genau
nimmt, verlegt sich auf Qi; da ist Raum genug für alles, was man meinen könnte.
Einigkeit besteht nur über die Bedeutung der Koordination von Bewegung und
Atem, die ja in der Tat eine wichtige Rolle in Taijiquan spielt, weil sie bei dessen
primärem Ziel, Körper und Geist zu entspannen, eine Schlüsselrolle einnimmt.
Es finden sich aber in der Taiji-Literatur kaum verbindliche Atemanweisungen für
das Taijiquan, die ähnlich präzise beschrieben wären wie bei Lu K'uan-Yü für die
daoistische Meditation. Die meisten Autoren versuchen, diesen Zusammenhang
durch Hinweise auf Ausstrecken und Anziehen der Arme, «Öffnen und Schließen», Heben und Senken aufzuzeigen; man vermisst jedoch eine weitergehende
Konkretisierung, die es dem Übenden erlauben würde, sowohl Einzelheiten
wie auch den gesamten Ablauf sinnvoll zu koordinieren. [86] Zwei Bücher sollen

---

86 Macht man sich auf die Suche nach präzisen Anweisungen in Taiji-Büchern, so ist die
   Ausbeute mager. Sind im oben angeführtem Buch (Lu K'uan -Yü) wenigstens die verschiedenen Arten der Atmung beschrieben, so fehlt diese Genauigkeit dort ganz, mit zwei

etwas eingehender untersucht werden. Das eine, weil es eine überaus interessante Beschäftigung mit dem Thema Atem in Taijiquan darstellt, das zweite, weil es, obwohl weit weniger profund, doch in weitem Umfang Schule gemacht hat, also viel zur Verbreitung von Taijiquan beigetragen hat. Beide Richtungen vertreten den Yang-Stil (erstere zumindest in Teilen), zeigen aber durchaus verschiedene Herangehensweisen an das Thema.

Zunächst das zweite Beispiel von Zheng Manqing (Cheng Man Ch'ing, 1902–1974), der, aus der Tradition des Yang-Stils kommend, die authentische Bewegungsfolge der Form vereinfacht und ihr eben damit eine große Verbreitung verschafft hat; erst in Taiwan, wo er nach 1949 lebte, später auch in den USA, von wo sie nach Europa gelangte. Seine Bewegungen der Form sehen so aus, dass er den Rumpf der daoistischen Sitzmeditation so in die Taiji-Bewegungen eingebracht hat, als würden die Beine ihn unverändert – quasi sitzend – tragen. Alle Bewegungen der Arme und Hände seien überdies so weich und entspannt auszuführen, dass die Entspanntheit eines aufrecht sitzenden Rumpfes nicht gestört werde. Dazu soll sanft und leicht geatmet werden. Es wird die normale Atmung angegeben, die zu praktizieren sei, weil damit auch der Kleine Himmlische Kreislauf bewahrt und

---

Ausnahmen in der hier berücksichtigten Literatur. Bei Wen-Shang Huang, 1974, findet sich die ausführlichste Darstellung der verschiedenen Atemmethoden in Taijiquan, und im Buch von Y. K. Chen, 2003, wird als einzigem (der hier untersuchten) die umgekehrte Atmung empfohlen. Und auch in dem Buch mit dem erwartungsfrohen Titel *Yang Family Secret Transmissions* (Wiles, 1983) finden sich neben der Theorie des Taiji und Anekdoten der Meister zwar reichlich Hinweise auf die Praxis, aber so gut wie keine auf die Atmung. Alle anderen beschreiben die natürliche Atmung und ihre ungefähre Koordination mit den Taiji-Bewegungen und zwar, wie es scheint, unter dem Gesichtspunkt der Entspannung – was ja bei der natürlichen Atmung nahe liegt – aber kaum unter der Fragestellung, wie die Atmung dazu beitragen kann, Jin-Kraft zu entwickeln. Mit einigen Ausnahmen (außer den beiden im Text behandelten): bei Z. J. Song, 1991, wo ausführlich, mit vielen klassischen Zitaten, auf die Atmung eingegangen wird, allerdings weit entfernt von jeglicher praktischer Anweisung, dafür aber so scholastisch, dass es kaum verständlich ist; und in den zahlreichen Büchern von Yang Jwing-Ming, von denen eines hier Berücksichtigung fand (Yang; 1987) und in dem die Beschreibung von Atem und Qi vergleichsweise ausführlich ist. Ebenfalls ausführlich sind die Beschreibungen und Anleitungen bei Mantak Chia, (Chia, 1996). Atmung wird bei ihm zum einen als physiologischer Prozess und zum anderen als meditativer Vorgang verstanden. Empfohlene Atemtechnik ist jedoch hier lediglich die (forcierte) «Bauchatmung» («abdominal breathing»), spezifiziert als «bottle breathing», bei der vor allem der Boden der Flasche, der Beckenraum, gefüllt werden soll (vgl. Kap. 14), meditativ das «Atmen» durch die Haut und die Knochen, wie es in seinen anderen Werken gelehrt wird. Bei Wang Peisheng, 1983, findet sich hingegen eine gleichermaßen fundierte wie auch auf die Praxis ausgerichtete Beschreibung – allerdings für den Wu-Stil.

praktiziert werden könne. Seine Variante sei auf die Entwicklung von «Sanftheit» ausgerichtet; und das ist sicherlich auch ein Grund für ihre Beliebtheit. [87]

Eine andere Möglichkeit, Atmung und Bewegung zusammen zu bringen, behandelt Jou Tsung Hwa (Zhou Zunghua, 1917–1998) in seinem umfassenden Buch The Dao of Taijiquan von 1981 (Jou, 2001). Er lernte u.a. an einer Quelle des Yang-Stils, bei Chen Yanlin (Y.K.Chen,1906–1985), der nach seinen, Jous Angaben, der Lehrer der Söhne Yang Chengfus war[88] und in den 1930er-Jahren selbst ein bekanntes Buch über Taijiquan schrieb. Der Unterschied von Jou zur Methode Zheng Manqings[89] besteht darin, dass er sich nicht auf den Himmlischen Kreislauf, sondern auf die Methode des «vorgeburtlichen Atems» bezieht, die er als «Motor» der Jin-Kraft versteht, und aufzeigt, wie dieser zu entwickeln sei.

Er nennt etwa acht («etwa» deswegen, weil einige doppelt gezählt werden) verschiedene Arten der Atmung in Qigong und Taiji. Einige geschehen spontan: der natürliche Atem, Seufzen, natürliches tiefes (Ein)atmen. Letztere zählt grundsätzlich zum «Tonischen Atem» («tonic breath»); das Seufzen gehört grundsätzlich zum «Reinigungsatem» («cleaning breath»). Dabei ist

Ausatmen […] länger als Einatmen. Zweck dieser Art der Atmung ist, innere Spannung abzubauen oder Fieber zu senken. […] (der) tonische Atem betont das Einatmen, das länger ist als das Ausatmen. Durch diese Methode kann Energie gewonnen und der Kreislauf angeregt werden. (Jou, 2001, S. 138, Deutsch F.A.)

---

87 Vgl. Cheng Man-ch'ing, 1986, S. 31. Ein interessantes Buch, viel Wichtiges, den Kleinen Himmlischen Kreislauf betreffend, ist darin enthalten. Aber Theorie und Praxis, wie sie von Zheng Manqing in zahlreichen Video-Dokumenten erhalten ist, klaffen auseinander. Seine Praxis stellt keine Fortführung der authentischen Tradition seines Lehrers Yang Chengfu, dar, auf den er sich ja ausdrücklich beruft: Die Unterschiede zu diesem, allein aus dessen Fotos und Berichten über ihn ersichtlich, sind einfach zu groß.

88 Yang Chengfu hatte vier Söhne, den ältesten mit seiner ersten Frau: Yang Shouzhong (1910–1985), der Lehrer von K. H. Chu. Diesen Ältesten unterrichtete Yang Chengfu selbst, aber die drei nächsten Söhne, die er mit seiner zweiten Frau hatte, darunter Yang Zhenji (*1922), und Yang Zhendou (*1926) delegierte er, wie durchaus üblich, wohl an andere Lehrer; zumal verstarb er 1936, als beide Söhne noch sehr jung waren.

89 Betrachtet man die Videos, die beide Meister beim Einsatz der Jin-Kraft zeigen, so weisen beide doch eine grundsätzliche Ähnlichkeit auf: Füße und Beine fungieren lediglich als Träger des Rumpfes und sind offenbar nicht in den Aufbau der Jin-Kraft integriert. Das wird besonders bei Zheng Manqing am Vorwärtsschritt beim Einsatz von Fajin erkennbar; innere Jin-Kraft jedoch braucht keinen Vorwärtsschritt. Meister Yang Shouzhong antwortete auf die Frage von Meister Chu, ob ein solcher Schritt (wie er ihn bei Zheng Manqing gesehen hatte) nötig sei, mit der Gegenfrage, ob er ihn, Yang Shouzhong, jemals einen solchen Schritt habe machen sehen?

Werden beide Arten, der «Reinigungsatem» und der «tonische Atem», bewusst ausgeführt, dann entsprechen sie der normalen und der umgekehrten Atmung, wie sie von Lu K'uan Yü unterschieden wurden. Bei Jou heißt der normale Atem «Langer Atem oder Bauchatem nach-der-Geburt». Den umgekehrten Atem nennt er «Vorgeburtlichen Atem».[90] Das Einziehen des Unterbauches beim Einatmen ahmt sozusagen die Aufnahme des vorgeburtlichen Qi (welches als Yang gilt) im Mutterleib nach – hier wird die Bedeutung von Qi als das, was nährt, deutlich –, und die Ausdehnung des Unterbauches imitiert das Ausstoßen der Schadstoffe. Das Ziel des vorgeburtlichen Atems ist es also, vorgeburtliches Qi unterhalb des Zwerchfells mit dem nachgeburtlichen Qi (dieses gilt als Yin) oberhalb des Zwerchfells, das durch die Lungen aufgenommen wird, zu verbinden. [91]

Die beiden verschiedenen Ansätze, die hier jeweils dargestellt werden – zum einen der Bezug auf den Kleinen Himmlischen Kreislauf, zum andern die Betrachtung des Atemvorgangs selbst –, sind weitere Beispiele für die je individuellen Vorgaben, die von der Erfahrung und Fähigkeit eines Meisters geprägt sind. Die Lücke, die hier klafft – nämlich die individuelle Wahl sowohl einer Atemtechnik als auch die Frage der aufrechten Körperhaltung auf ein objektives Kriterium

---

90 «Nach der Theorie der Daoisten imitiert der vorgeburtliche Atem das grundsätzliche Atemschema des Fötus im Mutterleib. Durch die Nabelschnur nimmt der Fötus Sauerstoff und Nahrung auf und scheidet Kohlendioxyd und andere Verdauungsprodukte aus. Wenn die Nabelschnur durchschnitten wird, hört der vorgeburtliche Atem auf und der nachgeburtliche Atem durch Mund und Nase beginnt. Vorgeburtlicher Atem wird weitgehend verstanden als das Einziehen des Unterbauchs beim Einatmen und dessen Ausdehnung beim Ausatmen. Deswegen wird dieses Atemmuster manchmal auch ‹umgekehrter Atem› genannt.» (Jou, 2001, S. 138, Deutsch F.A.)

91 «Die Methode des vorgeburtlichen Atems kann beschrieben werden in Bezug auf die Verbindung und Trennung von Yin und Yang. Beim Einatmen nähert sich das nachgeburtliche Qi, das die Lungen zu füllen beginnt, allmählich dem Zwerchfell. Gleichzeitig zieht sich der Unterbauch zusammen und schiebt das vorgeburtliche Qi hoch zum Zwerchfell. Deswegen verbindet diese Art der Einatmung die beiden Qi's zu einer Ganzheit, oder Taiji, wie sie durch das Taiji-Diagramm dargestellt wird. Beim Ausatmen trennen sich die beiden Qi's; das nachgeburtliche Qi verlässt den Körper durch die Nase, während das vorgeburtliche Qi zum Dantian sinkt, einem Punkt drei Finger breit unter dem Nabel und zwei Finger breit im Bauchinnern, und so den Unterbauch dazu bringt, sich auszudehnen.» (Jou, 2001, S. 141, Deutsch F.A.) Die nächste Stufe und eine Steigerung der vorgeburtlichen Atmung ist die «Schildkrötenatmung», in welcher der Atem immer feiner und langsamer wird, bis er schließlich in der «Embryonalatmung», als äußere Atembewegung wie es heißt, ganz aufhören soll. Die Benennungen sind, wie man sieht, nicht eindeutig, können es wohl auch nicht sein. Vorgeburtlicher Atem ist prinzipiell ja bereits «Embryonalatem», wobei dieser erst erreicht ist, nachdem der Schildkrötenatem gemeistert wurde. Hingewiesen sei noch auf die Darstellung der «eigentlichen Embryonalatmung» bei Stiefvater, 1962, S. 52, der sich mit dem «Verschlucken», d.h. Anhalten des Atems beschäftigt.

zurückführen zu können –, kann die Lehre von den Atemtypen schließen, die vor ca. 60 Jahren von dem deutschen Musiker Erich Wilk formuliert wurde und heute als Terlusollogie® bekannt ist: die Lehre von den unterschiedlichen Einflüssen von Sonne und Mond auf den Organismus.

Die Lehre von den Atemtypen: Terlusollogie

Erich Wilk entdeckte in den 30er- und 40er-Jahren des vergangenen Jahrhunderts, dass es zwei verschiedene Atemtypen gibt: die Ausatmer, die ihre innere und äußere Kraft beim Ausatmen gewinnen, und die Einatmer, die ihre Kraft aus dem Einatmen schöpfen. Er fand heraus, dass offenbar der Geburtstermin für die jeweilige Prägung verantwortlich ist. Überwiegt die Sonnenenergie, wird der Ausatmer (solarer Typ) geprägt, ist dagegen die Mondenergie stärker, prägt diese den Einatmer (lunarer Typ).[92] Bei seinen Kriegserlebnissen als Soldat in der Sahara vertieften sich seine Einsichten, die er nach dem Krieg dann auch in quasi therapeutischer Arbeit weitergab. Auf diese Weise kam es zu einem Zusammentreffen

---

92 «Fortwährend wirken beide Gestirne auf die Erdatmosphäre ein. Der Einfluss des Gestirns, das im Verhältnis gerade näher an der Erde ist, prägt die Atmosphäre. Der Mond hat horizontal dehnende und die Sonne vertikal ziehende Wirkung auf das Wachstum auf der Erde. Die kosmischen Kräfte bewirken eine Ionisierung der Luft (elektrische Positiv-/Negativladung), die ihrerseits wiederum den Organismus beeinflusst. Der Organismus besteht aus einem hohen Prozentsatz aus Wasser. Das ermöglicht die Übertragung der Ladung von der äußeren Atmosphäre auf das Innere, die Zellstrukturen des Körpers. Im Augenblick der Geburt ist der Organismus gezwungen, sich völlig auf die neuen Lebensbedingungen umzustellen und sich an sie anzupassen. Herrschen in der Atmosphäre Dehnungsimpulse vor (Mond, lunar), verstärken diese die erste Einatmungsbewegung (Dehnung) im Körper. Die nachfolgende Ausatmung erfährt keine Verstärkung, sondern wird eher durch die herrschenden Bedingungen verlangsamt. Herrschen in der Atmosphäre verstärkt zentrierende Impulse (Sonne, solar) wird die erste zentral gesteuerte Ausatmungsbewegung (Zentrierung) im Körper verstärkt. Hier wird die nachfolgende Einatmung eher verlangsamt. Die zentral lebenserhaltende Funktion des Atemzentrums bewirkt, dass diese erste dynamische Prägung für den Rest des Lebens bestehen bleibt. Die gesamte Entwicklung folgt ab jenem Moment diesem konstituierenden Prinzip und die jetzt führende Kraft im Atemrhythmus bestimmt das Wachstum des Organismus, den Stoffwechsel und die Bewegungsdynamik des Menschen. Sie macht ihn zum einatembetonten Typ (lunar geprägt) oder zum ausatembetonten Typ (solar geprägt), zum Dehnungs-oder Zentrierungstyp.» (Trökes/Seyd, Yoga und Atemtypen, 2008, S. 32) Wenn der Unterschied von Mond- zu Sonnenenergie geringer als ca 6 % ist, spricht die Terlusollogie von einem «Fragezeichentyp». Das bezieht sich aber lediglich auf die rechnerische Möglichkeit, den Atemtyp zuzuordnen; die Ausrichtung des Organismus ist eindeutig und kann im Hinblick auf die Jin-Kraft klar bestimmt werden (Frieder Anders: AtemtypTaiji®).

mit ihm und der Kinderärztin Dr. Charlotte Hagena, die durch ihn von schwerer Krankheit geheilt wurde, indem er sie darin unterwies, Ernährung und Bewegung entsprechend ihrem Atemtyp zu gestalten. In den folgenden Jahren erprobte sie das Konzept der Atemtypen in ihrer Praxis und fand bestätigt, dass jeder Atemtyp ganz spezifische Verhaltensmodi befolgen sollte, um gesund zu bleiben oder zu werden, und die vor allem Ernährung und Bewegung betreffen. Zusammen mit ihrem Sohn, Christian Hagena, nannte sie das System Terlusollogie. [93]

Gemäß der individuellen Prägung der Atemdynamik, so die Lehre der Terlusollogie, formen sich ab dem Zeitpunkt der Geburt Haltung und Bewegungsdynamik im Laufe der folgenden Lebensjahre immer deutlicher aus und bestimmen die Gesamthaltung des erwachsenen Menschen. Bestimmt wird diese bei beiden Typen durch jeweils unterschiedliche Dehnungs- und Verengungszonen[94]: Beim Lunaren sind der Brustkorb, die Arme, die Beine, der behaarte Schädel mit den Ohren Dehnungszonen, und das Becken, der Hals und das Gesicht Verengungszonen. Beim Solaren sind die Verengungszonen der Brustkorb, Arme und Beine, beharrter Schädel mit den Ohren, und Dehnungszonen das Becken, Hals und Gesicht. Der Lunare oder Einatmer («Dehnungstyp») schöpft seine Kraft aus dem aktiven Einatmen:

---

93 Aus Terra, Luna, Sol zusammengesetzt. Heute findet die Terlusollogie vor allem in Kreisen der Körpertherapeuten, Yoga-Praktizierenden, Hebammen, Logopäden, Stimmbildner, Sänger, Sprecher und Schauspieler Anwendung, seit kurzer Zeit auch zum ersten Mal auf dem Gebiet von Qigong und Taijiquan, in diesem Buch erstmals dargestellt. Wie haltbar der Anspruch der Wissenschaftlichkeit der Vertreter der Terlusollogie ist, wird vielleicht die künftige Forschung zeigen; Tatsache ist aber, dass die Erfahrungen den Zusammenhang von Geburtsdatum und Atemtyp bestätigen.

94 «Das von Erich Wilk beobachtete aktiv weitende Prinzip der lunaren Einatmung und das aktiv verengende Prinzip der solaren Ausatmung wird augenfällig sichtbar in der weitenden oder nachgebenden Bewegung des Brustkorbs. […] Ein sich aktiv weitender Brustkorb hat zwingend ein sich aktiv verengendes Becken zur Folge – ein sich aktiv weitender Beckenraum hat zwingend einen sich zentrierenden Brustkorb zur Folge. *Erich Wilk* spricht von Dehnungs- und Verengungszonen, die sich als Polaritäten im ganzen Körper wieder finden. […] Dehnungszonen sind stärker durchblutet und werden auch Wärmezonen genannt. Die Dehnungsimpulse des Gehirns bewirken einen erhöhten Bewegungsdrang. Das hat zur Folge, dass alle Dehnungsräume von Natur aus bewegungsfreudig sind und nach außen (in die Dehnung) flexibel sind – die Extremitäten des lunaren Typs sind Dehnungszonen. Verengungszonen sind weniger stark durchblutet und werden deshalb auch ‹Kältezonen› genannt. Die Verengungsimpulse des Gehirns prädestinieren die Muskulatur eher zu Haltearbeit und zentrierten Bewegungen – die Extremitäten des solaren Typs zählen zu den Verengungszonen.» (Trökes/Seyd, Yoga aktuell, 2008, S. 45/48)

Der sich u.a. durch die äußere Zwischenrippenmuskulatur aktiv dehnende und hebende lunare Brustkorb dehnt durch die Bewegung der Rippen auch die gesamte Wirbelsäule im Bereich des Thorax. […] Das dehnende Prinzip erschafft immer zugleich ein hohes Maß an Flexibilität, das an anderer Stelle nach einem stabilisierenden Gegengewicht verlangt. Wir finden diesen Gegenpol in der zentrierten Spannung des Beckens, das beim lunaren Menschen aufgerichtet ist. Die verstärkte Muskelaktivität im mittleren Beckenboden ‹schließt› das Becken spürbar nach unten hin, die Sitzhöcker nähern sich einander an bei gleichzeitiger Aufspannung des oberen Beckenrandes. (Trökes/Seyd, Yoga und Atemtypen, 2008, S. 99/100)

Der Solare oder Ausatmer («Verengungstyp») hingegen atmet aktiv aus und gewinnt daraus seine größte Kraft: Die Flankenmuskulatur zieht sich zusammen und der Bereich unterhalb des Zwerchfells verengt sich, das folgende Einatmen geschieht wie von selbst in den Unterbauch und das Becken hinein, die sich beide ausdehnen bzw. weiten:

Der sich u.a. durch die inneren Zwischenrippenmuskulatur aktiv verengende und senkende Brustkorb zentriert durch die Bewegung der Rippen die gesamte Wirbelsäule im Bereich des Thorax. […] Die Einatembewegung setzt sich nicht in den Brustkorb, sondern weitend in den Bauch-Beckenraum fort. Die Bewegung der Wirbelsäule im Rücken wird als entspannend und nach unten hin lösend erlebt. […] Im Bereich des Übergangs von der Lendenwirbelsäule zum Kreuzbein verläuft die ‹Trennungslinie› zwischen dem Zentrierungsraum[95] Brustkorb und dem Dehnungsraum Becken. Das solare Becken ist bei nach vorne verlagertem Körperschwerpunkt gekippt und erzeugt auf diese Weise den sog. ‹Knick›, was ein hohes Maß an Beweglichkeit in diesem Gelenk erfordert. (Trökes/Seyd, Yoga und Atemtypen, 2008, S. 100/101)

Die Atemtypen: Sitzen und Stehen

Die Verbindung – «Schnittstelle» – von Terlusollogie zu Taijiquan ist die atemtypspezifische Sitzhaltung, sie kann fast unmittelbar auf Taijiquan übertragen werden, ist doch die Taiji-Grundhaltung «Sitzen im Stehen». Die Prinzipien der lunaren und solaren Körperhaltung auf die Grundhaltung übertragen, ergeben folgendes Bild: Die normale oder natürliche Atmung der daoistischen Meditation entspricht prinzipiell der Atmung des Ausatmertyps, die umgekehrte der des Einatmers.[96]

---

95 Trökes/Seyd nennen die Verengungszone des Brustkorbes «Zentrierungsraum». Um Irritationen mit dem Gebrauch von «Zentrum» in Bezug auf Taiji zu vermeiden, wird hier von «Verengungszone» gesprochen.
96 Unterschiede liegen in der Einbeziehung des Zentrums (Unteren Dantians) in der daoistischen Meditation und im Taijiquan in den Atemvorgang, was in der Lehre der Terlusollogie® keine Rolle spielt: «Der Bauch ist zum Verdauen und nicht zum Atmen da.» (Christian Hagena)

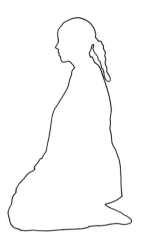

Abbildung 7: Solare Sitzhaltung.

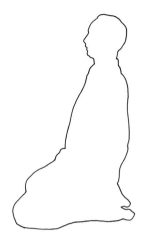

Abbildung 8: Lunare Sitzhaltung.

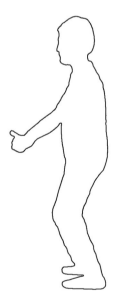

Abbildung 9: Solares Taiji-Stehen.

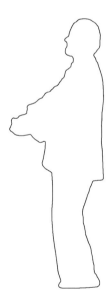

Abbildung 10: Lunares Taiji-Stehen.

Song – atemtypspezifisch

Geschieht der Atemvorgang überwiegend im Bauch-Beckenraum, wie es ideal-typisch für den Ausatmer gilt, so hat das, wie bereits erwähnt, eine ganz andere Beckenhaltung zur Folge als beim Einatmer. Das Becken des Einatmers – als «Verengungszone», in der nicht geatmet wird – muss dem Atem ermöglichen, in den Brustraum hochzusteigen, wo der Atemprozess stattfinden soll. Der Ausatmer dagegen braucht ein leichtes «Hohlkreuz», quasi einen «Knick» in der Lenden-wirbelsäule, damit das Becken entspannt hängen kann, um die Atmung dort qua Dehnungszone zu ermöglichen; dabei ist es leicht nach vorn gekippt. Das Becken des Einatmers ist dagegen leicht nach hinten[97] gekippt, damit die Wirbelsäule «bolzengerade» oder sogar ein bisschen gerundet wird, um die umgekehrte Atmung zu ermöglichen. Die Beckenhaltung hat wiederum Auswirkung auf die Wirbelsäule: Das Hohlkreuz des Ausatmers trägt diese nicht im eigentlichen Sinne, sondern fängt sie eher auf, dagegen stützt das aufrechte Kreuz des Einatmers dessen Wirbelsäule und lässt sie sich nach oben strecken. Mit anderen Worten: Die Wirbelsäule des Ausatmers hängt und wird nicht vom Becken getragen, sondern von den Muskeln und Schnen des Rückens und der Beine, wohingegen die Wirbelsäule des Einatmers auf dem Becken steht, das seinerseits von Knochen und Gelenken der Beine gestützt wird.

Das hat Auswirkungen auf die Kopfhaltung einerseits und auf die Belastung der Füße andererseits. Der Einatmer lässt das Kinn frei und balanciert den Kopf auf der aufstrebenden Wirbelsäule quasi im freien Spiel nach oben. Der Ausatmer soll den Kopf ebenfalls anheben, aber so, als sei er «getragen wie von einer Schnur», wie es im Taiji heißt, muss also mit dieser Anhebung die Aufrichtung seines Körpers «auslösen», der sonst dem Zug der Schwerkraft folgend, nach unten sinken würde. Für die Belastung der Füße bei Bewegungen bedeutet das, dass der Schwerpunkt beim Einatmer deutlich zwischen Ferse und Zehen wechselt; beim Ausatmer dagegen wird fast ständig die Fußmitte belastet.

Körperspannung

Wenn die unterschiedlichen Arten des Atmens unterschiedliche Auswirkungen auf die geistig-körperliche Befindlichkeit haben – «natürliche Atmung» wirkt

---

97 Die Benennung der Richtungen der Beckenkippung ist in der Praxis der Physiotherapie unterschiedlich. Hier bedeutet «nach hinten» eine Bewegung, die zu einer Reduktion der physiologischen Lendenlordose, des «Hohlkreuzes», führt. «Nach vorne» kippen bewirkt das Gegenteil, eine Hyperlordose (starkes Hohlkreuz) der Lendenwirbelsäule.

entspannend, umgekehrte Atmung belebend – so ist leicht nachvollziehbar, dass durch diese Wirkung jeweils ein eindeutiger Prägnanztyp geschaffen wird, dessen Körperspannung verschieden ist.

Tonische Haltung bedeutet bei beiden prinzipiell das Gleiche: nämlich den Gebrauch von tonischer Muskelanspannung unter Vermeidung der phasischen – es sieht aber bei jedem anders aus und fühlt sich verschieden an. Der Tonus des Ausatmers ist «normalerweise» zu hoch, der des Einatmers zu niedrig. Um an die Innere Kraft zu kommen, muss der «idealtypische» Zustand angestrebt werden: Loslassen und Abgeben von Spannung durch das Ausatmen für den Solaren, Einatmen und damit einen höheren Tonus aufbauen für den Lunaren. Für den Ausatmer heißt das, dass Song tatsächlich als Sinken und Entspannen umgesetzt werden muss – wie es das Bild der Marionette vormacht, auf die im Taiji ja Bezug genommen wird, wenn davon die Rede ist, den Kopf so zu tragen, als sei er gehalten von einer Schnur.[98] Der Ausatmer hängt tatsächlich wie ein Marionette in Taijiquan: das Sinken aktiv, die Aufrichtung passiv, nämlich lediglich durch die Vorstellung der Schnur induziert, die den Brustkorb wie eine Fischreuse hält. Dagegen wäre Song für den Einatmer so zu verstehen, dass aus dem Sinken heraus sogleich eine Aufrichtung geschieht. Keinesfalls darf hier «Entspannen» als totales Erschlaffen der Muskulatur, als was es ja oft missverstanden wird, geschehen, sondern als die Anweisung, die tonische Spannung zuzulassen, die wie von selbst entsteht, und auf zusätzliche willkürliche Muskelanspannung beim Aufbau eines höheren Tonus durch den Einatemvorgang zu verzichten. Song, Sinken, des Einatmers geschieht eher passiv, quasi als Vorbereitung für ein aktives Aufrichten; hier passt das Bild eines aufspringenden Balles – dessen Fallen quasi nur die Vorbereitung des Springens ist – und nicht das der Marionette. Bleibt man beim Puppenbeispiel, so stünde der Marionette des Ausatmers die Stockpuppe gegenüber, die die von unten gestützte Aufrichtung darstellt.

---

98 «Während des Übens darf sich der Kopf nicht zur Seite neigen oder auf und ab bewegt werden. Das ist damit gemeint, wenn gesagt wird, den Kopf so zu tragen, als würde er von oben gehalten, oder als ob man einen Gegenstand auf dem Kopf balancieren würde. Um eine steife aufrechte Haltung zu vermeiden, betonen wir das Bild, dass er von oben gehalten wird.» (Yang Chengfu, in: Douglas Wile, 1983, S. 5, Übersetzung F.A.) Yang Chengfu war Ausatmer. Hier sei angemerkt, dass M. Feldenkrais ebenfalls Ausatmer war, also seine Vorstellung der tonischen Haltung unter dieser Vorgabe zu verstehen ist.

Ruheatmung und Leistungsatem

Beide Grundhaltungen stellen sozusagen Taijiquan in Ruhe dar, d.h. es sind keine Entspannungspositionen, die hier dargestellt werden, sondern Haltungen, die bereits den Kern der Jin-Kraft in sich enthalten: Sie ermöglichen entweder aktives Einatmen oder aktives Ausatmen als Weg zur eigenen Kraft. Die Betonung liegt dabei auf aktiv. Es geht hier also um die Unterscheidung von «Ruheatmung» und «Leistungsatem»[99]. In Ruhe oder zum Zweck des Entspannens sind die Atemtypen relativ irrelevant, d.h. es kann jeder, ähnlich wie in den zitierten Angaben zur daoistischen Meditation, die Art des Atmens nach seinem Belieben wählen. Geht es aber darum, eine körperliche Leistung zu vollbringen, bei der der Atem viel intensiver eingesetzt wird als in Ruhe – und Entwicklung und Einsatz von Jin-Kraft sind eine körperliche Leistung –, dann ist die Beachtung des individuellen Atemtyps unbedingt geboten.[100]

Ausatmer- und Einatmer-Jin: zwei Pyramiden

Diese Typologie kann durch das Bild der Pyramide oder des Kegels verdeutlicht werden: die Energie des Einatmers mit einem Kegel, der auf der Spitze steht, und die des Ausatmers mit einem «normalen» Kegel, der breit auf seiner Grundfläche ruht.

Die Basis des Ausatmers ist breit, seine «Spitze» oben, über seinem Kopf. Die Energie breitet sich beim Ausatmen, in die Basis der Pyramide hinein, glockenförmig nach unten aus, um dann, immer noch ausatmend, im Körper aufzusteigen.

---

99 «Leistungsatem» und Wuwei, «Nicht-machen» – wie geht das zusammen? So, dass die u.U. große körperliche Anstrengung, Taiji zu erlernen, ihren Leistungsatem erfordert, weil der Körper ihn braucht. Ist der Körper im Laufe der Übungsjahre dann trainiert und fallen ihm die Bewegungen nun leicht, wird auch der Atem leichter, bleibt aber definitionsgemäß «Leistungsatem», weil der Körper eine Leistung vollbringt, nämlich Entwicklung und Einsatz von Jin-Kraft. Durchaus vergleichbar der Leistung eines Opersängers, deren Ergebnis, die lauten schönen Töne, nichts von der Anstrengung – dem «Leistungsatem» – merken lassen dürfen, die sie erzeugen – anders als der Leistungssportler, der mir seinem «Sportleratem» meistens nicht ohne Keuchen auskommt. Ein leichter und harmonischer Atem ist im Taijiquan erst das Ergebnis von Arbeit; beginnt man aber gleich damit, können Jin-Kraft und Qi sich nicht entfalten, weil sie immer «auf Sparflamme» gehalten werden.

100 Die Terlusollogie macht diese Unterscheidung zwischen Ruhe- und Leistungsatem so nicht, weil dort auch die Schlafhaltung den Atemtyp berücksichtigen soll: Der Einatmer auf dem Rücken, der Ausatmer auf dem Bauch (vgl. Kap. 14).

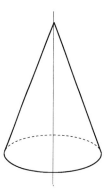

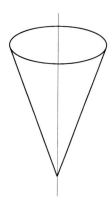

Abbildung 11a: Normaler Kegel.

Abbildung 11b: Umgekehrter Kegel.

Das Einatmen füllt danach das Reservoir für diesen Prozess im Unterbauch von neuem.

Die Basis des Einatmers dagegen ist schmal, potentiell punktförmig, von diesem Punkt aus – dieser auf dem Boden ruhenden Spitze – steigt die Energie beim Einatmen zuerst auf zum Himmel, einer Fontäne vergleichbar, um beim Ausatmen wieder zurückzusinken. Die verschiedenen Energiebewegungen in den jeweiligen Kegeln können erahnt werden, wenn man sich vorstellt, sie mit Wasser zu füllen.

Wenn nun also die Ausdehnung der Energie beim Einatmer nach oben wie ein Trichter weit wird, beim Ausatmer dagegen zur Erde in die Grundfläche des Kegels hinein sich ausbreitet, erklärt das die verschieden Arten der Aufrichtung in Taijiquan. Der Einatmer muss seine Basis und seine Beinarbeit so gestalten, dass er mit einem Fuß immer dort verwurzelt ist, wo die Achse des umgekehrten Kegels auf dem Boden aufliegt, und zwar fersenbetont beim Einatmen. Diese Fußbelastung wird beim Verlagern von einem Bein aufs andere beibehalten, der energiegeladene Rumpf wird auf kürzestem Weg – von Ferse zu Ferse – auf den belasteten Fuß bewegt. Dort erst wird losgelassen. Die Einatmungshaltung der geweiteten Brust darf, beim Leistungsatem, auch beim Ausatmen, das schon beim Verlagern beginnt, nicht aufgegeben werden. Wird die Brust entspannt, kann die Jin-Kraft nicht entstehen. Der Einatmer stolziert also, salopp gesagt, wie ein Pinguin durch die Taiji-Bewegungen. Seine Jin-Kraft kann äußerst stark – und gleichzeitig leicht – beim Einatmen aktiviert werden: Ein Angreifer wird mit Beginn des Einatmens entwurzelt und damit bereits weggeschleudert, und falls nicht, vollendet die sanfte Ausatmung das Werk, muss dabei aber leicht und unmerkbar

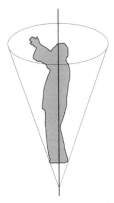 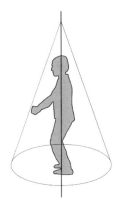

Abbildung 12a: Einatmer-Kegel.   **Abbildung 12b:** Ausatmer-Kegel.

sein. Es wird keine Muskelkraft oder Schwungkraft eingesetzt. Ebenso wichtig ist das Timing: Das Ausatmen muss am richtigen Ort und im richtigen Moment geschehen, zusammen mit einem Sinken des Rumpfes genau in der Achse von Hüft-, Knie- und Fußgelenk des Beines, auf dem das Gewicht ruht. Der Punkt des Fußes, auf dem das geschieht – der Talus (das Sprungbein) –, ist entscheidend. Er muss genau getroffen werden, damit die Energie des Einatmers direkt in die Spitze des umgekehrten Kegels zurücksinken kann, dessen Achse so auf dem Boden ruhen muss, dass er optimal der Schwerkraft folgen kann. Der Einatmer muss folglich unbedingt senkrecht stehen. Seine Entfaltung der Jin-Kraft ist einer Hydraulik vergleichbar.[101]

Für die Ausatmer ist es dagegen entscheidend, dass ihre Basis, wie die des «normalen» Kegels, möglichst groß ist, damit sich darin seine Energie ausbreiten kann – deswegen die schräge Körperhaltung. Zu Beginn des Verlagerns, das den Mittelfuß betont und auch über den Talus in den Fuß eintritt, beginnt ihre Jin-

---

101 «Die Auswirkungen der Polarität der Atembewegung sind nicht allein auf den Brustkorb beschränkt. ‹Muskelketten› schließen sich zusammen, um ein Höchstmaß an Stabilität mit einem Höchstmaß an Stabilität zu verbinden. [...] Der gesamte Organismus entwickelt sich entsprechend dieser Dynamik. [...] Auf diese Weise arbeiten alle Muskeln einer funktionellen Muskelkette äußerst effektiv zusammen und der Kraftaufwand erscheint uns mühelos.» (Trökes/Seyd, Yoga aktuell, 2008, S 44/45) Eine schöne Beschreibung der Yoga-Kraft, die auch eine der Jin-Kraft sein könnte. Auch Jin-Kraft bedarf der Muskelarbeit, aber nicht die der willkürlichen phasischen Anspannung, von der Feldenkrais spricht. Das übersehen die Richtungen des Taijiquan, die Song mit größtmöglicher Entspannung gleichsetzen und dann doch Schwungkraft einsetzen müssen, um so etwas wie Jin-Kraft zu erreichen.

Kraft sogleich zu wirken – und zwar direkter als beim Einatmer. Dies entspricht dem Ausatmen, das, wie ein Windstoß, erst gegen Ende einer Phase an Kraft verliert. Nimmt man das Bild «wörtlich», dass der Ausatmer seinen Atem und seine Energie in die breite Grundfläche des breitbasigen Kegels verteilen muss, so ergibt sich das Bild von einem Blasebalg: Rumpf und Oberschenkel des belasteten Beines schieben sich quasi zusammen, um Qi nach unten zu befördern. Dieser Ablauf ist dem des Einatmers genau entgegengesetzt, der ja beim Verlagern, auch wenn das Ausatmen schon beginnt, noch die Einatemspannung hält und sie erst dosiert am Endpunkt der Bewegung loslassen darf. Das für den Einatmer typische aktive Einsinken in den Knien zusammen mit Hüft- und Fußgelenken am Ende der Bewegungsphase gibt es beim Ausatmer nicht; allein das Becken sackt, in der Lendenwirbelsäule am «Knick» entspannt, etwas nach unten, um den Beckenraum für das passive Einatmen zu öffnen. Einatmer-Jin-Kraft ist grundsätzlich weicher, mehr Yin – die Körperspannung ist aber größer! – und Ausatmer-Jin-Kraft direkter, mehr Yang – paradoxerweise entstanden durch größtmögliche Entspannung.[102]

Die Atemtypen der Meister

Durch den Rekurs auf die Atemtypen löst sich der klassische Streit der Taiji-Meister über Haltung und Bewegung auf, denn ob man eher kerzengerade oder nach vorn geneigt sich halten solle, ob die Bewegungen dazu weit ausladend oder doch eher eng sein müssen[103], das beantwortet letztlich nicht die Tradition allein, sondern, in Ergänzung, der individuelle Atemtyp: Es sind die Einatmer, die aufrecht, mit eher weiten Bewegungen stehen und sich bewegen müssen, um an ihre Kraft zu kommen, und die Ausatmer, für welche die Neigung nach vorn mit engerer Armhaltung dafür entscheidend ist.

Yang Chengfu, der «Patriarch» des Yang-Stils im 20. Jahrhundert, war ein Ausatmer. Seine Hinweise, wie richtig zu üben sei, können demnach nur für

---

102 Meister K. H. Chu spricht, als Einatmer, von «happy Qi», also einer großen Leichtigkeit der Jin-Kraft; wie Ausatmer-Jin zu beschreiben wäre, bliebe noch zu untersuchen. Es ist jedes Mal frappierend, wenn jemand seinem Atemtyp entsprechend Jin-Kraft einsetzt: Der Übungspartner wird sofort entwurzelt. Andrerseits ist es ebenso erstaunlich, wenn er Bewegungen und Atem entgegen seinem Typ anwendet: Er kann den anderen nur dann bewegen, wenn er Muskelkraft bzw. Schwungkraft zum «Schubsen» einsetzt.

103 Die Arme gehören mit zur Dehnungs- bzw Verengungszone des Brustkorbs.

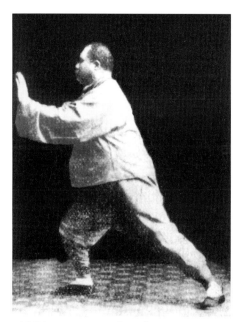

Abbildung 13: Yang Chengfu.

ebenfalls Solare gelten. Die Punkte, die in Taijiquan – neben Atmung und Haltung – kontrovers diskutiert werden, können den Atemtypen zugeordnet und geklärt werden.[104]

---

104 Hier ist es nun auch möglich, die Variante von Zheng Manqing besser zu verstehen. Er war, wie Yang Chengfu, Ausatmer, konnte also theoretisch dessen Prinzipien übernehmen und sicherlich auch überzeugend vertreten, sich also auf ihn als seinen Meister beziehen. Er hatte vier oder sechs Jahre (die Angaben schwanken) bei ihm gelernt und offenbar auch als sein Ghostwriter fungiert (vgl. Yang Chengfu, 2005). Nur klaffen bei ihm Theorie und Praxis auseinander: Er praktizierte mit aufrechter Körperhaltung statt schräg (zumindest in seinen Publikationen nach 1950), begab sich also seiner solaren «breitbasigen» Energiequelle. Entsprechend konnte er, seinen Bildern und Videos zufolge, keine Jin-Kraft entwickeln, die der Tradition der Yang-Stil-Meister entsprach. Zu seinem eigenen Anspruch, der legitime Erbe Yang Chengfus zu sein vgl. die Ausführungen seines Meisterschülers T.T. Liang (in: Olson/Liang, 2002, S. 77). Dieses Buch, quasi eine Biografie von T.T. Liang (1900–2002), ist eine Fundgrube von Berichten, Anekdoten über fast ein Jahrhundert Taijiquan.

6 Das Konzept vom Rad

> Lasse Arme und Beine immer rund, dann wirst du dich
> nie verausgaben. […] Qi ist wie ein Rad. (Wu Yuxiang)

Der Große Himmlische Kreislauf

Zirkuliert der Kleine Himmlische Kreislauf im Rumpf, so werden beim Großen
Himmlischen Kreislauf auch die Extremitäten mit einbezogen. Er wird beim
Stehen in der Grundhaltung relevant – denn wie zum Sitzen die Extremitäten nicht
notwendig sind und der Kleine Kreislauf auf den Rumpf beschränkt werden kann,
eben weil dieser stillsitzt, so gilt es nun, wenn der Rumpf von den Beinen stehend
getragen oder bewegt wird, den Radius des Qi zu erweitern und Füße und Hände
mit einzubeziehen. Das Stehen in der Grundhaltung stellt dabei die Matrix dar,
auf der sowohl der Kleine wie auch der Große Kreislauf dargestellt bzw. praktiziert
werden kann, denn Stehen verbindet Sitzen und Bewegen: Still wie jenes kann es
gleichermaßen «unbewegt» übergangslos in Taiji-Bewegung übergehen.

Wird nun lediglich der Kleine Kreislauf mit in das Stehen hineingenommen,
so kann das daraus entwickelte Qigong oder Taijiquan Jin-Kraft nicht entwickeln,
deren Hauptkennzeichen ja ist, das sie aus dem (verwurzelten) Stand, also ohne
Körperbewegung, eingesetzt werden kann, weil also das Qi nicht aktiv mit dem
Boden verwurzelt wird. Aktiv bedeutet hier, dass es nicht allein mittels Yi (hier
als bloße Vorstellung gemeint) durch den Körper fließt und Himmel und Erde
verbindet, sondern dass die Körperhaltung biomechanisch so gestaltet sein muss,
dass eine optimale Anpassung an die Schwerkraft stattfindet.[105]

---

105 Die im folgenden dargestellte Beschreibung erhebt nicht den Anspruch darauf, die einzige
Möglichkeit zu sein, den Großen Kreislauf in Taijiquan zu realisieren; sie nimmt lediglich die

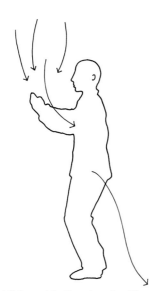 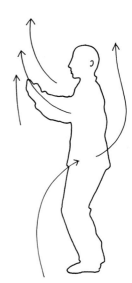

Abbildung 14: Absteigendes Qi.   **Abbildung 15:** Aufsteigendes Qi.

Himmel und Erde zu verbinden, bedeutet für den Weg der Selbstkultivierung, die Begrenzung des Körpers, die Haut, zu öffnen für die lebendige Natur, für die kosmische Energie, die vom Himmel herabsinkt, und für die Erdenergie, die aus der Erde emporsteigt. Sind die «Pforten der Wahrnehmung» geöffnet, so fließt das Qi durch den Menschen hindurch: von oben durch den Scheitelpunkt in den Körper hinein, an der Vorderseite des Körpers nach unten und an den Innenseiten der Arme zum Rumpf, tritt durch das Untere Dantian zum Damm und von dort, geteilt, an den Rückseiten der Beine zum Boden.

Wahrscheinlichkeit für sich in Anspruch, für die Yang-Tradition, die ja hier vertreten wird, ein passendes Modell abzugeben, zumal eins, das ständig in der Übungspraxis des Autors und seiner Schüler erprobt und bestätigt wird. Wie verschieden andere Auffassung ausfallen können, die, auf der gleichen Theorie basierend, zu völlig andren praktischen Ergebnissen kommen, zeigt das Taiji des mehrfach zitierten Yang Jwing-Ming. Er selbst ist nicht – trotz seines Namens – Mitglied der Familie Yang, wie auch die Traditionslinie seiner Variante des Yang-Stils unklar bleibt. Das wäre allein kein Grund, sein Taiji als Äußeres zu bezeichnen, aber es unterscheidet sich im Grunde nicht von äußerem Gongfu, das dieser Autor ebenfalls praktiziert. Die ebenfalls bereits erwähnte weitere fundierte Darstellung bei Chia, 1996, ist dadurch gekennzeichnet, dass sie sich zwar ausführlich mit dem sich meditativ zu erschließenden Bereich des Qi-Flusses und dessen Lenkung befasst, aber das biomechanische Prinzip der Anpassung an die Schwerkraft vernachlässigt. Insofern wird, bei aller inneren «Energiearbeit», beim Einsatz der Jin-Kraft – wie seinen Videos zu entnehmen ist – doch nur Äußeres Taiji verwirklicht, weil das Körpergewicht als Schwungkraft eingesetzt wird.

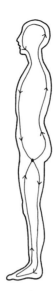

Abbildung 16: Der Große Himmlische Kreislauf.

Das aufsteigende Qi der Erde steigt über die Zehen an den Vorderseiten der Beine aufwärts, tritt über den Damm in den Rücken ein und steigt bis zu den Schulterblättern. Ein Zweig fließt an den Außenseiten der Arme nach oben (wenn die Arme gehoben sind), ein anderer Zweig steigt weiter aufwärts bis zum Scheitel, wo es aus dem Körper austritt.

In fortgeschrittenen Qigong-Übungen lenkt der Übende den aufsteigenden und den absteigenden Fluss des Qi so, dass beide sich zum Großen Himmlischen Kreislauf verbinden.[106]

Untersucht man nun den Großen Kreislauf auf die atemtypspezifischen Unterschiede hin, so lassen sich diese folgendermaßen darstellen.

Der Einatmer regt den aufsteigenden Fluss des Qi mit seinem «paradoxen» Atem so an, dass er ihn gewissermaßen aktiv «hochzieht», wie es seinem Atemtyp, aktiv einzuatmen, entspricht. Der sich dabei einziehende Unterbauch der umgekehrten Atmung wirkt wie eine Schleuse, durch die das Qi hindurch muss in den sich weitenden Brustkorb hinein – und zwar über den Rücken, weil der Weg vorne, über die Körpervorderseite, versperrt ist durch die besondere Form, die der eingezogene Unterbauch einnimmt, indem er sich so wölbt, dass er den Atem und das Qi in einer Spiralbewegung nach hinten umlenkt, so dass das Qi der

---

106 Der Große Himmlische Kreislauf ist unendlich, d.h. er zirkuliert in Form einer Lemniskate oder einer Acht (vgl. Heidemann, 1984).

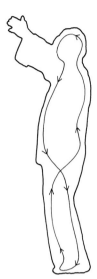

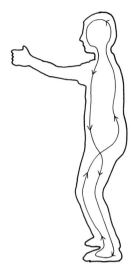

Abbildung 17: Lunarer Kreislauf.
Einmal Ein- und einmal Ausatmen für einen Kreislauf.

Abbildung 18: Solarer Kreislauf.
Einmal Ausatmen für einen Kreislauf.

Bahn der aufsteigenden Erdenergie folgen kann. Das Qi steigt über den Rücken auf der Bahn des Lenkergefäßes zum Scheitel und sinkt dann zur Oberlippe. Von dort wird es, mit Beginn des passiven Ausatmens, abgegeben. Immer noch (beim Taijiquan) in der Einatemspannung des Körpers, tritt es über die Außenseiten der Arme nach außen und auf der Körpervorderseite – auf dem Dienergefäß – zurück zum Unterbauch, der sich weitet und leicht hervortritt. Von der Bewegung des Unteren Dantians zum Perineum gelenkt, sinkt es von dort auf der Rückseite der Beine zurück zum Boden. Am Ende des Einatmens kann eine Atempause stehen, in der das Qi bereits in die sinkende bzw sich ausbreitende Yang-Phase eintritt. Am Ende des Umlaufs schließt sich sogleich, d.h. ohne Atempause, die nächste Phase mit dem Einatmen von den Füßen aus an.

Die Atembewegung des Ausatmers dagegen «schleudert» das Qi durch die Verengung des Oberbauchs und der Flanken durch die Beine direkt nach unten zum Boden, unterstützt durch die leichte Kippung des Beckens, das wie ein Gefäß voller Flüssigkeit diese nach unten auskippt und sogleich nach oben steigen lässt. Der Weg ist der gleiche wie beim Einatmer: Wie bei diesem wirkt der Unterbauch als «Schaltstelle», in der das Qi in den Rücken umgelenkt wird, mit dem Unterschied, dass es nicht durch Einatmen gezogen, sondern durch Ausatmen getrieben wird. Dieser «Auftrieb» wirkt so stark, dass das Qi mit dem Ende des Ausatmens über das Dienergefäß wieder ins Untere Dantian und zum Boden sinkt, dass also *ein* Umlauf des großen Kreislaufs allein durch *eine* Atemphase bewirkt wird: nämlich durch das aktive Ausatmen, und nicht durch *zwei* wie beim Einatmer. Das wird möglich durch die Stellung der Atempause beim Ausatmer, die am Ende des Ausatmens liegt und so die Ausatemphase verlängert, bis wieder eingeatmet wird. Die Jin-Kraft kann so bis in die Atempause am Ende der Ausatmung des Solaren, wiewohl schwächer werdend, fortgeführt werden.

Das Einatmen folgt nun passiv: Es geschieht in den Beckenraum und den unteren Teil des Brustkorbs, vor allem die Flanken, hinein, die sich beide reflexhaft weiten und den Atem einströmen lassen. Der obere Brustkorb, als «Verengungszone», darf sich dabei nicht ausdehnen – das würde das Qi daran hindern, ins Untere Dantian zu sinken. Um diese «Brustatmung» zu vermeiden, hilft die Vorstellung, das Qi würde über den Kopf den Rücken hinunter von rückwärts und unten über den Damm zum Unteren Dantian zurückgeführt.[107]

Das große Energierad – von innen nach außen

Die Aufgabe, die die Meister der frühen Yang-Tradition lösten, war, das innere Energie-Rad – den Motor – des Qi Kreislaufes auf die Beine und die Arme, die sie als Räder ansahen, zu übertragen. Anders ausgedrückt: Sie taten den wesentlichen Schritt, innerhalb des Körpers entwickelte und erfahrene Energie-Kreisläufe als reale Kraft nach außen zu bringen. Nicht einfach im Gefühl des kreisenden Qi im Inneren mit Rumpf und Gliedern Bewegungen auszuführen, die irgendwie damit in Verbindung stehen, sondern ganz präzise die Biomechanik des Körpers mit dem inneren Verlauf des Qi zu koordinieren. Das Modell für diese Verknüpfung war das Rad. Die Taiji-Meister haben das Rad zwar nicht erfunden, aber dessen Prinzip in körperliche Bewegungen umgesetzt:

> Das Rad, das die Daoisten sich vorstellen, läuft ununterbrochen. Ein nach dem Muster des Dao konstruiertes Geschehen, ein Vorgang, der mit der Mechanik des Dao ausgestattet ist, funktioniert optimal, und das heißt eben auch, er funktioniert permanent. […] Die kosmischen Größen Himmel und Erde bilden ein kontinuierliches Geschehen. In ihrer Mitte gilt es für den Menschen, das Staatswesen, die menschliche Gesellschaft, zu einer ebensolchen Regelmäßigkeit zu führen. (Möller, 2001, S. 40/41)[108]

---

107 In der Praxis der Ausatmer sieht das so aus, dass zuerst die Flanken beim Einatmen sich leicht dehnen und dann, quasi von unten, den «kleinen Unterbauch» bis zum Unteren Dantian «füllen», d.h. es wird nicht «in den Bauch hineingeatmet», womöglich forciert wie in der sog. «Flaschenatmung» (vgl. Fn 86).

108 «Das Dao war in diesem auf Ordnung und Effektivität ausgerichteten Denken der Ausdruck für den bestgeordneten und den effektivsten Wirkungszusammenhang. Dementsprechend gab es eine Vielzahl von ‹Daos›: Das Dao des Himmels, das Dao der Erde, das Dao des Menschen, aber auch das Dao der Herrschaft oder das Dao der Kriegsführung. Neben

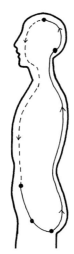
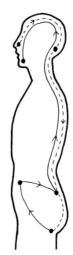

Abbildung 19: «Atem des späteren Himmels» (nach Olson) = lunar.
Gestrichelte Linie (absteigend): Ausatmen;
durchgezogene Linie (aufsteigend): Einatmen.

Abbildung 20: «Atem des früheren Himmels» (nach Olson) = solar.
Gestrichelte Linie (absteigend): Einatmen;
durchgezogene Linie (aufsteigend): Ausatmen.[110]

Es gibt bislang kaum Quellen, die sich, analog der Darstellung der inneren Abläufe
in daoistischer Meditation und Qigong, mit der Darstellung des «inneren Rades»
in Taijquan, seiner «inneren Technik», befassen. Obige Darstellung bildet da auch
keine Ausnahme, weil sie zwar in einem Werk über Taijquan von Chen Gong
auftaucht, aber im Zusammenhang mit der daoistischen Meditation.[109]

diesen spezifischen Vorstellungen eines idealen Weges gab es auch das Dao als solches,
also die Vorstellung einer effektiven Ordnung für jegliche Vorgänge, eine Art Weg aller
Wege, eine Methode aller Methoden, ein Muster aller Muster.» (Möller, 2001, S. 30/31)

109 Olson, 1992, enthält: «Die geheimen Trainingsdokumente der Familie Yang» von Chen
Gong (eigentlich Chen Yan-Lin, alias Yearning K. Chen). Chen Gong veröffentlichte dieses
Buch 1932, nachdem er es wahrscheinlich 1929 oder 1930 von Yang Chengfu ausgeliehen
und heimlich kopiert hatte. Yang Chengfu bestritt, dass es sich um die Dokumente der
Familie Yang handele und veröffentlichte als Antwort darauf 1934 ein eigenes Buch (Yang
Chengfu, 2005). Chen erklärte darauf, Yang habe Recht, sein Buch enthalte nur eigene
Ansichten. Olson vermutet, es stamme von Yang Luchan und einem seiner Schüler (das
von Chen Gong bzw. Chen Yan-Lin 1947 in Shanghai veröffentlichte Buch, Chen 2003, ist
nicht identisch mit obigem Buch). Wer immer auch der Autor sein mag, sei dahingestellt,
und auch von der optischen Aufbereitung Olsons, der die Zheng Manqing-Linie vertritt,
abgesehen: es enthält aufschlussreiche Darstellungen des Kleinen Kreislaufs in zwei Varianten, die sich den Atemtypen zuordnen lassen.

110 Olson, 1992, S.69/70. Die Erkenntnis aus diesen beiden Darstellungen ist, dass der «Atem des
früheren Himmels» dem solaren Atmen entspricht und der des «späteren Himmels» dem

Das Energie-Rad in Gang setzen

Nun kann die Frage beantwortet werden, wie das Energie-Rad in Gang gesetzt werden kann. Die Antwort ist einfach: durch Bewegung. Natürlich ist es Bewegung, die Taijiquan als «Bewegungskunst» vom «Stillsitzen» der daoistischen Meditation unterscheidet, deswegen sei die Frage präziser gestellt: Durch *welche Art* von Bewegung kann die innere Bewegung von Atem und Qi-Kreislauf koordiniert und in äußere Bewegung des Körpers überführt werden, damit Jin-Kraft entsteht? Es gibt – und das ist nach dem bisher Gesagten klar – zwei Antworten auf diese Frage, eine lunare und eine solare. Dreh- und Angelpunkt ist bei beiden Atemtypen das Untere Dantian. Zum Verständnis seiner Rolle wird die Einbeziehung des Prinzips der Spirale erforderlich.

Spirale

Die Spirale ist eine Bewegungsgestalt, der wir in der Natur in großer Vielfalt begegnen. Es ist deshalb nicht erstaunlich, dass die Spirale sowohl in der Mathematik wie auch in der Mystik ein Ursymbol repräsentiert. Die Spirale, immer kleiner werdend an einem Ende, unendlich größer werdend am anderen, vereinigt als vielschichtiges Lebenssymbol die Entfaltung von innen nach außen und die Zentrierung von außen nach innen. (Larsen, 2001, S. 110)[111]

lunaren, was im Beitrag von Volker Brauner in diesem Buch näher ausgeführt wird. Dadurch erfährt obige solare Darstellung eine Bestätigung, indem das Einatmen von oben «den Rücken hinunter» geschieht, bevor das Qi mit dem aktiven Ausatmen wieder in der Wirbelsäule nach oben fließt. Es gibt bei Olson auch eine Darstellung des Großen Kreislaufs, die aber wenig erhellend ist und in die Feststellung mündet: «Im Grunde genommen ist das Kreisen des Qi in beiden Richtungen natürlich.» (Olson, 1992, S. 74) Diese Auffassung, dass es zwei Möglichkeiten gibt, das Qi zu lenken, sie aber quasi beliebig zu wählen seien wie die normale oder umgekehrte Atmung in der daoistischen Meditation, wird auch in folgendem Zitat, das Taijiquan mit Qigong vergleicht, vertreten: «Daher wird im Taijiquan an sich keineswegs das Üben des kleinen und großen ‹kosmischen Kreislaufs› angestrebt, sondern man achtet nur auf Folgendes: Beim Ausatmen lässt man die innere Energie bis zum Bauchbereich sinken. Beim Einatmen wird die innere Energie zur Wirbelsäule zurückgezogen; indem sie sich an die Wirbelsäule anschmiegt, steigt die innere Energie auf. Oder aber die innere Energie bewegt sich beim Einatmen von den Extremitäten (bzw den Füßen und Händen) aus auf das Dantian zu. Beim Ausatmen verteilt sich dann die innere Energie vom Dantian aus in die Extremitäten. Ersteres entspricht dem ‹kleinen kosmischen Kreislauf› und Letzteres dem ‹großen kosmischen Kreislauf› in der Kunst der Lebenspflege»(Zhao Qing/Liang Mantang, Das Qi sinkt ins Dantian, in: Wuhun, 2006, Heft 5, S. 38).

111 Die Spirale prägt Spiralnebel, Wolkenwirbel, Wasserstrudel, die größten Spiralen des Universums und unserer Welt; Spiralstrukturen im menschlichen Körper: von der DNA-Doppelhelix über die Nabelschnur bis zu den Muskeln von Herz und Gliedern; in der Natur: im rankenden Efeu, bei Muscheln und Schnecken, in Geweihen, Hörnern, Krallen; im Alltag: Schraube und Korkenzieher etc.

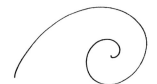

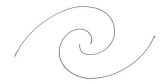

Abbildung 21: Spirale. **Abbildung 22:** Spirale.

Das Universum und das menschliche Bewusstsein (Makrokosmos und Mikrokosmos) sind ein Kontinuum und ein dynamisches Ganzes. Mit der Spirale lässt sich das so ausdrücken, dass sie nicht beendet, sondern einer Kugel oder einem Ring eingezeichnet wird, so dass sie an sich selbst anknüpft, indem sie sich durch ihre Mitte windet. Bei diesem Symbol, das sich fortwähren expandierend und kontrahierend in sich eindreht, wechseln Zentrum und Umfang ab und es gibt weder Anfang noch Ende, so dass wir es als sphärischen Wirbel bezeichnen wollen. Das fortwährende Eindrehen des sphärischen Wirbels ist in der Natur analog einer durch die Luft- und Wasserbewegung erzeugten stabilen Strömungsfigur. Diese Figur, die sichtbar wird, wenn man einen Rauchring bläst oder einen Tropfen Milch in Wasser fallen und sich absetzen lässt, wird von den Wissenschaftlern Wirbelring genannt. (Purce, 1988, S. 7; vgl. Abbildung 23)

Die spirituelle Aufgabe des Menschen ist – nach Auffassung nicht nur der alten chinesischen, sondern zahlreicher anderer Kulturen –, Himmel und Erde zu verbinden. Der Mast im Zentrum der Welt, der das Himmelszelt trägt, ist der Ort, an welchem sich das Wuwei des Himmels manifestiert. Jeder Mensch ist Teil dieser Mittelachse und hat eine Mittelachse in sich, «die er hinauf ‹klettern› muss […] indem er die zentrale Bewusstseinssäule am Lebensbaum hinaufsteigt» (Purce). Wie von der Nabe eines Rades strahlt von dieser Achse alles aus und dreht sich dann in Spiralen. Taiji, der Gipfel der Achse, ist die Spitze einer Aufwärtsspirale, der Berührungspunkt mit dem Himmel, «der selbst eine unsichtbare Abwärtsspirale ist […] das gesamte Universum mit all seinen räumlichen und zeitlichen Zuständen ist nur die Spiralmanifestation des unbewegten Zentrums. Drehend dehnt es sich aus, und noch immer drehend zieht es sich zusammen und verschwindet im Ursprung, woher es kam.» (Purce 1988, S. 18)

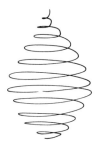

Abbildung 23: Wirbelring.

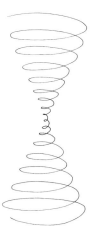

Abbildung 24: Dreidimensionale Spirale.

Die Bewegung auf dieser dreidimensionalen Spirale geht hinauf und hinaus und zugleich hinab und hinein.[112] Das Yin-Yang-Symbol ist mit seinen ineinander greifenden Spiralen ein symbolischer Querschnitt durch den sphärischen Wirbel: Das Gleichgewicht beider Bewegungsrichtungen wird im Taijiquan angestrebt.

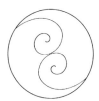

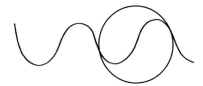

Abbildung 25   **Abbildung 26**

---

112 «Es gibt also zwei Wege zum Göttlichen, beide spiralförmig; den nach innen gehenden und mittels eines Mandala vollzogenen Erneuerungs- und Integrationsprozess, eine Konzentration in und um das Zentrum, und die nach außen gehende Pilgerfahrt des Parzival, Gilgamesch oder Jason.» (Purce, 1988, S. 19) Hier wird der spirituelle Charakter von Taijiquan deutlich, der vielleicht als «nichtreligiöse Spiritualität» zu beschreiben wäre: eine Kampfkunst mit dem profanen Ziel, Kraft und Stärke zu entfalten, deren Wurzeln jedoch spiritueller Natur sind.

Lunare Jin-Kraft

Der aktive Einatem des Lunaren, seine Kraftquelle, wird so eingesetzt, dass die aufsteigenden Energieströme der Erde auf der Bahn des Qi im Großen Himmlischen Kreislauf durch den Körper gelenkt werden. Diese Bahn wird so initiiert, dass ein Impuls von Yi (Intentionalität) den Körper in den drei Gelenken der unteren Extremität – Hüft-, Knie- und Fußgelenke – aktiv beugt, die sich so wie bei einem Teleskop zusammenschieben und solcherart Druck auf den Boden ausüben, als wollte sich der Fuß ansaugen. Dieser Sog entsteht dadurch, dass die Vorstellung Yi ein als sich rückwärts drehend gedachtes Rad der Beine in Gang setzt. Dazu beginnt die Einatemphase der umgekehrten Atmung, die den Unterbauch – um den Bereich des Unteren Dantian – so eindreht, dass eine Spiralbewegung entsteht, die sich in gleiche Richtung wie das Rad der Beine dreht: nämlich nach hinten und oben (rückwärts). Diese Drehung zieht das Qi im Sekundenbruchteil zum Perineum. Dort ändert das Untere Dantian seine Drehrichtung und beginnt, nun vorwärts zu drehen. Wie ein Antriebsrad treibt es das Qi – immer noch mit dem umgekehrten Einatmen! – im Rücken entlang der Wirbelsäule nach oben. Der lunare «Leistungsatem» steigt ebenfalls nach oben, weitet den Rücken und dann die Brust; die Reihenfolge muss strikt eingehalten werden. Wichtig ist ebenfalls, dass Qi und Atem dem Yi folgen. Nach genügend langer Atempraxis, wenn die Atemräume erweitert sind, wird die Menge der Einatmung, die nötig ist, um das Qi in Bewegung zu setzen, immer weniger und das Atmen immer leichter. Der Weg des Qi von den Füßen zum Unteren Dantian und weiter über den Rücken bis zum Scheitel wird also durch die gemeinsame Aktivität von Yi, Körperbewegung und der Drehungen der Spirale des Unteren Dantian initiiert.

Man kann die gesamte Phase des Einatmens in zwei Abschnitte unterteilen: der erste, in dem das Qi von den Füßen zum Unteren Dantian aufsteigt, ist die Phase, die fast nur von Yi gelenkt wird (Yin im Yin) und in die sich anschließende aktive Phase, es über das Perineum zum Steißbein und von dort in der Wirbelsäule aufwärts zu führen (Yang im Yin). Diese Phase ist gekennzeichnet durch eine Kontraktion der Beckenbodenmuskulatur, wie sie in bestimmten Arten der Qigong-Atmung praktiziert wird[113], und durch Weitstellung des Rachens und des Rumpfes, die es erlaubt, eine direkte Verbindung vom Gaumen zum Perineum herzustellen, und es sowohl Atem wie Qi ermöglicht, aufzusteigen. Würde lediglich durch die Nase, ohne Weitstellung der genannten Räume, eingeatmet, so bliebe die umgekehrte Atmung auf den Bauch beschränkt und würde keinen Sinn ergeben. Andererseits darf die Brust nicht geweitet, sprich mit Luft gefüllt werden, ohne die Spirale im Unteren

---

113 «Hirsch-Atmung», bei Chang, 2001, S. 120, und Cohen, 1998, S. 303.

Dantian zu aktivieren, die wie ein Schaufelrad den Qi-Fluss aufwärts bewegt – denn dann entstünde lediglich die nicht sehr gesunde Hochatmung.[114]

Am Ende der Einatemphase strömen Atem und Qi durch den leicht erhobenen Kopf zum Scheitel, um in der folgenden Atempause des Einatmers – nach dem Einatmen! – von dort über die Wangen zur Oberlippe zu sinken, immer noch angetrieben von der Spirale im Unterbauch. Mit Beginn des Ausatmens entspannt und weitet sich der Unterbauch, die Weitstellung des Rumpfes bleibt dabei erhalten. Die Spirale im Unteren Dantian dreht weiter in die gleiche Richtung (nach vorne/unten), nur ist nun der Charakter dieser Drehung ein anderer: nicht mehr aktiv, um Qi «hochzupumpen», sondern passiv, um es nach unten und außen sinken zu lassen.

---

114 Diese Gefahr besteht, folgt man zu direkt dem Bild von Meister Chu, das er für den umgekehrten Atem (von ihm «innerer Atem» genannt) gibt: einatmen, als würde im Rumpf ein Regenschirm aufgespannt. Eine Darstellung findet sich bei Tjoa, 1999, S. 254, allerdings nicht von Meister Chu autorisiert. Die umgekehrte Atmung ist kein «normaler» Atemtyp, sondern eine speziell trainierte Form der Atmung. Umgekehrte Atmung heißt sie, weil die Bauch- und Beckenmuskeln sich während der Einatmung anspannen (so wie bei der normalen Bauchatmung während der Ausatmung), um ihrer Dehnung durch das sich senkende Zwerchfell entgegenzuwirken, und sich während der Ausatmung entspannen (so wie bei der Bauchatmung während der Einatmung) – also genau umgekehrt wie bei der normalen Bauchatmung. Bei der umgekehrten Atmung senkt sich das Zwerchfell und die Atmung geht in die Flanken bis nach hinten in die Nierengegend; das ist es, was damit beabsichtigt wird, denn von den Nieren soll ja das Qi entspringen, sich dann im Unteren Dantian sammeln und von dort aus im ganzen Körper verbreiten. Bei der umgekehrten Atmung kann der Bauch sich nicht ausdehnen, weil die Bauchmuskeln gleichzeitig angespannt werden. Wird der Bauch einfach eingezogen, kann der Brustkorb sich nicht dehnen, weil die Intercostalmuskeln ebenfalls angespannt und dadurch auch die Rippen fixiert werden. Wenn nun bei dieser Atemform die Lunge sich dehnt (sonst wäre es ja keine Atmung), wohin gehen dann die dadurch verdrängten Baucheingeweide bzw., in der Vorstellung, wohin geht dann die Atmung? Die Antwort liegt in der Spiralbewegung des Unteren Dantian. Der Bauch wird nicht einfach eingezogen, sondern lediglich der «große Unterbauch» (der Bereich um das Untere Dantian). Der Oberbauch wölbt sich, als Teil der Spiralbewegung, aus und ermöglicht die Ausdehnung der Lungen in die Weite. Dadurch entsteht die Vorstellung, das Zwerchfell würde beim Einatmen steigen. Wird diese Spiralbewegung nicht geübt und der Bauch einfach eingezogen, entsteht Brustatmung (mit Heben und Senken, also Weiten und Verengen des Brustkorbs), die keine umgekehrte Atmung ist. Das wird bei vielen Praktizierenden des authentischen Yang-Stils der (unerkannt) lunaren Ausrichtung nicht erkannt, Resultat ist fehlerhafte Entwicklung der Jin-Kraft; es können aber auch gesundheitliche Probleme auftreten, vor allem bei den Solaren. In der Sprache der daoistischen Tradition vereinigt diese Art des Atmens das vorgeburtliche Qi unterhalb mit dem nachgeburtlichen Qi der Lungen oberhalb des Zwerchfells (vgl. Kap. 4). Die Schwierigkeit dabei liegt darin begründet, dass (vorgeburtlicher) Qi-Fluss – von unten nach oben – und Atem (nachgeburtliches Qi) – von oben nach unten – in entgegengesetzter Richtung verlaufen.

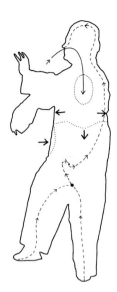

Abbildung 27: Lunarer aktiver Großer Kreislauf, Yin-Phase (Einatmen) mit Atembewegung. Gestrichelte Linie: Qi-Fluss beim Einatmen; Atembewegung: Unterbauch wird eingezogen, Rücken und Brustkorb dehnen sich aus.

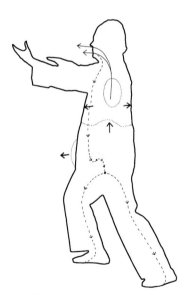

Abbildung 28: Lunare Yang-Phase, Ausatmen. Gestrichelte Linie: Qi-Fluss beim Ausatmen; Atembewegung: Unterbauch entspannt nach außen, Brust und Rücken bleiben weitgestellt.

Angeschlossen an die quasi hydraulische «Saug-Bewegung» der gesamten Yin-Phase des Einatmens sind die Arme, die durch nach innen drehende Spiralen der Unterarme Qi von der Peripherie zum Körperzentrum ins Untere Dantian führen. Diese Bewegung entfaltet reale «saugende» Jin-Kraft, d.h. jemand, der versucht, die Arme festzuhalten, wird hochgehoben, also entwurzelt, um dann mit den sanften Yang-Bewegungen beim Ausatmen weggestoßen zu werden.[115]

Solare Jin-Kraft

Hier sind die Phasen des Kreislaufs, wie bereits weiter oben erwähnt, nicht symmetrisch; ein Umlauf durch den Körper wird fast gänzlich durch das Ausatmen gelenkt bzw mit diesem koordiniert.[116] Der Anfangsimpuls für den solaren Qi-Kreislauf ist das leichte Kippen des Beckens im «Knick» der Lendenwirbelsäule, gleichzeitig mit dem Beginn des Ausatmens. Die Wirbelsäule neigt sich dadurch leicht nach vorn, mit dem Drehpunkt im Unterbauch. Dadurch entsteht ein verstärkter Druck auf die Füße, d.h. die Kippbewegung muss so fein dosiert sein, dass die Schwerlinie des Körpers vom Zentrum sich dabei innerhalb der Füße bewegt und nicht außerhalb derselben auf den Boden trifft. Darin besteht, analog zu der senkrecht zur Erdmitte zielenden «Ansaugbewegung» des Lunaren, die Verwurzelung des Solaren, bildhaft etwa als «Durchstoßen zur Erdmitte» beschreibbar. Diese Bewegung setzt ein Muskelspiel in Gang, verursacht durch Verengung im Rumpf beim Ausatmen und das «Falten» der Leisten, bei dem der Unterbauch die Oberschenkel berührt und das Qi quasi wie durch einen Blasebalg nach unten presst und gleichzeitig unmittelbar im Körper aufsteigen lässt.

Wie beim Lunaren hat die Spirale im Unteren Dantian dabei zentrale Bedeutung: Sie dreht, wie dort beim Ausatmen, nach außen und unten, wie ein Mühlrad, das das Wasser des ankommenden Baches nach unten befördert, dabei beschleunigt und dessen gleichzeitige Aufwärtsdrehung das Qi nach oben treibt. Hier muss das

---

115 Li Yiyu (1832–1892), Neffe und Hauptschüler von Wu Yuxiang (1812–1880), dem Begründer des (alten) Wu-Stils, der u.a. von Yang Luchan, dem Begründer des Yang-Stils lernte, beschreibt diesen (lunaren) Sachverhalt, ohne ihn als solchen zu benennen, wie folgt: «Die Einatmung schließt und sammelt, die Ausatmung öffnet und entlässt. Weil die Einatmung natürlicherweise aufsteigt und auch den Gegner entwurzelt, kann die Ausatmung natürlicherweise sinken und diesen auch wegschleudern (fa fang). Das geschieht durch Yi und nicht durch Li, indem Qi mobilisiert wird.» (Li Yiyu, Erläuterung zu den fünf Wörtern [Stille, Behändigkeit, Qi, Jin, Geist], in: Chen Wei-Ming, 1986, S. 53)

116 Es sei an eine Bezeichnung der «normalen Atmung» erinnert, die für den Solaren die Kraftquelle ist, nämlich «Langer Atem».

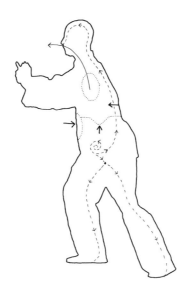

Abbildung 29: Ausatmen im solaren Großen Kreislauf.
Gestrichelte Linie: Qi-Fluss bei Ausatmen; Atembewegung: Oberbauch und Flanken verengen sich aktiv.

Qi nun durch die Verengung im Bauchbereich und die Schrägstellung des Beckens beim Ausatmen den Weg über das Perineum in den Rücken nehmen, denn vorne gibt es keinen Weg nach oben, sowenig wie das Wasser auf dem Mühlrad seine Richtung ändern kann.

Am Ende der Yang-Phase, also des Ausatmens, soll der solare Taiji-Adept sein Becken «loslassen», damit das Becken als Dehnungszone aktiv werden kann, und diese geringe Aktivität reicht aus, um den Atem und das Qi einströmen zu lassen. Und zwar von oben, gemäß dem Atem des «früheren Himmels» (s.o.). Dabei ändert die Spirale im Unteren Dantian ihre Drehrichtung: Sie dreht nun rückwärts, um das Qi von oben nach unten befördern zu können. Diese Änderung der Drehrichtung bezeichnet bzw. bewirkt beim Solaren den Wechsel vom Yang des Ausatmens zum Yin des Einatmens.

Solare Jin-Kraft ist «atemtechnisch» leichter zu realisieren als die lunare. Das liegt daran, dass Atembewegung und Qi-Fluss nicht entgegengesetzt geführt werden müssen, sondern ineinander greifen können: Beim Ausatmen kann die Atemluft so abgegeben werden, dass die Richtung dabei dem absteigenden Qi-Fluss des Kleinen Kreislaufs auf der Vorderseite des Körpers entspricht bzw diesen durch das Ausatmen in Gang setzt. Eine Schwierigkeit der solaren Jin-Kraft liegt, neben der korrekten «Kippbewegung» des Körpers, um die Blasebalgwirkung zu erreichen, beim Einatmen. Hier ist darauf zu achten, dass keine Brustatmung

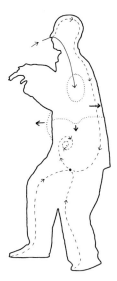

Abbildung 30: Solare Yin-Phase, Einatmen.
Gestrichelte Linie: Qi-Fluss beim Einatmen; Atembewegung: Flanken und Bauch werden weit, das Becken dehnt sich.

eingesetzt wird, die Brust also «leer» bleibt, wie es die überall in den Taiji- Büchern zu findende Anweisung, «die Brust zurück zu halten» oder «die Brust nach innen zu ziehen» («hollow the chest»), nahe legt.[117] Dagegen ist diese Anweisung ohne Schwierigkeiten beim solaren Ausatmen umzusetzen, weil der Rumpf sich beim Ausatmer dabei ja verengt, was aber nur unterhalb des Brustbeins geschehen soll. Bei der solaren Jin-Kraft sind Entwurzelung und Wegstoßen eins; wie durch einen Windstoß, der einen Gegenstand gleichzeitig vom Boden hebt und bewegt, prallt der Angreifer vom Körper ab.

---

117 *Hanxiong*: «Das Zeichen *han* hat die Bedeutung von ‹im Inneren enthalten› Tatsächlich handelt es sich darum, die Brust zu entspannen. […] Beim die Brust nach innen ziehen, liegt der springende Punkt nicht in der Brust an sich, es handelt sich nicht um eine nach innen gewölbte Brust, die dadurch gekennzeichnet ist, dass der Rücken einen Buckel macht und die Brust eingefallen ist. Sondern es geht um ein Entspannen und Senken des Zwerchfells, das dadurch gekennzeichnet ist, dass die Brust flach ist, die Schultern geöffnet sind, der Rücken gerundet ist, der Kopf sich nach oben hebt, währen die Schultern sich senken, der Rücken lang gezogen ist und die Flanken des Oberkörpers sich dehnen.» (Li Miaofeng, in Wuhun Nr. 201, 2005) *Hanxiong ba bei*: «die Brust zurückhalten und den Rücken heben» […], wie die Formulierung auch ergänzt auftritt, bedeutet soviel wie ein Dehnen des Oberkörpers horizontal und vertikal. Hanxiong ba bei ist die Voraussetzung dafür, dass das Qi ins Untere Dantian sinkt. Von den im Deutschen üblichen Übersetzungen, «die Brust zurückhalten» und «die Brust nach innen ziehen», ist erstere richtiger (bei Landmann, 2002, S. 246).

Anatomisch-physiologische«Schlüsselrolle»: Der Beckenboden

Der Beckenboden besteht aus drei Muskelschichten, die in einer gitterförmigen Struktur übereinander liegen. Im Damm sind alle drei Muskelschichten miteinander verbunden, was zur Folge hat, dass die Innervation einer Schicht immer auch Auswirkungen auf die beiden anderen hat. Der Innere Beckenboden wird auch Beckenzwerchfell genannt und hat einen umfassenden Einfluss auf die Beckenstellung und damit auf die gesamte Körperhaltung.

Um Jin-Kraft zu entwickeln, bedarf es einer Spannung, die den Rumpf zwischen Himmel und Erde ausrichtet bzw. «einspannt». Diese Spannung wird durch das Zusammenwirken von Scheitelpunkt und Damm realisiert, auf denen jeweils die Energiepunkte liegen, die Himmel im Scheitelpunkt (bahui) und Erde im Damm (huiyin) repräsentieren. Der Scheitel strebt nach oben, zum Himmel, und der Damm bildet die Erde, d.h. er wird angespannt und so gehalten, dass er als Widerlager, das die «Rückwirkungskraft der Erdoberfläche» in den Rumpf hineinbringt, wirken kann.[118] In diesem «geschlossenen System» können die Atembewegungen so auf das Zusammenspiel der gesamten Rumpfmuskulatur einwirken und zu Muskelketten verbinden, dass Jin-Kraft entsteht – und dazu müssen Zwerchfell und Beckenboden so zusammenwirken, wie es dem Atemtyp entspricht.

Dehnen und Verengen, lunar und solar

Beim Lunaren, dessen Schwerpunkt über den Fersen zentriert ist, «schließt» sich das Becken nach unten hin, indem sich die Sitzhöcker (beim Sitzen) einander annähern.[119] Hier ist der mittlere Beckenboden aktiv. Diese Tendenz der «normalen» lunaren Körperhaltung verstärkt der umgekehrte Atem im Taiji: Das Einziehen des Unterbauches beim Einatmen aktiviert den Beckenboden so, dass

---

118 «Die Jin-Kraft des Scheitelpunkts führt man nach oben, die Jin-Kraft des Dammes geht nach unten.» (Chen-Xin, bei Landmann, 2002, S. 244) Der Damm zieht aber nicht einfach per Schwerkraft nach unten – dann wäre er der Hüfte gleichzusetzen. Der Auffassung Landmanns, «Damm» werde nahezu synonym mit «Hüfte» gebraucht, folgt der Verfasser, zumindest in dieser Folgerung, nicht.

119 Zumindest kontrahieren die Muskeln des Beckenbodens, die an den Sitzhöckern ansetzen; dadurch ziehen sich die großen Gesäßmuskeln zusammen und drehen das Becken leicht nach vorn. «Der Gesäßbereich wird nach vorn gebracht, der Unterbauch hat eine nach oben kippende Tendenz. Das wird den ‹Damm hängenlassen› genannt.» (Hao Yueru, bei Landmann, 2002, S. 276)

er sich «verschließt» und als Widerlager für die aufsteigende Kraft/Energie im Rumpf wirken kann. Beim Ausatmen muss die Anspannung im Damm etwas reduziert beibehalten, aber nicht ganz aufgegeben werden, weil sonst der Rumpf nicht weitgestellt bliebe: Er würde erschlaffen und Qi nach «unten entweichen».

Beim Solaren mit der Schrägstellung des Beckens und Zentrierung des Schwerpunktes über die Fußballen «weitet» sich das Becken nach unten hin: Es entsteht Raum zwischen den Sitzhöckern und nach hinten zum Steißbein hin. Hier ist speziell der innere Beckenboden aktiv. Die «Dehnspannung»[120] dieser Weitstellung entsteht beim Einatmen in den Bauch-Beckenraum quasi von selbst, da dieser sich ja durch die Atembewegung weitet. Diese Dehnspannung durch die Weitstellung muss aber beim Ausatmen unbedingt beibehalten werden, da sonst der Beckenboden an Spannung verlieren und seine Rolle als Widerlager gegen den ausströmenden Atem – wie beim Lunaren gegen den einströmenden – verlieren würde. Das wird erreicht, indem der Unterbauch «gefüllt», also gerundet bleibt, und so das Qi im Unteren Dantian bewahrt wird; dafür muss der «Knick» in der Lendenwirbelsäule unbedingt beibehalten werden.[121] Würde der Unterbauch beim Ausatmen entspannt zusammensinken, verlöre das Becken seine Weitstellung wie ein Ballon, aus dem Luft entweicht. Die Verengung beim Ausatmen darf also nur oberhalb des Unteren Dantian geschehen. Wie beim Lunaren der Brustkorb muss hier der Bauch-Beckenraum als Dehnungszone bewahrt werden.

Die Spirale im Unteren Dantian

Betrachtet man die lunare und die solare Atemenergetik, so zeigen sich folgende Gemeinsamkeiten. Das Ausatmen geschieht durch die vorwärts und auswärts drehende Spirale des Unteren Dantians, das Einatmen durch die rückwärts und aufwärts drehende Spirale. Der Unterschied zwischen beiden Atemtypen (und der Unterschied zwischen normaler und umgekehrter Atmung) liegt jedoch darin, dass die aktive Phase der umgekehrten (lunaren) Einatmung, in der das Qi im Rücken aufsteigt, durch die gleiche Drehrichtung des Unteren Dantians bewirkt wird, die auch die aktive Ausatmung des Solaren bestimmt. Die Kraftentfaltung ist also

---

120 Diese Dehnspannung («den Damm öffnen») bedeutet aber nicht, dass dazu möglichst große und breite Schritte nötig sind.

121 «Senken sich die Jin-Kraft des Damms wie die Jin-Kraft der Hüfte beide gut, treibt aber das Gesäß nicht nach oben, dann ist nicht nur vorne der Damm nicht verbunden.» (Chen Xin, bei Landmann, 2002, S. 276) Das Gesäß «treibt nach oben», wenn das Becken im Knick der Lendenwirbelsäule «wippt».

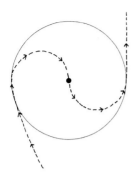

Abbildung 31a: Lunare Spirale beim Einatmen/Yin.

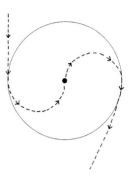

Abbildung 31b: Lunare Spirale beim Ausatmen/Yang.

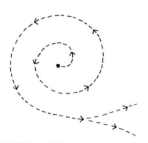

Abbildung 32a: Solare Spirale beim Ausatmen/Yang.

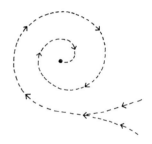

Abbildung 32b: Solare Spirale beim Einatmen/Yin.

in beiden Atemtypen an die nach außen rotierende Energiespirale des Unteren Dantians gekoppelt. Verwirrend dabei ist, dass einmal normales Ausatmen (beim Ausatmer) die Kraftquelle[122] ist und im Gegensatz dazu die gleiche Wirkung durch die Einatmung erreicht wird – nämlich durch die zweite aktive Phase der lunaren umgekehrten Einatmung.

---

122 Das ist an sich nicht verwirrend, da es ja als normal oder natürlich angesehen wird, Kraft beim Ausatmen zu entwickeln – im Fitness-Studio ist es Standard. Aber Einatmen als Kraftquelle – diese Vorstellung ist gewöhnungsbedürftig. Hilfreich ist hier auch die Unterscheidung zwischen *Atemtyp* und *Prägnanztyp*: Übt ein Lunarer jahrelang solares Kraft-Training, sieht er dann auch aus wie ein Ausatmer, d.h. sein Prägnanztyp ist nicht mit seinem Atemtyp identisch.

An dieser Stelle erschließt sich ein neuer Blick auf die beiden geläufigen Versionen des Taiji-Symbols.[123] Das Taiji-Diagramm «Ying-Yang-Fische» bildet den lunaren Qi-Verlauf im Unteren Dantian ab, das Taijitu des Lai Zhide (1525–1604) den solaren.

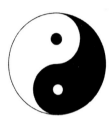

Abbildung 33: Taiji-Symbol.

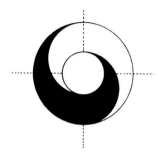

Abbildung 34: Taijitu des Lai Zhide.

Sicherlich können beide Atemtypen auch beide Arten der Atmung üben und praktizieren, und es entsteht auch eine Art Jin-Kraft, die aber auf den oberen Teil des Körpers beschränkt bleibt und nicht bis in die Füße hinein wirkt. Wie die Erfahrung jedoch zeigt, tritt die echte Jin-Kraft nur dann in Erscheinung, wenn die Art der Atmung mit dem Atemtyp tatsächlich übereinstimmt, die den eigenen Stand verwurzelt und die einen anderen tatsächlich entwurzeln kann.[124] Beim Entwurzeln mit Jin-Kraft reagieren zuerst die Füße und ziehen den Körper mit. Die Bewegung einer Person, die angreifende oder Explosivkraft Fajin einsetzt, ist nämlich so komplex und so sanft, dass der Entwurzelte sie überhaupt nicht orten kann, also gar nicht spürt, wo sie ansetzt und unbewusst mit einer körperlichen

---

123 Man unterscheidet drei Taiji-Diagramme: 1. das Taiji-Diagramm des Zhou Dunyi (1017–1073), einem neokonfuzianischen Philosophen (vgl. Anders, 2007, S. 37); 2. das Taijitu des Lai Zhide (1525–1604); und 3. das einfach «Taiji-Symbol» oder das «Yin-Yang-Fische» genannte Symbol von Hu Wei (1633–1714).

124 Schließlich war der Autor jahrelang mit dem – nicht bewussten – lunaren Weg auch bei seinen – noch unerkannten – solaren Schülern «erfolgreich»: Jin-Kraft konnte immer gespürt werden, aber eben bei dem einen mehr (dem Lunaren) als bei dem anderen (Solaren). Das Defizit wurde dann, nach dem Vorbild von Meister Chu, unter «cannot learn» abgehakt, oder positiver: «Er/sie ist noch nicht so weit». Heute ist klar, dass der Solare zum lunaren Prägnanztyp «gezwungen» wurde.

Reaktion antwortet, die in das Kapitel «Fallangst» gehört. Nur diese Art des Ent-
wurzelns gibt eine Ahnung davon, was die daoistische Doktrin mit dem Begriff
des Wuwei, dem Handeln-Nichthandeln, in praktischer Anwendung im Taijiquan
bedeuten könnte.[125]

---

125 Entwurzeln ist kein Vorgang, den man «machen» kann und der dem Entwurzelten aktiv
     zugefügt wird, sondern es ist eine eigene, wiewohl unfreiwillige Reaktion des Entwurzelten
     auf eine Situation, die er nicht mehr verstehen und kontrollieren kann. Entwurzeln wird
     weder durch Schubsen noch durch Ziehen herbeigeführt. Schubsen und Ziehen sind Bewe-
     gungen, die, biomechanisch gesehen, genau an der Stelle mit ihrer Kraft einwirken, an der
     sie angreifen, also entweder an den Armen oder am Oberkörper des Partners, welcher durch
     diese Kraft so aus dem Gleichgewicht gebracht wird, dass zuerst der Oberkörper bewegt wird
     und danach die Füße folgen. Ausführliches dazu in dem Beitrag von Alexander Zock. Dazu
     Chen Weiming, 1928: «Viele üben heute Taiji, aber es nicht das wahre Taiji. […] Mit wahrem
     Taiji ist dein Arm wie Eisen, umwickelt mit Baumwolle. Er ist sehr weich und fühlt sich doch
     schwer an für jemanden, der ihn zu heben versucht. […] Wenn du den Gegner berührst,
     sind deine Hände weich und leicht, aber er kann sie nicht loswerden. Dein Angriff ist wie
     eine Kugel, die glatt etwas durchschlägt (*gān cuì*) – ohne Zuhilfenahme von ‹schwerfälliger
     Kraft›. Wenn er zehn Fuß weggestoßen wird, fühlt er ein wenig Bewegung, aber keine Kraft.
     Und er empfindet keinen Schmerz. […] Wenn du (schwerfällige) Kraft einsetzt, kannst du
     ihn vielleicht bewegen, aber es ist nicht *gān cuì*. Wenn er versucht, (schwerfällige) Kraft
     einzusetzen, um dich zu kontrollieren oder dich wegzustoßen, ist es, als wollte er den Wind
     oder die Schatten fangen. Überall ist Leere […] wahres Taiji ist wirklich wunderbar.» (in:
     Draeger/Smith, 1978, S. 38, Deutsch F.A.) Zu gān cuì: Leider war das Original nicht zugäng-
     lich, aber wahrscheinlich ist Folgendes gemeint: Es gibt im Chinesischen eine Redewendung,
     die heißt: 乾 脆 俐 落 gān cuì lì luò, die bedeutet, dass man etwas unkompliziert und direkt,
     der Situation angemessen, nicht mehr und nicht weniger macht – eben nach der Doktrin
     des Wuwei.

7 Der Weg zum Rad

In der Mitte liegt das, was kontrolliert.
(Chen Zhangxing)

Den Körper zum Rad formen

Der Schlüssel, die Taiji-Bewegungen so zu gestalten, dass Jin-Kraft entsteht, ist, sie radförmig zu gestalten. Durch die aufeinander aufbauenden sog. «Vertiefungsstufen»[126], die man als Lernender durchläuft, lernt man, die Bewegungen des Körpers so auszuführen, als würden sich Räder drehen. Zum einen kann der gesamte Körper in Bewegung wie ein großes Rad betrachtet werden oder wie ein Ball, dessen Zentrum unbewegt bleibt wie die Nabe eines Rades, um die die Speichen sich drehen. Zum andern werden Beine und Arme wie Räder, bzw wie Teile davon, bewegt. Und zwar in beide Richtungen: in Yang-Bewegungen nach außen und vorn drehend («Räder vorwärts») und in Yin-Bewegungen nach innen und zurück («Räder rückwärts»). Erst in der letzten der insgesamt sechs Vertiefungsstufen des Ausbildungsweges im authentischen Yang-Stil wird der Atem systematisch geübt; dort fügt man das innere Rad des Großen Kreislaufs mit den äußeren Rädern der Arme und Beine zusammen, die damit vom kreisenden Qi angetrieben werden und dieses wiederum selbst antreiben.

---

126 Diese Bezeichnung stammt vom Autor. Meister K. H. Chu spricht von den «internal principles».

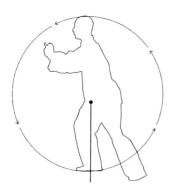

Abbildung 35: Körper als Rad, das vorwärts rollt/solar.

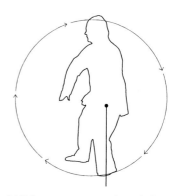

Abbildung 36: Körper als Rad, das rückwärts rollt/lunar.

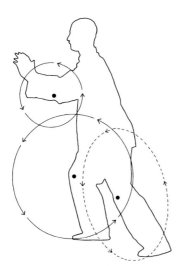

Abbildung 37: Räder der Arme und Beine vorwärts/solar.

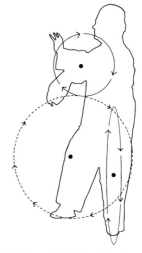

Abbildung 38: Räder der Arme und Beine rückwärts/lunar.

Sechs Vertiefungsstufen

Die Drehung der durch die Arme und Beine gebildeten Räder geschieht in Spiral-bewegungen, d.h. sie sind zum einen in sich «spiraldynamisch», zum andern sind sie in den sphärischen Wirbel eingebunden, dessen Zentrum das Untere Dantian ist, das sich ebenfalls spiralig dreht. Auf diese Weise wird der Körper – energetisch – allmählich in eine Doppelhelix verwandelt, d.h. zu einem Strudel, in dem gleichzeitig zwei Wirbel wirken: einer auf- und einer absteigend. Durch die Vertiefungsstufen erfolgt eine allmähliche Umwandlung des physischen Körpers in ein energetisches Kraftfeld, mit der Besonderheit, dass das quasi elektrische Kraft-feld an den physischen Körper gebunden bleibt. Das geschieht schrittweise:

- in der Yin-Yang-Form, in welcher die Strukturierung der Form in Yin – und Yang-Elemente «entdeckt» und eingeübt wird
- in der Qi-Form, in der die Spiralbewegungen der Arme (Armspirale, chin Chansigong, «Seide ziehen») eingeführt werden
- durch die Zentrumsbewegung
- in der Beinspirale
- durch die Halsspirale
- und schließlich vollendet durch den Atem-in-der-Form, dem atemspezifischen Leistungsatem im Taijiquan.

Yin-Yang-Form

In der Yin-Yang-Form werden die Bewegungen eingeteilt in Yin- und Yang-Phasen; man erkennt, wie die Form aufgebaut ist: Vorwärtsgehen, Öffnen und/oder Heben der Arme sind Yang. Zurückweichen, Schließen und/oder Senken der Arme sind Yin. Die Yang-Bewegungen gehen ins Weite, zum Himmel, geben Energie ab; Yin-Bewegungen ziehen sich zusammen, gehen zur Erde und nehmen Energie auf. Kosmische (Yang-)Energie steigt herab, irdische (Yin-)Energie steigt auf – in dieses Kräftefeld baut die Yin-Yang-Form die menschlichen Bewegungen ein.[127]

---

127 Der Mensch gibt die aufsteigende Erdkraft, die «Stützkraft» der Erde (die auch als Yin gesehen werden kann, da sie aus der Erde kommt) als seine Yang-Energie weiter und nimmt die herabsteigende Himmelskraft, die ihn als Schwerkraft zur Erdmitte zieht (und die als Yang gesehen werden kann, da sie vom Himmel kommt), als Yin-Energie auf und lässt

Qi-Form/Armspirale

Die Spiralbewegung[128] in Taijiquan gehört in das Kapitel: «Seide aus einem Kokon ziehen»; chinesisch: Chansigong oder auch Chansijing. Jin-Kraft soll, den Klassischen Taiji-Texten zufolge, so entwickelt werden, als zöge man Seide aus einem Kokon:

> Wird der Faden gezogen, dreht der Kokon. Die Bewegung des Fadens kann so unter zwei Aspekten gesehen werden: seine gerade Bewegung [«translation»] durch die ziehende Kraft und seine Rotation durch den sich drehenden Kokon. […] Wie eine Kugel, die um die eigene Achse rotiert und gleichzeitig einer Richtung folgt oder wie die Erde, die sich gleichermaßen um die Sonne wie um sich selbst dreht, wirkt *Chansijing*, indem es eine Spiralbewegung im Raum beschreibt. (Jou 2001, S. 154, Deutsch F. A.)

Die Armspirale ist die erste Beschäftigung mit der Spiralstruktur der Bewegungen im Inneren Taijiquan. Hier wird gelernt, die Arme aus den Ellbogen spiralförmig heraus zu drehen. Die beiden Möglichkeiten, die es dafür gibt, sind «öffnen» und «schließen», die aber nicht die Drehrichtungen[129] bezeichnen, sondern

---

sie durch zur Erde. Taiji transformiert also Yin und Yang (ausführlich zur Yin-Yang-Form in Anders, 2007, S. 155–158).

128 Ausführlich wird die Spiralbewegung vor allem im Chen-Stil behandelt, Texte des Yang-Stils schweigen dazu. Diese Zurückhaltung führte dazu, dass vom «Seide ziehen» weitgehend nur der erste Aspekt auf Taijiquan bezogen wird, nämlich die Bewegungen langsam und gleichmäßig auszuführen, weil sonst der Faden reißen würde.

129 Es gibt zwei Arten der Armspirale: die eine, die im Uhrzeigersinn dreht (shunchan) und die andere, die im Gegenuhrzeigersinn dreht (nichan), bezogen auf den rechten Arm. Die beiden ersten Grundtechniken zeigen das: Peng als fajin, also nach außen wirkende Yang-Energie, die im Uhrzeigersinn dreht, und Lü, die 2. Grundtechnik, «Mutter» aller Yin-Bewegungen, die nach innen und unten wirkt, dreht im Gegenuhrzeigersinn; so beschreibt es Jou. «Uhrzeigersinn» wäre auch durch den anatomischen Begriff der «Supination» (= Drehung nach außen) wiederzugeben, «Gegenuhrzeigersinn» durch «Pronation» (= Drehung nach innen). «Öffnen» und «Schließen» sind ein wenig geklärtes Kapitel in Taijiquan. In vielen Büchern werden beide nicht erklärt bzw. nur so vage, dass ihre Beziehung zum Atmen dann auch nur unklar bleiben kann. So wird einmal das Öffnen bzw. Weiten der Lunge beim Einatmen als «Öffnen» und ihr Zusammenziehen beim Ausatmen als «Schließen» bezeichnet; im Unterschied dazu wird anderswo das Einatmen als «Schließen» bezeichnet, weil dadurch die Kraft gesammelt, d.h. «geschlossen» würde, und das Freisetzen der Kraft (am Ende des Ausatmens) sei als «Öffnen» zu verstehen. Letztere Auffassung entspricht derjenigen der daoistischen Mediation: dort ist 合 hé («schließen, zumachen, zusammenschließen, vereinigen») die Bezeichnung für den Vorgang des Einatmens, der das Qi im Rücken nach oben treibt, und 辟 pì («öffnen», auch «erschließen») der Name für das Ausatmen, welches den «Verschluss» der Atemspannung löst und das Qi auf der Vorderseite des Körpers sinken lässt (nach Lu K'uan Yü, Taoist Yoga, S. 187; diese Beschreibung mag für beide Atemtypen gelten, da in der Sitzmeditation keine Jin-Kraft entwickelt wird). Genau entgegengesetzt bei Li Yiyu: «Dieses Von-Oben-nach-Unten-Gehen des Qi, das nennt man Verbinden [Schließen]. Von der Hüfte gestaltet durch die Wirbelsäule, verbreitet über beide Arme,

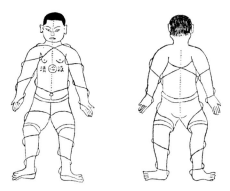

Abbildung 39: Darstellung der Spiralbewegungen der Chen-Tradition.

die energetische Ausrichtung der Spiralbewegungen: nämlich, ob sie im Raum auseinander drehen oder fokussieren – «immer kleiner werdend an einem Ende, unendlich größer werdend am anderen» (Larsen) – sowohl vom Körper weg als auch zum Körper hin gerichtet. Diese «Ablösung» der Bewegungen mit der Armspirale weg vom physischen Körper in den energetischen Raum hinaus, durch die Vorstellungskraft ermöglicht und gelenkt, eröffnet die Dimension, Körper und Geist, Physisches und Spirituelles über den Geist zu verbinden.

Durch die Armspirale werden die Gelenke gelockert und die Meridiane gedehnt. Die Lockerung der Gelenke hat zweierlei Auswirkungen. Zum einen werden die Gliedmaßen gegeneinander beweglich und können sich so «verschrauben», dass die Arme wie die Oberfläche eines Balles werden – elastisch, weich und fest gleichermaßen, die jede auf sie einwirkende Kraft automatisch ins Zentrum leitet.[130] Zum andern kann das Qi so durch die lockeren Gelenke und die offenen Meridiane fließen und die Gliedmaßen mit elastischen «Muskelketten» zusammenbinden, obwohl - und gerade weil - diese nicht von verspannten Gelenken und willkürlicher Muskelanspannung gehalten werden. Zugleich bekommen die Arme durch diese Neugestaltung auch energetisch Verbindung mit dem ganzen Körper und dessen

---

  ausgeführt durch der Hände Finger: Dieses von-Unten-nach-Oben-Gehen des Qi das nennt man Öffnen.» (Li Yiyu, 1832–1892, bei Landmann, 2002, S. 253; Landmann benutzt allerdings die Übersetzung «verbinden») Hier gilt: «Öffnen» und «Schließen» bezeichnen die Spiralen der Arme, beide können sowohl mit Ein- wie mit Ausatmen kombiniert werden, wobei das «Schließen» häufiger mit dem Ausatmen einhergeht.

130 «Der Arm und seine Muskeln stehen zueinander in Verbindung wie eine Radnabe und die Speichen eines Rades. Wird eine der Speichen durch einen ungleichmäßigen Zug beeinträchtigt, leidet die gesamte Konstruktion. […] Dieser freie Raum ist eingeschränkt, wenn die Rippen durch einen ungleichmäßigen Druck von Schulterblatt und Schlüsselbein gekippt werden.» (Todd, 2003, S. 140)

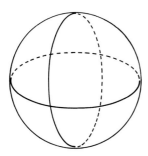

Abbildung 40: Drei Kreise bilden einen Ball.

Zentrum über das System der Meridiane und werden zu den «Flügeln», die das Qi nach außen tragen und von dort aufnehmen. Die Armspirale ist der erste wichtige Baustein zur Entwicklung der Jin-Kraft. Die Form der Arme realisieren dieses Prinzip im Taiji durch die Drei Kreise, d.h. sie werden zu einem Ball, der mit dem «runden Rücken» verbunden, als kompaktes Kraftfeld über die Wirbelsäule und die Beine direkt Verbindung mit dem Boden bekommt.

Der Ball der Lunaren ist dabei tatsächlich rund, der der Solaren eher eiförmig. Das hängt mit der Körperhaltung und den Dehnungs- bzw. Verengungszonen zusammen: Die aktive lunare Aufrichtung wird nach oben weit (Dehnungszone der Arme und des Brustkorbs), die passive solare nach unten, d.h. ist oben enger als die lunare (Verengungszone von Armen und Brustkorb). Entsprechend werden die Arme in den Schultern bewegt: «herauswachsende» Oberarme bei den Lunaren und «hängende» Oberarme bei den Solaren. [131]

Die Armspirale ist überdies der Anfang, durch die Praxis von Taijiquan die tonische Körperhaltung (Feldenkrais) zu finden, und so, im Sinn der Daoisten, überflüssige Muskelarbeit – treffend ausgedrückt durch die Formulierung «den Schlangen Beine anmalen» – zu vermeiden. Bezogen auf die Entwicklung der Jin-Kraft bedeutet sie die Erfahrung, dass Bewegungen mit tonischer Spannung, wenn die durch den Geist geführt werden, eine grundsätzlich andere Kraft erzeugen, als die willkürliche phasische Anspannung der Muskulatur.

---

131 «Der Schlüssel zum Drehen [Spiralbewegung] beruht auf dem Lockern der Schultern. Mit andauernder Übung öffnen sich die Gelenkspalten der Schultern von selbst, man vermag es nicht zu erzwingen. […] Die Schultern lockern, ist nicht, dass man sie herunterhängen lässt. Wenn sich die Schultergelenke öffnen, dann lockern sich die Schultern von selbst nach unten.» (Li Yiyu, bei Landmann, 2002, S. 258) Diese Aussage erscheint als Aussage eines Lunaren, steht sie doch mit der Aussage über den Gelenkspalt im Gegensatz zu den üblichen Anweisungen, z.B. des Solaren Yang Chengfu, die Ellbogen «hängen» zu lassen. Beim Lunaren lockern sich die Schultern, indem der Gelenkspalt sich öffnet, was ausgreifendere Armhaltungen und -bewegungen zur Folge hat.

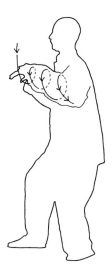 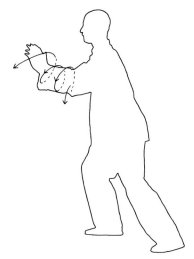

Abbildung 41a: Qi-Form/Armspirale: Yin-Phase An/solar.

Abbildung 41b: Qi-Form/Armspirale: Yang-Phase An/solar.

Zentrumsbewegung

Das Zentrum des Körpers und des Energiefeldes, also Schwerpunkt und Energie-zentrum zugleich, ist das Untere Dantian. Die Übung von Taijiquan bringt das Bewusstsein und das Gefühl für den tiefen, biomechanisch besten Körperschwer-punkt mit sich:

> Die oberen Körperteile werden beim Menschen intellektuellen Beschäftigungen zugeordnet sowie der Sammlung von Erfahrung bei der Nutzung seiner Hände und der Entwicklung seiner Sprache. Dies und eine falsche Vorstellung von äußerer Erscheinung und Gesundheit führten beim Menschen dazu, sein Kraftempfinden von der Körperbasis zu den obersten Teilen seiner Körperstruktur zu leiten. Da er nun den oberen Teil des Körpers für seinen Krafteinsatz nutzte, wählte er eine umgekehrte Verhaltensweise zu der der Tiere und verlor dabei einen Großteil seiner sensorischen Möglichkeiten und die Kraftkontrolle durch die Muskeln der unteren Wirbelsäule und des Beckens. Das sind jene Muskeln, die bei den Tieren das Kauern, Ducken und Wegspringen ermöglichen und zudem als Stoßdämpfer dienen. (Todd, 2003, S. 145)[132]

In der speziellen «Zentrumsbewegung» des authentischen Yang-Stils erfährt man, dass das Zentrum, der Bereich des Unterbauchs um das Untere Dantian, so bewegt

---

132 «Das Ergebnis kann man beim Erwachsenen gut erkennen, wenn man ihn auffordert, ‹gerade› zu stehen. Auf Grund seiner selbstkonditionierten Reflexe reagiert er mit unter-schiedlichen, oft grotesken Bewegungen des Oberkörpers [...] zieht er die Schultern nach hinten, hebt und weitet die unteren Rippen, zieht das Kinn zurück und steift den Nacken.» (Todd, 2003, S. 145)

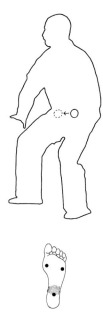
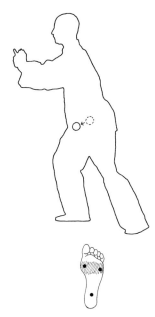

Abbildung 42a: Zentrumsbewegung Lü (Yin)/solar.
Der schraffierte Kreis bezeichnet das Ziel des Zentrums in der Folgebewegung, die schraffierte Fläche die Belastung im hinteren Fuß, die drei Punkte müssen Bodenkontakt haben.

Abbildung 42b: Zentrumsbewegung Ji (Yang)/solar.
Der schraffierte Kreis bezeichnet den verlassenen Ort des Zentrums, die schraffierte Fläche die Belastung im vorderen Fuß.

werden muss, dass der Rumpf mit jeweils einem Bein verbunden werden kann.[133] Das ist der erste Schritt zur Verwurzelung, weil damit *eine* Schwerkraftlinie «installiert» wird, die die Vorbedingung für eine optimale Aufrichtung als Anpassung an die Schwerkraft ist.[134] Wichtig dabei ist einerseits die Unterscheidung zwischen

133 In den Schriften über Taijiquan ist von der «Hüfte» yao, die Rede. 腰 yao ist die Lumbosakralregion, der Hüft-Lenden-Bereich, also der untere Rücken, mittig gelegen. Unser Verständnis von Hüfte meint eher den Beinansatz, chinesisch 胯 kua: der linke und rechte Hüftbereich (oder Beinansatz.). Im Yang-Stil wird aber die Hüftbewegung von der Zentrumsbewegung unterschieden.

134 Im Taijiquan gilt allgemein, dass das Körpergewicht in fast allen Bewegungen immer nur auf einem Bein sein darf. Ist es das nicht, wird die Position fehlerhaft, nämlich «doppelgewichtig»: «Besonders, wenn man mit einem Fuß auf die eine Seite eines Rades tritt, dann folgt man ihm von selber und geht nach unten. Eine beidseitige Gewichtung zu machen ist, als ob man mit dem rechten Fuß auf die obere rechte Seite und mit dem linken Fuß auf die obere linke Seite tritt. Beide Seiten balancieren sich aus und blockieren sich selbst, und so dreht das Rad sich nicht.» (Yang Chengfu, bei Landmann, 2002, S. 158) Gemeint ist im Inneren Taijiquan nicht, dass bloß mehr Gewicht jeweils auf einem Bein sein soll,

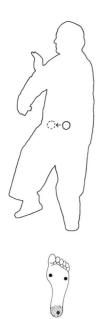

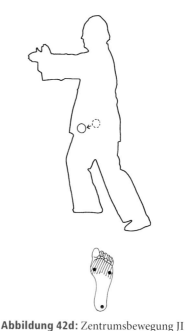

Abbildung 42c: PENG Yin/lunar.
Der schraffierte Kreis bezeichnet das Ziel des Zentrums in der Folgebewegung, die schraffierte Fläche die Belastung im hinteren Fuß, die drei Punkte müssen Bodenkontakt haben.

Abbildung 42d: Zentrumsbewegung JI (Yang)/lunar.
Der schraffierte Kreis bezeichnet den verlassenen Ort des Zentrums, der Pfeil nach unten deutet ein Sinken des Zentrums an. Die schraffierte Fläche zeigt die Belastung im vorderen Fuß, die drei Punkte müssen Bodenkontakt haben.

Körpergewicht und Zentrum, und andrerseits die zwischen Zentrums- und Hüftbewegung. Das «Körpergewicht folgt dem Zentrum», heißt es im Taijiquan: In der Zentrumsbewegung wird die Bewegung durch die Unterscheidung zwischen der Körpermasse, also dem Rumpf, und dem Körper-Zentrum entscheidend differenziert. Das Zentrum führt und bewegt sich wie auf dem Reißbrett, auf direktem Weg von einem Fuß zum anderen und folglich, da die Füße schräg nach vorn versetzt stehen, schräg nach vorn. Der Rumpf folgt dieser schrägen Bewegung – das Zentrum befindet sich ja *im* Rumpf – aber im Resultat nach vorn, nur eben indirekt.[135]

---

sondern genau soviel wie nötig ist, um eine Schwerkraftlinie herzustellen. Zum Beispiel kann man in der Vorwärtsstellung, in der vom vorderen Bein 70 % des Körpergewichts und vom hinteren Bein 30 % getragen werden, «immer noch doppel-gewichtig sein, wenn man die Struktur der Haltung nicht völlig versteht.» (Jou, 2001, S. 181)

135 Die gerade Bewegung geschieht auf dem Boden, von Fuß zu Fuß. Taiji-Stile, die das nicht erkennen, entwickeln keine Jin-Kraft.

Erst wenn das Zentrum in neuer Position, in welcher Körper und Bein wieder eine Achse bilden, angekommen ist, darf man mit seinem Gewicht sich niederlassen, damit eine einzige Körperachse entsteht, die Rumpf und Bein verbindet. Die Herstellung dieser einen Körperachse[136] ist von äußerster Wichtigkeit im Inneren Taijiquan, erlaubt sie doch äußerst feine Rotationen – als Spiralen – um diese Achse, wie auch den Himmlischen Kreislauf des Qi, der, verwurzelt auf *einem* Bein, die Basis für die Entstehung der Jin-Kraft abgibt. Zum andern ermöglicht sie – in der Kampfkunst – die Technik des Ausweichens, mit der das Yin-Yang-Prinzip realisiert wird.[137]

Beinspirale

Die Beinspirale realisiert die optimale anatomisch-physiologische Verbindung des Rumpfes mit den Füßen und dem Boden und stellt energetisch den «Motor» für die Taiji-Fortbewegung dar. Voraussetzung ist die «Justierung» der Gelenke in Stellungen, in denen die beste Anpassung an die Schwerkraft möglich ist; vor allem der Position der Knie ist größte Aufmerksamkeit zu schenken, weil sie Hüfte und Füße verbinden:

> Wenn wir aufrecht stehen, lastet das gesamte Gewicht vom Becken und den darüber liegenden Teilen auf den Femur- [Oberschenkel] köpfen. Der Schwerkraft wird am besten dadurch begegnet, dass der von den Beinen aufwärts laufende Gegendruck in den Hüftgelenken zentriert wird. (Todd, 2003, S. 144)[138]

---

136   «Ein wirtschaftlicher Energieeinsatz erfordert eine lange spinale Achse, die sich parallel zur Schwerkraftlinie befindet. Die Schwerkraftlinie, die durch den Körperschwerpunkt führt, markiert den Platz der verschiedenen Körpergewichte in Relation zur Erde und auch in Relation zur Wirbelsäulenachse. Je näher sich Schwerkraftlinie und Wirbelsäulenachse kommen, wobei Letztere das Gewicht kontrolliert, und je tiefer der Körperschwerpunkt liegt, desto einfacher und ökonomischer kann die Körperlast getragen werden.» (Todd, 2003, S. 180) «Die ideale Art, uns selbst zu tragen, besteht […] in der Stapelung der Einzelgewichte unseres Körpers entlang der Schwerkraftlinie, die durch die Zentren der drei Hauptgewichtsmassen, d.h. durch Kopf, Brust und Becken, verläuft. All dies wird mit geringst möglichem Muskelaufwand ausbalanciert, sodass die Knochen ihren vollen Anteil an der Arbeitslast übernehmen können.» (Todd, 2003, S. 16)

137   «Beim Menschen ist die Rotation so stark entwickelt, dass er sich schneller drehen kann als die meisten Tiere: beim Boxen, bei Stierkämpfen, in den japanischen Kampfspielen und ähnlichem […] kann ein Zusammenprall mit dem anstürmenden Angreifer durch eine bloße Seitwärtsdrehung vermieden werden. Das System ist so gut angelegt und funktioniert meistens so schnell, dass die Selbsterhaltung wie ein Wunder erscheint.»(Feldenkrais, 1987, S. 150)

138   «Das hinten im Kreuzbein ankommende Gewicht wird nach vorn geleitet, wo es die wie Räder arbeitenden Hüftgelenke mit ihren Naben aufnehmen und zu den Beinen als den

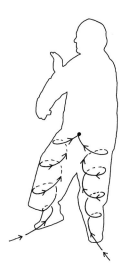

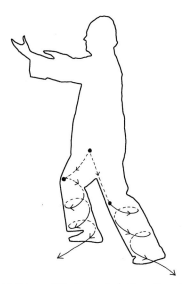

Abbildung 43a: Beinspirale Peng Yin/ lunar.
Die Spiralen drehen aufwärts/einwärts, von den Zehen über Huiyin zum Unteren Dantian.

Abbildung 43b: Beinspirale Peng Yang/ lunar.
Die Spiralen drehen abwärts/auswärts, vom Unteren Dantian über Huiyin zu den Zehen.

Wenn in Taijiquan durch die Zentrumsbewegung ein Stand erreicht wird, in dem die Balance dadurch gekennzeichnet ist, dass der «aufwärts laufende Gegendruck» gegen die Schwerkraft in den «Hüftgelenken zentriert wird», kann die Beinspirale geübt werden, d.h. die Beine so bewegt werden, dass die in der Zentrumsbewegung gefundene Körperachse spiralig in den Boden hinein «verschraubt» wird. Wie bei der Armspirale die Schultern müssen die Hüftgelenke, die die Beine mit dem Rumpf verbinden, durchlässig werden. Die Beinspirale kann aber nur öffnen und nicht wie die Armspirale öffnen und schließen: Von den Hüftgelenken aus werden die Knie leicht geöffnet, d.h. spiralig nach außen gedreht, so dass ein leichter Druck in die Füße geschieht, und sich dort diese Spirale von der Ferse zum Großzehballen und zum Kleinzeh-Grundgelenk (und umgekehrt) fortsetzt. Denn weil Druck Gegendruck erzeugt[139], steigt der «aufwärts laufende Gegendruck» als

---

sich bewegenden Stützen weitergeben. Diese Gelenke bilden gemeinsam mit ihren vielen, unterschiedlich wirkenden Muskeln und Bändern die Speichen, deren Aufgabe es ist, Gewicht zu verteilen, zu führen und die aus einer großen Bewegungsvielfalt resultierenden Stöße aufzufangen.» (Todd, 2003, S. 183)

139 «Je schwerer die Füße auftreten, desto mehr richtet sich der Körper auf.» (Chen Xin, 1933, bei Landmann, 2002, S. 279) Zu weites Ausdrehen der Knie streckt zwar die Hüftgelenke, bringt aber zuviel Gewicht auf die Außenkanten und verhindert die Verwurzelung der Füße.

Spiralbewegung zurück nach oben, die Meridiane der Beine werden gedehnt und Qi kann zum Zentrum und zurück fließen.[140]

Auf diese Weise entsteht eine Spiralbewegung durch den ganzen Körper, die vom Zentrum aus über die Wirbelsäule in die Arme und Hände hinein verläuft und in der Erde verwurzelt ist. Die in den Boden zielende Spirale ergibt den Antrieb für alle Bewegungen des Körpers, ist also etwa dem Rückstoß einer Rakete vergleichbar. Diese Körperspirale kann sowohl absteigend (Yin) wie aufsteigend (Yang) aktiviert werden; beide Teile, der untere wie der obere, sind im Zentrum verbunden und bedingen einander.[141]

Die Füße

Die Beinspirale setzt sich in die Füße fort, die ja von den Zehen aus aufsteigen bzw in die Zehen hinein absteigen soll (was bei den Lunaren ausgeprägter ist als bei den Solaren). Wichtig ist dabei, den Fuß so aufzusetzen und zu belasten, dass der *Punkt der Sprudelnden Quelle* (*Yongquan*, der Anfangspunkt des Nierenmeridians) «leer» bleibt, d.h. nicht belastet wird – denn wie kann eine Quelle sprudeln, wenn sie zugeschüttet wird?

Bei Mabel Todd (Todd, 2000, S. 130) finden sich Abbildungen, in denen der Fuß mit einer Brückenkonstruktion verglichen wird. Um Fußgesundheit, eine gute Haltung und Beweglichkeit und Elastizität des Körpers zu bewahren, muss das «Fußgewölbe» erhalten bleiben; die einschlägigen Fußdeformationen («Knick-, Senk-, Spreiz-, Plattfuß») sind eben nicht bloß für die Füße schädlich, sondern für das, was sie tragen: den ganzen Menschen. Nun ist die Gefahr, den Fuß flach (als «Knickfuß») aufzusetzen, im Taiji besonders groß, weil der Druck auf ihn durch das ständige Beugen der Knie stärker als beim Aufrechtgehen ist, wo sich

---

140   Die aufsteigende Beinspirale wird als «Technik des Seidenwickelns» in der Chen-Tradition so beschrieben: die Beinspirale, «die man ausgehend von den Zehen von innen nach außen schräg wickelnd nach oben bis zur Beinwurzel (tui gen) [Beinansatz, also Hüftgelenk] bewegt, damit sie den Punkt huiyin erreicht.» (Chen Xin, bei Landmann, 2002, S. 277) Sowohl die absteigende wie auch die aufsteigende Beinspirale sind öffnende Spiralen, aber es sind unterschiedliche Bewegungen: Bei der absteigenden, die Yang-Jin-Kraft ermöglicht, gehen die Knie vorwärts (Räder vorwärts), bei der aufsteigenden der Yin-Jin-Kraft zurück (Räder rückwärts).

141   In den klassischen Texten heißt es sinngemäß, dass einer Bewegung nach oben eine nach unten vorhergehen muss (Zhang Sanfeng). Wichtig ist festzuhalten, dass die Wirkung der beiden Energien immer nach außen geht, weil die Spirale gleichzeitig in zwei Richtungen dreht, also abstößt und anzieht – und weil ein fester Körper nicht in einen anderen hineingezogen werden kann, resultiert aus der Anziehung letztlich ebenfalls Abstoßung.

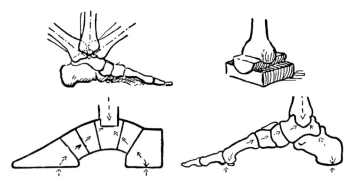

Abbildung 44: Auf das Fußgelenk bei Beugung und Streckung des Fußes einwirkende Kräfte.

der Druck durch die Abrollbewegung beim normalen Gehen mehr oder weniger verteilt. Lehrt ein Taiji-Stil, den Fuß vor dem Verlagern gleich ganz flach aufzusetzen, ist diese Gefahr besonders groß, wenn der *Talus* – der Punkt, an dem das Körpergewicht auf dem Fuß ankommen soll, weil von dort aus die Belastung im Fuß gleichmäßig erfolgen kann – verfehlt wird.

Es gibt zwei Kriterien für die Bewahrung und den Gebrauch des Fußgewölbes im Taiji, gleichermaßen gültig für beide Atemtypen:

- Der *Talus*, das Sprungbein, das die Verbindung zum Unterschenkel bildet, ist der «Eintrittspunktspunkt» des Körpergewichtes in den Fuß, sozusagen der Schlussstein, der das (Brücken-) Gewölbe hält und erhält.

- Die Spiralform des Fußes muss realisiert werden, damit der Punkt der Sprudelnden Quelle – sozusagen der Fluss unter der Brücke – frei bleibt. Dazu muss die Belastungslinie von den Fersen bis zu den Zehen spiralförmig um den Punkt Yongquan, *Niere 1,* herumlaufen und der Spiralform des Fußes entsprechen. Der große Zeh wird nicht belastet, weil er durch die Spiralbewegung «umgangen» wird.[142]

---

142 «Die fünf Zehen greifen den Boden: nach oben spannt man den Bogen.» (Handbuch des Taijiquan, bei: Landmann, 2005, S. 280) In dem Zitat ist offenbar die Ausbildung des Fußgewölbes gemeint (wie sie von der *Spiraldynamik*®, Hüter-Becker, 2002, S. 126 beschrieben wird), wobei «die Zehen greifen» den guten Kontakt der Zehen mit dem Boden beschreibt, nicht aber ein Krallen. Es gibt dagegen Lehrmeinungen, die sagen, der Yongquan sollte extra belastet werden; weil er das Zentrum des Fußes sei – so fördert die Taiji-Praxis Fußdeformationen. Eine andere Variante der «Verwurzelung» lehrt William C. C. Chen (1935*), Meisterschüler von Zheng Manqing, der dessen Yangstil-Variante noch mehr in die Entspannung führte (die der Autor kurze Zeit von ihm lernte und darüber ein Lehrbuch mit ihm verfasste, Anders, 1977). Durch seine Theorie der «Drei Nägel» werden die Füße vor allem an ihrer Innenseite belastet, was vielleicht eine erhöhte Beweglichkeit der

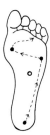

Abbildung 45a: Spiralförmige Gewichtsverlagerung im Fuß.
Beim Lunaren beim langsamen Abrollen des Fußes, beim Solaren durch Gewichtsverlagerung im bereits „abgelegten" Fuß.

Die Füße werden bei den Solaren und den Lunaren jedoch unterschiedlich «eingesetzt». Die Lunaren setzen den Fuß hinten auf der Ferse, dem Fersenbein, möglichst steil auf und rollen ihn während der Gewichtsverlagerung langsam ab; am Ende der Vorwärtsverlagerung muss durch das Beugen («Sinken») der Gelenke der unteren Extremität der Druck bis in die vier kleinen Zehen hineingehen. Aber: Die Schwerkraftlinie des Körpers darf nicht über die Zehen *geschoben* werden, um das zu erreichen – sie bleibt über dem Talus! Es ist also zwischen dem Körpergewicht und dem Druck, der durch Sinken der Knie im Fuß sich ausbreitet, zu unterscheiden. Das langsame Abrollen des Fußes bringt den Lunaren genau die Gegenkraft des Bodens ins Hüftgelenk zurück, die sie brauchen, um ihr Becken aufrecht zu «balancieren».

Die Solaren dagegen legen, nachdem bei einem Vorwärtsschritt die Ferse aufgesetzt wurde, sogleich den ganzen Fuß flach ab, um danach mit der Verlagerung zu beginnen. Sie müssen zwar den Fuß flach auflegen, aber dennoch eine Art «inneres Abrollen» praktizieren, d.h. es darf keinesfalls das Körpergewicht über die Hüftgelenke über den flachen Fuß geschoben werden; die Leiste muss beim Verlagern zurück – «leer» – bleiben. Druckpunkt beim Aufsetzen des Fußes ist hier der Fersenbalkon, also etwa der Übergang des Rückfußes zum Mittelfuß, und von

---

Taille und Hüfte ermöglicht – die William C. C. Chen auszeichnet – aber keine aufsteigende Kraft entstehen lässt, weil die aufsteigende Beinspirale fehlt, mit der der Damm geöffnet werden kann. Damit ist lediglich eine nach unten gerichtete «Verwurzelung» möglich, die den Körper ganz entspannen, sprich schlaff werden, lässt – schön ausgedrückt durch das Bild der «drei Nägel» in den Innenseiten der Ferse, des Fußballens und des großen Zehs, die den Fuß am Boden «festnageln» (Chen, 1990); ein angenagelter Körper ist nicht wirklich frei. Im Inneren Taijiquan darf der große Zeh den Boden nicht berühren. Auch Mantak Chia (Chia 1996) lehrt, den großen Zeh zu belasten, den er zu den «Neun Punkten» zählt, die im Fuß zu belasten seien, ein weiteres Kennzeichen für Äußeres Taijiquan.

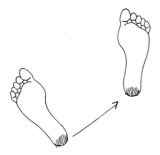 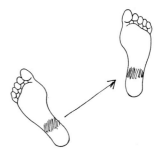

Abbildung 45b: Fußbelastung beim Beginn der Vorwärtsverlagerung, lunar.

Abbildung 45c: Fußbelastung beim Beginn der Vorwärtsverlagerung, solar.

dort bis zum vorderen Quergewölbe wird das Körpergewicht verlagert – wenn der Fuß schon aufliegt. Das solare Becken darf beim Verlagern von der von der Ferse aufwärts laufenden Gegenkraft – die entsteht, wenn der Fuß langsam «abgelegt» würde – also nicht direkt gestützt werden; eher *gleitet* der Solare in die Endposition anstatt zu *sinken*.

Halsspirale

> Den Nacken ordnen, den Scheitelpunkt durchdringen, beide Schultern sind gelockert. (Handbuch des Taijiquan)

Die durch den Körper verlaufenden Spiralen werden «abgerundet» mit einer gegenläufigen Drehung des Halses, genauer, einer Halsseite oder des Nackens. Die Halsspirale ist das letzte «Verbindungsstück» zwischen Erde und Himmel und entlässt die Körperspiralen in die Weite. In der Yin-Yang-Dynamik der Bewegungen ermöglicht sie das «Bogenspannen» der Jin-Kraft, bildet also den ergänzenden Pol für die Spiralen der Arme und der Beine, die nun durch die gegenläufige Halsspirale wie ein Bogen gespannt werden. Die Halsspirale ist so fein, dass sie ein Betrachter von außen nicht entdecken kann, weil sie fast nur «vom Geist geführt» werden und nicht als äußere Bewegung «gemacht» werden kann.

Über die Halsspirale findet sich in den frühen Schriften nichts.[143] Aber es gibt zahlreiche Hinweise auf die Bedeutung der Kopfhaltung. So bei Yang Chengfu:

---

143 Als der Verfasser nach seiner Ernennung zum ersten Meisterschüler von Meister Chu 1988 von diesem in die Halsspirale eingeweiht wurde, geschah es mit dem Hinweis, dass dieses Geheimnis zum ersten Mal an einen «Westler» weitergegeben würde. Das zeigte sich auch daran, dass der Meister selber suchen musste: Er probierte zwei verschiedene Fassungen der Benennung der Drehrichtungen aus, denn schließlich dreht ja nicht nur eine Halsseite

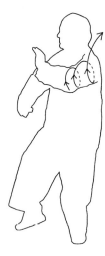 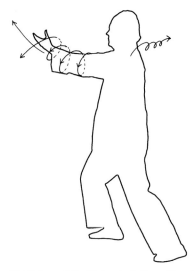

Abbildung 46a: Halsspirale Peng Yin/ lunar.
Die nach unten/innen einwärts drehende Armspirale erfährt ihre dem Bogenspannen ähnliche Verlängerung noch hinten/oben.

Abbildung 46b: Halsspirale Peng Yang/ lunar.
Die nach vorne/außen drehende Armspirale erfährt ihr Verlängerung nach hinten.

> «Die Jin-Kraft des Scheitelpunkts [bedeutet]: ohne Kraft zu benutzen, den Scheitelpunkt nach oben zu bewegen. Man soll leer sein und man soll den Kopf auf eine leichte Weise aufrichten.» (bei Landmann, 2002, S. 237)

«Den Scheitelpunkt heben» soll mittels der Vorstellung geschehen und nicht durch eine isolierte, womöglich angespannte Bewegung des Nackens. Dann kann Qi zum Punkt Baihui, dem Punkt der «100 Vereinigungen», aufsteigen und der «Geist den Scheitelpunkt durchdringen».

> «Der Scheitelpunkt des Kopfes ist aufrecht und gerade; [man] lässt den Kopf nicht hängen und [man] hebt den Kopf nicht; der Geist durchdringt den Scheitelpunkt und befeligt den ganzen Körper; dies wird den ‹Scheitelpunkt heben› genannt.» (Hao Yueru, bei Landmann, 2002, S. 237)

Wie das Heben des Scheitelpunkts soll auch die Halsspirale mit Hilfe von Yi geschehen.[144] Sie hilft, das Qi zum Scheitelpunkt «hinaufzuschrauben».

---

allein, sondern immer auch die andere mit, so dass man entweder die eine oder die andere Seite benennen kann.

144 Die Vorstellung bzw. Intentionalität kann eine Bewegung von unten nach oben und/ oder eine von oben nach unten initiieren. Im Text von Wang Zonyue, 17. Jh., sind beide Bewegungsrichtungen angesprochen: «Man drückt den Kopf so nach oben, dass er wie aufgehängt ist», also interpretierbar für beide Atemtypen.

Atem-in-der-Form

Die Spiralbewegung durch den ganzen Körper, die durch die Vertiefungsstufen erreicht wird, steht in enger Beziehung mit dem Atem:

> Auch die andere Urform der Bewegung, jene des Hauchens und des Wehens, kommt heute noch im Wort ‹Respiration› zum Ausdruck. Während der Schraubencharakter die räumliche Dimension einer Bewegung zum Ausdruck bringt, steckt im Schwingungscharakter des Atems, im rhythmischen Nacheinander der Atemwellen, ein deutlicher Hinweis auf die zeitliche Dimension der Bewegung. Im Wortstamm ‹spi(r)-› ‹spei-›, mit der doppelten Bedeutung von ‹Ausdehnung in Raum und Zeit›, finden diese beiden Grunddimensionen der Bewegung ihren ursprünglichsten Ausdruck. (Larsen, 2001, S. 111)

Es entsteht eine subtile innere Bewegung, die sich nun als Ziel der verschiedenen Übungsstufen der Form erweist, so, als ob diese in langer Arbeit ihre eigentliche Mitte und Antriebskraft erschaffen hätten, nämlich die Methode, «richtig» zu atmen, um nun Bewegung und Qi mit diesem Atem-in-der-Form bewegen zu können.

Der atemtypgemäße Leistungsatem «treibt» das Qi durch die Spiralen der Arme und Beine, deren Einzelbewegungen nun bewusst als rollende Räder ausgeführt werden: Yang-Bewegungen, angetrieben durch Ausatmen, rollen nach vorne-außen, Yin-Bewegungen, mit dem Einatmen, rollen nach innen; das gilt für beide Atemtypen, nur eben mit der unterschiedlichen Betonung der einzelnen Phasen. Yang-Bewegungen verausgaben Energie, Yin-Bewegungen sammeln sie – in den Partnerübungen «borgen» sie dazu die Kraft des Partners – Jin-Kraft entwickeln beide. Yin-Bewegungen ziehen einen festen Körper in sich hinein, Yang-Bewegungen stoßen ihn ab; und da beim Einsatz von Jin-Kraft immer die Einheit – konkret Gleichzeitigkeit – von Yin und Yang wirksam wird, prallt ein Angreifer vom Körper eines Taiji-Meisters wie von einem sphärischen Wirbel ab.[145]

---

145 *Hugo Kükelhaus* (1900–1984) hat in seinem «Erfahrungsfeld zur Entfaltung der Sinne» den sphärischen Wirbel erfahrbar gemacht, indem er einen Glaszylinder konstruiert hat, der durch Drehung das in ihm enthaltenen Wasser als sphärischen Wirbel in Bewegung bringt: «Das Rührwerk im Inneren des Zylinders setzt durch Handkurbelantrieb das Wasser, das ein Drittel des Behälters ausfüllt, in erst langsamere, dann schnellere Umdrehung. Das Wasser steigt dabei an den Wänden hoch und formiert sich zu einem Strudel mit einem bis zum Boden reichenden Sogtrichter in seinem Inneren. Die Wassermengen, die den Körper des Trichters bilden, rotieren in spiraliger Bewegungsform in zwei Richtungen: von oben nach unten, zugleich aber – ähnlich wie bei einer Pendelschwingung in gegenläufiger Richtung von unten nach oben! Die Schraubung von oben nach unten wirkt saugend, die von unten nach oben treibend. Oben beginnt das Treiben langsam,

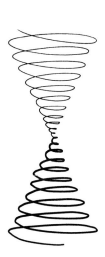

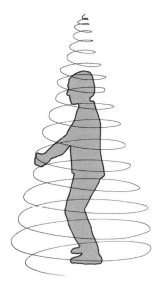

Abbildung 47a: Absteigender Qi-Wirbel.

Abbildung 47b: Solarer absteigender Qi-Wirbel.

um sich unten hin zu beschleunigen. Umgekehrt nimmt die Rotationsgeschwindigkeit von unten nach oben zu.» (aus: Wolfram Graubner, Spiel- und Erfahrungsstationen zur Entfaltung der Sinne nach Hugo Kükelhaus) «Wenn die Doppelhelix in Drehung versetzt wird, bewegen sich die äußere und die mit ihr verbundene innere Spirale so, dass wir eine Aufwärts- und eine Abwärtsbewegung wahrnehmen. […] Dabei bewegt sich nicht das Material auf- oder abwärts. Trotzdem wird die sich drehende Doppelhelix zur Anschauung für die Grundtatsache, dass alles sich gegen die Erdanziehung aufrichtende Wachstum auf die ihm entgegengerichtete Erdanziehung ebenso stützt, wie es sie zu überwinden versucht.» (Kükelhaus/zur Lippe, 1993, S. 89) Atemtypspezifisch scheint es so zu sein, dass bei der Ausatmer-Jin-Kraft der rechtsdrehende, absteigende Wirbel stärker und beim Einatmer der linksdrehende aufsteigende Wirbel der stärkere ist. Nicht bloß im Vergleich der beiden Atemtypen miteinander, sondern im Vergleich zum ebenfalls vorhandenen gegenläufigen zweiten Wirbel – der sphärische Wirbel besteht ja aus zweien – innerhalb eines Atemtyps.

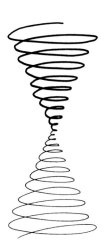

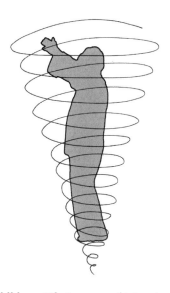

Abbildung 48a: Aufsteigender
Qi-Wirbel.

Abbildung 48b: Lunarer aufsteigender
Qi-Wirbel.

8 Der Taiji-Pol

Dieses Einssein mit Himmel und Erde und allen
Dingen ist keineswegs nur den großen Menschen gegeben. (Wang Shouren, 1472–1529)

Die «Körperspirale» und die rhythmischen Atembewegungen verbinden sich
zu einem sphärischen Wirbel, der sowohl absteigend wie aufsteigend aktiviert
werden kann. Als Bestandteil des sphärischen Wirbels wirken Yang-Bewegungen
zentripetal, Yin-Bewegungen zentrifugal. Jin-Kraft ist die Kraft dieses sphärischen
Wirbels. Entscheidend für die Entstehung von Jin-Kraft ist die Haltung des Rumpfes
als «Mittelachse» und die Position der äußeren Bewegungen der Arme und der
Beine als Teile des sphärischen Wirbels. Hier wird deutlich, dass der Weg dahin
Prinzipien sowohl der Biomechanik wie auch der Biodynamik berücksichtigen
muss: das «Grundprinzip der reinen Mechanik» und «ein biologisches Prinzip
lebender Organismen» (Mabel Todd) – Xin, Qi und Xing, Herz/Geist, Atem/
Energie und Körper – müssen zusammenwirken.

Diese Vorgabe leitet die Praxis von Innerem Taiji. Im Unterricht spricht man
davon, das Qi weder zu *blockieren* noch es zu *verschwenden*. Im Rumpf allein
können durch falsche Haltung die Atemräume verengt oder überdehnt werden,
aber auch durch falsche Bewegungen der Extremitäten kann das geschehen. Das
meint, dass die Arme und Beine in Übereinstimmung mit Atem und Qi des
Rumpfes sein müssen, um beide zum Zentrum hin durchzulassen. Werden die
Arme z.B. zu hoch gehalten, so dass der Rumpf aus seiner für das Qi optimalen
Position herausgebracht wird, «rutscht» der Atem nach oben, die Zentriertheit
geht verloren – Qi und Atem werden verschwendet. Sind dagegen die Arme zu eng
am Körper, so dass der Atemraum eingeengt wird, spricht man von Blockieren.
Entsprechendes gilt für die Beckenhaltung und die «Beinarbeit». Es ist klar, dass für

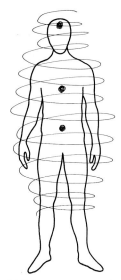

Abbildung 49: Taiji-Pol.

den jeweiligen Atemtyp beides verschieden aussieht: Erwünschte Verengung des Ausatmers blockiert das Qi des Einatmers, und was beim Ausatmer Verschwenden bedeutet, ist für den Einatmer gerade richtig.

Der Zusammenhang von Qi verschwenden und blockieren wird klar, wenn man den Blick auf die Mittelachse des menschlichen Körpers richtet, und sie als «Energie-Säule» betrachtet, die von den drei Dantian gebildet wird. Diese Säule wird auch als *Taiji-Pol* bezeichnet, vor allem im medizinischen Qigong: Sie verbindet das Basiszentrum im Damm (Perineum, Huiyin, symbolisch die Erde) mit dem Scheitelzentrum auf dem Kopf, (Baihui, symbolisch dem Himmel), stellt also einen Teil der Achse dar, die Erde und Himmel verbindet.[146]

Der psychoenergetische Kern

In seinem überaus anregenden Buch bezeichnet Arnie Lade diese Achse als psycho-energetischen Kern:

> Der Hauptzweck des energetischen Kerns besteht darin, ein Gefäß für die Seele zu sein und für deren Orientierung zu sorgen. […] Um den psychoenergetischen Kern sind sieben differenzierte

---

146 Der Taiji-Pol ist Bestandteil des *chongmai,* der verschiedene Namen hat: Durchdringender Meridian, Stoßender Meridian, Breite Trossstrasse: «Im oberen Bereich knüpft die Leitbahn an alle Hauptleitbahnen des Yang an, im unteren an alle Hauptleitbahnen des Yin.» (Hempen, 1995, S. 57).

Zentren gruppiert, die im [indischen] *Tantra* als *Chakras* bezeichnet werden. [...] Jedes dieser psychoenergetischen Zentren weist einen Kern sowie ein diesen Kern umgebendes Feld auf. Die Zentren gleichen in ihrer Struktur dem Atomaufbau. Das umgebende Feld erzeugt zudem eine weitere energetische Struktur, nämlich die transversalen Strömungen. Gleichzeitig geht es in diese energetische Struktur über. [...] Der Kern und das umgebende Feld bilden gemeinsam eine Yin-Yang-Beziehung von Konzentration und Ausbreitung. Die Balance innerhalb des psychoenergetischen Kerns hängt von zwei Faktoren ab, der Ausgewogenheit zwischen dem Kern und dem umgebenden Feld sowie dem freien Fluss und der Ausrichtung der Zentren in vertikaler Richtung entlang dem psychoenergetischen Kern. (Lade, 2004, S. 51)

Die Chakren bzw Dantians – sie sind im Grunde identisch – wirbeln und verbinden, als transversale Ströme, ihre Energie untereinander zu einer rotierenden Säule – einem «Wirbelring» –, so sie denn durch Selbstkultivierung geöffnet und verbunden wurden. Innerhalb des psychoenergetischen Kerns gibt es

eine natürliche Polarität [...] entlang der vertikalen Achse zwischen Scheitel und Basiszentrum. Hierbei agiert das Herzzentrum als Dreh- und Angelpunkt zur Anhäufung von energetischer Ladung für das Gesamtsystem, wobei es sowohl regulativ als auch als Kondensator wirken kann. (Lade, 2004, S. 80)[147]

«So wie es fünf funktional aktive Zentren innerhalb des psychoenergetischen Kerns gibt, so existieren auch fünf aktive transversale Ströme.» (Lade, 2004, S. 139)[148] Die spezifischen Resonanzsphären der fünf aktiven Transversalströme können folgendermaßen beschrieben werden: Kopf, Halsbereich, Brustraum, Bauchraum und Becken.

Grundsätzlich kann man den Strom des Kopfes und den des Beckens als die beiden wichtigsten bezeichnen. Sie sind mit dem Stirn- beziehungsweise mit dem Vitalitätszentrum verbunden. Auch der Strom des Brustraums spielt eine wichtige integrierende und harmonisierende Rolle für das System. (Lade, 2004, S. 140)[149]

---

147 Die Zentren auf dem Damm und dem Scheitel bilden «entlang der vertikalen Achse [...] den Yin-Pol und das Scheitelzentrum den Yang-Pol. [...] Beide Zentren enthalten latente psychische Energien und ruhen unter normalen Umständen. Sie werden nur durch die Übergangssituationen von Geburt und Tod sowie durch das spirituelle Erwachen des Individuums aktiviert.» (Lade, 2004, S. 80)

148 In der Taiji-Literatur ist unterschiedlich von den «Drei Dantian» oder von den «Fünf Dantian» die Rede.

149 «In der chinesischen Medizin wird das Brustbein als zentraler Altar bezeichnet. [...] Die Brustregion ist in Bezug auf die Polarität neutral und beinhaltet sowohl Yin als auch Yang. Das Qi kann man als ein von Yin und Yang erzeugtes Potenzial betrachten. Es hat sein Zentrum im Brustbereich und strömt auch von hier aus. [...] Das Vitalitätszentrum und das Stirnzentrum zwischen den Augenbrauen [*Unteres* bzw *Oberes Dantian*] entfalten größere Aktivitäten. [...] Das Herzzentrum dient als neutraler Dreh- und Angelpunkt zwischen den unterschiedlichen Polaritäten des Vitalitäts- und des Stirnzentrums.» (Lade, 2004, S. 80)

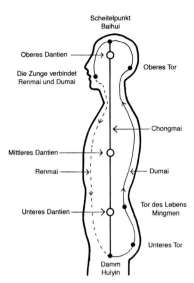

Abbildung 50: Taiji-Pol/Psychoenergetischer Kern.

Zwischen Erde – Unteres Dantian[150]– und Himmel – Oberes Dantian – befindet sich der Ort des Menschen, das Mittlere Dantian. Es ist das empfindlichste der drei, weil es der «Ort des Menschen» ist – der körperliche Altar, Tummelplatz und Schlachtfeld der Emotionen und Affekte. Hier liegt der «Schalter» für Äußeres oder Inneres Taijiquan. Hier entscheidet sich, ob tatsächlich Jin-Kraft entsteht, denn Jin-Kraft ist das Ergebnis eines spirituellen Prozesses, in dem Kopf, Bauch und Herz des Menschen integriert wurden und Qi in Inneres Qi – Neiqi – verwandelt wird. Der psychoenergetische Kern bildet die «Energie-Säule», die Jin-Kraft möglich macht; das Mittlere Dantian bzw Herzzentrum ist dabei der Angelpunkt.[151] Im Inneren Taijiquan übertragen die Spiralbewegungen der Arme und Beine die inneren Energiewirbel der

---

150 Das Untere Dantian ist der Ort, an dem das Elixier der Gesundheit, der Weisheit und der Unsterblichkeit entwickelt werden kann: (*Dan = Elixier* oder *Zinnober, tian: Feld*). Die Auffassungen, welche Punkte eigentlich genau damit gemeint seien, gehen auseinander; ähnlich wie beim Begriff Qi bestimmt die je eigene Praxis darüber, was so genannt wird. So ist Qihai (Meer des Qi) zum einen der Name für einen bestimmten Akupunkturpunkt (*Renmai* 6), zum andern auch die esoterische Bezeichnung für das Untere Dantian, welches in anderen Darstellungen wiederum drei – aber verschiedene – Punkte unterhalb des Nabels bezeichnet (vgl. Cohen, 1998. S. 560). Nach Angaben des *Großen Wörterbuchs der chinesischen Medizin* bezeichnet das Untere Dantian die Punkte Renmai 4, 5, und 6 (bei Landmann, 2002, S. 90).

151 Hier wird deutlich, wie außerordentlich wichtig und sensibel das richtige Verständnis des «Zurückhaltens der Brust» ist – denn zuviel blockiert das Mittlere Dantian. Blockieren und Verschwenden in Taijiquan haben ihre Auswirkung vor allem im Brust-Herzbereich. Hier das rechte Maß zu finden, entscheidet sowohl über die Entstehung der Jin-Kraft

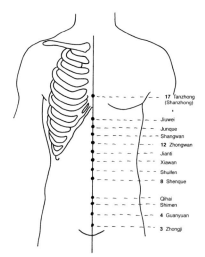

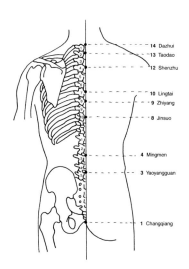

Abbildung 51a: Ausschnitt des Renmai (Dienergefäß) auf der Vorderseite des Körpers.
Das Mittlere Dantian liegt etwa zwischen den Punkten Tanzhong (KG 17) und Jiuwei (KG 15). Das Untere Dantian liegt auf der Höhe der Punkte Guanyyuan, Shimen und Qihai (KG 4, 5, 6).

Abbildung 51b: Ausschnitt des Dumai (Lenkergefäß) auf der Rückseite des Körpers.
Mingmen (LG 4), das Tor des Lebens, öffnen die Solaren, indem sie dort (im «Knick» der LWS) Beweglichkeit erlangen, die Lunaren, indem sie die Lordose dort ausgleichen. Der «runde Rücken» wird erreicht, indem der Bereich zwischen Lingtai und Shenzu (LG 10 und 12) so nach außen gewölbt wird, dass die Schulterblätter anliegen.

drei Dantian nach außen. Wird eines oder mehrere blockiert, so wird die rotierende Säule der Inneren Energie unterbrochen, es kann keine energetische Verbindung zwischen Kopf und Bauch entstehen – also kein Taiji-Pol im Inneren und so auch kein Inneres Taijiquan. Jin-Kraft, die Kraft der Energiespirale, kann nicht entstehen, weil keine Achse existiert, um die ein Wirbel rotieren könnte.

Neiqi – Die innere Energie

Kann das Qi ins Dantian vordringen, so bildet das Qi einen umfassenden Mechanismus. Von da aus verteilt und bewegt es sich in die vier Extremitäten und den ganzen Körper. Dadurch, dass das Qi im ganzen Körper zirkuliert, ist es so, dass, wo die Vorstellung Yi[152] sich hinwendet, das Qi ankommt. (Yang Chengfu)

---

und den Wert von Taijiquan als Kampfkunst, wie auch über seine Bedeutung bei der Selbstkultivierung des Individuums, seiner «Herzensbildung».

152 Die Übersetzung von Yi bei Landmann als «Vorstellung» ist in allen Zitaten von dort übernommen. Im eigenen Text – vor allem in Kapitel 8 – zieht der Verfasser «Intentionalität» vor, weil das eher der Erfahrung der eigenen Praxis entspricht. Auch die Übersetzung

Dieses Zitat von Yang Chengfu fasst in knapper Formulierung die Bedingungen zusammen, die erfüllt sein müssen, damit Innere Energie, Neiqi, entstehen und als Jin-Kraft eingesetzt werden kann, wie es im vorangehenden Text beschrieben wurde. Aber was bedeutet konkret die Formulierung «Dadurch, dass das Qi im ganzen Körper zirkuliert, ist es so, dass, wo die Vorstellung Yi sich hinwendet, das Qi ankommt»[153]?

Xiantianqi, das pränatale Qi und Houtianqi, das postnatale Qi sollen durch korrekte Übung zu einer bestimmten Art von Qi verbunden werden, das in den Kampfkünsten und im Qigong als Hunyuanqi bezeichnet wird: als «Qi im kosmischen Ursprungszustand». Das pränatale Qi, das durch die Zeugung entsteht – und für das auch der Name Yuanqi («Ursprungs-Qi») oder Jingqi («Essenz-Qi») gebräuchlich ist –, bildet sich aus der Essenz der Eltern. Das postnatale Qi oder Waiqi «(äußeres Qi») – differenziert in Tianqi («Qi des Himmels», das mit dem Atem aufgenommen wird) und Diqi («Qi der Erde», das mit der Nahrung aufgenommen wird) – ergänzen und bedingen einander: Das pränatale Qi bedarf der Auffüllung und Ergänzung durch das postnatale Qi, und das postnatale braucht den Antrieb durch das pränatale Qi. Bei der Übung der Selbstkultivierung entsteht durch die Vermischung beider die Innere Energie Hunyuanqi oder Neiqi. Die Vereinigung beider Qi geschieht im Unteren Dantian; die in den vorigen Kapiteln beschriebenen Arten der Atmung «vermischen» – je nach Atemtyp – beide Qi, sodass es von da aus als Neiqi in die vier Extremitäten Sishao[154] gelangt und den ganzen Körper bewegen kann.

Ein weiterer Name für dieses Hunyuanqi ist Zhongqi («Zentrales Qi») oder Zhongheqi («Qi der zentralen Ausgeglichenheit»). Diese Namen beziehen sich zum einen auf den Ort seiner Entstehung, das Untere Dantian im Körperzentrum, zum anderen auf seine ausgeglichene Natur, weil es innen und außen verbindet.

---

von Yi als «Bewegungsabsicht», wie sie in der deutschen Ausgabe von Chen Gong, «The Intrinsic Energies of Tai Chi Chuan» (Olson, 2006), trifft nicht exakt den Punkt, dass die Bewegung zuerst im Geist ausgeführt werden soll.

153 Das ist eines der schwierigsten Kapitel in der Taiji-Praxis. Denn was heißt: der «Geist führt den Körper oder das *Qi»*? Bedeutet das nicht, den Verlauf der Meridiane kennen zu müssen und sie geistig nachzuvollziehen, damit das Qi fließen kann? Also die Himmlischen Kreisläufe bewusst zu steuern? Und was bedeutet das ominöse «Qi senden», das den Teilnehmern in den Kursen von Meister Chu als Übungsanleitung aufgetragen wurde und wird, aber sie meist ratlos gelassen hat, zumindest in den etwa 40 Kursen, die der Autor bis 2004 für diesen organisiert und dabei als Übersetzer gewirkt hat?

154 *Sishao* «vier Enden» kann «vier Extremitäten», aber auch die Haare, Finger- und Zehennägel, Zähne und Zunge bedeuten. Nur dieses durch Selbstkultivierung entwickelte Qi kann als «Übertragungsmedium» für die Vorstellungskraft Yi wirken und die Körperbewegungen antreiben, und so als Basis der Jin-Kraft dienen.

Seine Hauptachse ist der Taiji-Pol, die senkrechte Zentrallinie des menschlichen Körpers, die Scheitelpunkt und Dammpunkt mit den drei Dantian verbindet und so die natürliche aufrechte Haltung – «nicht neigen und nicht lehnen», wie es in der Taiji-Literatur heißt – bestimmt.[155] Der «umfassende Mechanismus» des Qi, von dem Yang Chengfu spricht, meint also das im Taiji-Pol auf und absteigende Neiqi oder Hunyuanqi, welches auf den Bahnen des Großen Himmlischen Kreislaufs den ganzen Körper durchdringt und als Jin-Kraft eingesetzt werden kann.

Das Qi soll vibrieren[156]

Wie merkt man, dass das Qi in das Untere Dantian gelangt? Und wie macht man es, dass es beim Kreisen durch den Körper auch dort verbleibt? «Das Untere Dantian ist eine Schlüsselstelle für den ganzen Körper. Derjenige, der die Kunst des Faustkampfes übt, senkt das Qi zu dieser Stelle. Dann steht er majestätisch, ohne sich zu bewegen, und es ist nicht leicht, ihn zum Schwanken zu bringen.» (Xu Longhou, 1921, bei Landmann, 2002, S. 92) Die Bewegungsweise des Taiji, auch bei schnellen Bewegungen, ist so ausgelegt, dass diese körperlich/energetische Ausrichtung bewahrt bleibt: Das Qi muss sozusagen im Unterbauch «festgehalten» werden. Der Schlüssel dazu ist aber nicht durch Anspannung, sondern durch Entspannung: «Ist das Innere des Unterbauchs gelöst, dann galoppiert das Qi korrekt.» (Wang Zongyue) Diese Gelöstheit des Unterbauchs bedeutet, dass er stark und dynamisch wird, so wie er beispielsweise beim Lachen oder beim Husten vibrierend mitschwingt. Der Atem muss also so eingesetzt werden, dass

---

155 «Spricht man vom Körperinneren, so weist dies [nicht neigen und nicht lehnen] auf das körpereigene Zentral-Qi (*zhong-qi*), das sowohl die zentrierte Geradheit als auch das Gleichgewicht (*ping heng*) schützen soll.» (Wang/Wang, bei Landmann, 2002, S. 208) Interessant noch der Hinweis, dass der Taiji-Pol zwar immer im Scheitelpunkt endet, aber sein Anfangspunkt verschieden angegeben wird: entweder im ersten Punkt des Konzeptionsgefäßes *Huiyin* (KG 1) oder im ersten Punkt des Lenkergefäßes *Changqiang* (LG 1) (vgl. Zhao Qing, Der Begriff Neiqi, nur als PDF-Dokument erhältlich bei www.wuhun. de). Möglicherweise ist der ersten Auffassung die aufrechte Körperhaltung der Einatmer, der zweiten die schräge Haltung der Ausatmer zuzuordnen.

156 *Gudang*, «vibrieren», bei Landmann: «trommelnd schwingen». Eine andere Übersetzung ist «schwellen und schwingen» (wuhun, 2006, S. 6). Der Unterbauch ist elastisch, voll, «klopft» und schwingt innerlich. Diese Formulierung, die schon beim Kapitel über Jin-Kraft angesprochen wurde (vgl. Fn. 77), bezieht sich der Erfahrung des Autors nach vor allem auf das Neiqi im Dantian. Auf Qi als «Atemluft» (nachgeburtliches Qi), wie Landmann vermutet, nimmt das Zitat (Zhang Sanfeng zugeschrieben) wohl kaum Bezug (Landmann, 2002, S. 88).

dieses starke Qi im Unterbauch bewahrt wird. Das bedeutet, dass die Atemphase, bei welcher Jin-Kraft einsetzt wird, auf keinen Fall die Fülle des Unterbauchs «verlieren», d.h. nicht erschlaffen darf.[157]

Das folgende Zitat beschreibt das zugrunde liegende Prinzip, nämlich mit dem Qi im Dantian die Biomechanik der Jin-Kraft zu ermöglichen:

> Weil alle Bewegungen des Angriffs die Rückwirkungskraft der Erdoberfläche ausnutzen, muss man unbedingt das Qi in das Dantian sinken lassen, dann erst vermag die *Jin-Kraft* nach vorn abgeschossen zu werden. Wie könnte man die *Jin-Kraft* nach vorn abschießen und den Gegner schlagend attackieren und selber bei Ausatmen den Unterbauch nach innen ziehen (wie es bei der gleichläufigen Bauchatmungs-Übungsmethode der Fall ist)?[158]

---

157 Ebenso wenig wie der Unterbauch schlaff sein darf, dürfen die Bauchmuskeln willkürlich angespannt werden, womöglich dem Ideal eines «Waschbrettbauches» folgend. Der erste Fehler führt dazu, Taiji als «weiche» Kampfkunst misszuverstehen, der zweite macht es zu einer äußeren Kampfkunst in dem Sinne, dass der Körper äußerlich gekräftigt und abgehärtet wird.

158 Gu Liuxin, bei Landmann, 2002, S. 91 («Abschießen» wie man einen gespannten Bogen loslässt oder durch die «trigger-force» den Abzug einer Schusswaffe betätigt). «Gleichläufige Atmungsmethode» meint hier die normale Atmung. Es handelt sich hier um ein Plädoyer für den umgekehrten Atem, der von diesem Autor als einzig möglicher für die Kampfkünste empfohlen wird. Wird die normale Bauchatmung als Entspannungsatmung eingesetzt, bei der der Unterbauch beim Ausatmen entspannt einsinkt und das Qi so nicht im Dantian verweilt, dann trifft sein Zitat zu. Mit anderen Worten: Der Atem muss das vorgeburtliche Qi aktivieren. Beim Lunaren, dessen aktive Phase ja das Einatmen ist, heißt das, dass er unbedingt den umgekehrten Atem in Spiralform ausführen, also den (Unter-) Bauch oberhalb des Unteren Dantians und nicht den gesamten Unterbauch einziehen muss. Beim Ausatmen bleibt dann dieses untere «Widerlager» aktiv, wenn der Oberbauch sich sanft ausdehnt. Für den Solaren ist es wichtig, beim Ausatmen, seiner aktiven Phase, den Bereich um das Untere Dantian nicht mit einzuziehen, sondern nur den Oberbauch etwa zwischen Zwerchfell und Nabel, und die Flanken (vgl. Kapitel 6: «Beckenboden»). Dann erschließt sich auch ein praktischer Aspekt des «Einziehens der Brust» nämlich ein Nachgeben des Mittleren Dantians bei Ausatmern wie von selbst. Die Yang-Tradition scheint, wie schon mehrfach erwähnt, solar geprägt zu sein. Es findet sich bei Landmann denn auch keine Beschreibung der umgekehrten Atmung bei den Yang-Stil-Autoren. Die Aussage, «Einatmen ist hochheben, ist Ansammeln. Ausatmen ist Sinken, ist Abgeben» von Chen Weiming (bei Landmann, 2002, S. 99) trifft für beide Atemtypen zu. Nebenbei sei angemerkt, dass auch die Zusammenfassung am Ende des Buches von Landmann solar geprägt ist, was natürlich auch mit dessen eigenem Atemtyp zu tun haben mag: «Die Zentrierung und Aufrichtung des Steißbeins wurde später, besonders in der westlichen Sekundärliteratur, häufig mit dem Ausgleich der natürlichen Lordose der Lendenwirbelsäule in Verbindung gebracht [lunare Haltung, F.A.], obwohl die Zentrierung des Steißbeins die Wölbung der Lendenwirbelsäule durch ein Vorkippen des Beckens eher betont [solare Haltung, F.A.].» (Landmann, S. 254)

9 Der geistige Weg zur Jin-Kraft

Mit dem Herzen bewegt man das Qi.
(Wu Yuxiang, 1812–1880)[159]

Was bedeutet Yi-Qi-Jin praktisch?

Um eine Bewegung zu veranlassen, gibt es unterschiedliche Möglichkeiten: Diese reichen vom instrumentellen Beherrschen des Körpers durch den Geist (Willen), wie etwa beim Militär oder Leistungssport, bis hin zur unkontrollierten Bewegung des Körpers, etwa in Ekstase oder bei Epilepsie. So ergibt sich eine Skala, die vom Körper-Haben, der willentlichen Steuerung, bis zum Körper-Sein, der unkontrollierten Bewegung – und natürlich auch der Nicht-Bewegung in Stille – reicht.[160]

159 Mit diesen Worten beginnt die Abhandlung über die Übung der Dreizehn Bewegungsformen des Wu Yuxiang, einem der drei Klassischen Taiji-Texten. Das Zeichen *Xin*, «Herz», umfasst die Bedeutungen zerebraler Funktionen: Bewusstsein, Erinnerung, Denken, Analyse etc. Bis zum 18. Jahrhundert wurde nicht zwischen Herz und Gehirn unterschieden. Wang Qingren (1768–1831): «Geistige Aktivität und Gedächtnis befinden sich nicht im Herzen, sondern im Gehirn.» Yi, Vorstellungskraft und Intentionalität, ist also eine Funktion des Bewusstseins und hat mit einer womöglich emotionalen oder moralischen «Regung des Herzens» o.ä. nichts zu tun. Zum besseren Verständnis die Formulierung, dass das «Qi mit dem Herzen bewegt» werden soll, wird hier, wie schon mehrfach geschehen, die Übertragung «Der Geist führt» verwendet. Er bedeutet zum einen ein Spüren oder Sich-Einfühlen in körperliche Vorgänge oder Abläufe (Xin-Qi-Xing), zum andern aber vor allem, die Bewegungen vor ihrer Ausführung bereits in der geistigen Vorstellung vorwegzunehmen (Yi-Qi-Jin).

160 Helmuth Plessner (1892–1985), ein Hauptvertreter der Philosophischen Anthropologie, nennt diese doppelte Verschränktheit von Körper-Haben und Körper-Sein «exzentrische Positionalität»: dass der Mensch eben zugleich sein Körper/seine physische Existenz *ist* und diese *hat*, dass er um sich zugleich als Geistwesen und als Körperding weiß. Ähnlich

Zwischen den eben beschriebenen Extremen liegen weitere Möglichkeiten: z. B. der Tanz, bei dem kontrolliert erlernte Bewegungen frei werden, das Pendel also vom Körper-Haben zum Körper-Sein ausschlägt, was auch für die Kampfkünste gilt. Im Spiel sind die Bewegungen hingegen spontan: d.h. der Körper folgt unmittelbar äußeren oder inneren Anstößen, sei es der Ball, auf den er reagieren muss, sei es eine vorgestellte Figur oder eine Situation bei einer Theaterimprovisation, die sich sozusagen des Körpers bedient, um deutlich zu werden. Diese Bewegungen werden freilich vom aufmerksamen Bewusstsein begleitet, so dass der Wechsel von Körper-Sein zu Körper-Haben changierend, aber jederzeit bewusst ist.

Voraussetzung für das korrekte Ausführen von Innerem Taijiquan ist, dass der Geist (Yi: Aufmerksamkeit, Vorstellung, Intentionalität), wie oben bereits angeführt, derart in den Bewegungen steckt, dass die Bewegungen gespürt werden können und in keiner Phase bloß mechanisch ablaufen und, vor allem, den Fluss der Bewegungen im Geist bewahrt:

> Meine Positionen und Gesten erscheinen in ihrer äußerlichen Form als wären sie unterbrochen, aber meine ‹Vorstellung› ist nicht das kleinste bisschen träge. (Yang Chengfu, bei Landmann, 2002, S. 139)

Yi-Qi-Jin: Energie mobilisieren

> Man hat die ‹Vorstellung› von Bewegung und bewegt sich nicht, das ist eben die Tendenz, sich im Voraus zu bewegen, das nennt man ‹innerlich mobilisieren›. (Hao Yueru, 1877–1935)

Das bloße In-der-Bewegung-Sein, also das lediglich aufmerksame Spüren der Bewegung, ist zwar eine schöne Erfahrung, führt aber nicht zum vitalen Potenzial des Neiqi und zur Jin-Kraft. Entscheidend dafür, ob die Übungen Jin-Kraft entwickeln können, ist, die Bewegungen vor ihrer tatsächlichen Ausführung im Geist vorwegzunehmen. Der sog. Carpenter-Effekt[161] besagt ja, dass durch das Sehen

---

der Physiker *Fred Alan Wolf*: «Der menschliche Körper wird von zwei gleich starken, gegensätzlichen Antrieben bewegt, die beide die Herrschaft zu gewinnen trachten, um zu überleben. Das eine ist der Antrieb zum Tun, das andere der Antrieb zum Sein. Tun bedeutet Handeln, Bewegung, den Gang des Lebens steuern. Sein bedeutet Nichthandeln, ein bewegungsloses, zeitloses, raumloses Selbst. […] Nichthandeln ist nötig, um die […] Seele hören zu können. […] Handeln ist notwendig, um die treibende Kraft des Universums – Schöpfung und Evolution – zu verwirklichen. […] Unser Körper ist Ausdruck einer ständigen Oszillation zwischen Tun und Sein, der Schöpfung und dem Ausruhen von der Schöpfung.» (Wolf, 1993, S. 331)

161 Vgl. Fn 69

oder die Vorstellung einer Bewegung eine unwillkürliche Innervation stattfindet, bevor willkürliche Muskelkraft zur tatsächlichen Ausführung führt. Das Besondere am Inneren Taijiquan ist, dass nach der geistigen Vorwegnahme einer Bewegung anschließend, bei der realen Ausführung, überhaupt keine willentliche Muskelkraft eingesetzt werden darf. Trotzdem sind die Bewegungen stark und entwickeln eine erstaunliche Kraft – durch die Aktivierung des bio-elektrischen Kraftfeldes durch den Geist und die optimale Anpassung an die Schwerkraft. Dieses Kraftfeld, aufgebaut durch tonische Körperspannung, Qi-Fluss und sphärischen Wirbel und typgerechten Atem, wird durch Yi«eingeschaltet» – wie ein Streichholz, dessen Flamme ein Feuer entzünden kann –, d.h. seine innere Struktur wird «inspiriert» und kann als reale Kraft wirksam werden.[162]

Ein Beispiel: Berge versetzen

Führt der Geist, entstehen neue Kräfte – auch der Geist versetzt Berge. Der «Berg» ist hier eine Person, die frontal vor einem steht und die man mit einer Hand zur Seite hin «entwurzeln» soll; und zwar eben aus dem Stand heraus. Das Beispiel ist so gewählt, weil es prinzipiell nur mit Jin-Kraft gelingt – es gibt ja keine Angriffsbewegung, die erst durch Nachgeben neutralisiert werden könnte, um den Schwachpunkt des Gegners, an dem er sein Gleichgewicht verliert, herbeizuführen und dann auszunutzen und ihn zu schubsen. Das heißt, dass «wahre» Jin-Kraft sich eben darin zeigt, dass es aus dem Stand heraus – ohne Vorwärtsschritt – eingesetzt werden kann.

Die Hand wird an die Hüfte oder die Schulter des Gegenübers gelegt, so, als würde man einen seitlichen Klaps ausführen. In der Regel versucht man als erstes, den Arm heftig anzuspannen und mit dieser Kraft den Partner zu bewegen. Gelingt das, wie meistens, nicht, wird das Körpergewicht in die Waagschale geworfen und versucht, den massiven Berg vor einem mit der eigenen Masse zu bewegen. Auch jetzt rührt er sich kaum. Also, nun den «Geist» einsetzen – aber wie? Damit Yi

---

162 Das klingt kompliziert, weil sich diese neue Praxis gegen zwei Gewohnheiten behaupten muss: Zum einen grenzt sie sich von der quasi militärische Ausführung einer Bewegung ab, bei der der Einsatz des Geistes (Willen) auf den auslösenden Impuls für eine willkürliche Bewegung reduziert ist (Körper-Haben). Zum anderen unterscheidet sich die neue Praxis aber auch von vielen aus fernöstlichen Quellen stammenden Entspannungstechniken (Körper-Sein) und eben auch dem Äußeren Taiji, die viele als «Erlösung» aus dem rigiden System der oben beschriebenen Selbstdisziplinierung begreifen. Diese beiden uns lieb gewordenen Gewohnheiten können aber die Kluft zwischen Körper-Haben und Körper-Sein nicht auflösen – was aber die Praxis des Yi-Qi-Jin im Inneren Taijiquan vermag.

den eigenen Körper führen kann, muss man zunächst auf den mechanistischen Impuls verzichten, Kraft bzw. Widerstand nur mit eigener «roher» Kraft Li besiegen zu wollen. Dann braucht es Ruhe und Konzentration auf den nächsten Schritt: Yi soll den Körper so lenken, dass der Geist die Körperbewegung so vorwegnimmt, als sei sie bereits auf der anderen Seite des Berges angekommen. Dann folgt die Ausführung: unmittelbar, nachdem das Vorstellungsbild realisiert wurde, und auch noch so leicht wie möglich. Es sind also drei «Komponenten» zu beachten: Verzicht auf willkürliche Muskelkraft oder Schwungkraft, Vorstellungsbild realisieren und drittens unverzüglich die Bewegung ausführen. Das ist nicht einfach, auch weil viele Vorstellungen von der «inneren Kraft» im Umlauf sind, die glauben, es handele sich dabei um etwas Übernatürliches, das die Gesetze der Physik außer Kraft setzt und das man nur mit irgendwie «übernatürlichen» Geisteskräften erfassen könne. [163]

Yi im Alltag – der Finger und der Mond

Hilfreich ist hier der Rekurs auf alltägliche Bewegungen und das in ihnen realisierte Prinzip der «Intentionalität». Im Alltag ist eigentlich jede Bewegung intentional, die auf etwas gerichtet ist: Etwas ergreifen, z.B. eine Tasse, um zu trinken, sie wieder abstellen etc. ist eine von Yi geführte Bewegung. Auch der Sprung über einen Bach kann trockenen Fußes nur gelingen, wenn man schon vor dem Sprung «im Geist» am anderen Ufer ist und unterwegs auch keine Zweifel am Erfolg aufkommen lässt. Die geistige Zielvorwegnahme ist Bestandteil der Intentionsbewegung selbst.

---

163 «Der Geist führt» – und zwar ganz sportlich – am Beispiel Baseball: «Bei einem schnellen Wurf fliegt der Ball mit etwa 144 km/h von der Abwurfstelle zum Schlägermal, und das ist von der Stelle, an der der Ball sich befindet, wenn der Werfer ihn loslässt, etwa 16 m entfernt. Für diese Strecke braucht der Ball nur 400 Millisekunden (knapp eine halbe Sekunde). Daraus können wir errechnen, dass ein Signal vom Gehirn des Schlägers bis zu den Armen innerhalb von etwa 0,5 Sekunden (oder etwas weniger) wandern müsste, und das ist kürzer als die Reaktionszeit des durchschnittlichen Autofahrers (0,71 Sekunden beim Bremsen). Wie schafft der Schläger das? Da er, ausgehend von der Annahme, dass die Reaktionszeit für die Arme etwa die gleiche ist wie für die Beine, nicht schneller reagieren kann, müssen wir annehmen, dass er die Ankunft des Balls über dem Mal *antizipiert* [Hervorhebung F.A.] und den Schlag längst eingeleitet hat, bevor er wissen kann, wo der Ball ist! [...] Dass wir jedes Mal, wenn wir in der Gegenwart etwas tun, die Zukunft antizipieren, ist [...] durch Experimente belegt worden. Nach (den) Untersuchungen beginnt das Gehirn bereits ganze 1,5 Sekunden bevor die Versuchsperson eine so einfache Handlung ausführt, wie einen Finger zu heben, entsprechende Wellen und Signale zu erzeugen. Das künftige Erlebnis ‹reicht› dem gegenwärtigen Erlebnis ‹über die Zeit hinweg die Hand›.» (Wolf, 1993. S. 259)

Zeigt der Finger auf den Mond, so ist der Mond gemeint, nicht der Finger. Dieses bekannte Gleichnis, das im Zen verwandt wird, um darauf hinzuweisen, dass die Erleuchtung – der Mond – nicht mit dem Weg dahin – dem Arm – verwechselt werden soll, kann in unserem Zusammenhang die verschiedenen Möglichkeiten des Zusammenspiels von Geist und Körper verdeutlichen.

Schaut man auf den Finger, reicht der Geist nur bis zum Ende des Fingers, d.h. der begrenzte Körper ist das Feld seiner Beschäftigung. Schaut man auf den Mond, auf den der Finger zeigt, reicht der Geist etwa 380 000 Kilometer über die Körpergrenzen hinaus, d.h. der Körper wird Teil des Kosmos. Diese Bewegung ist intentional, weil sie etwas zeigen will, was außerhalb des Körpers ist; wäre die Aufmerksamkeit anders fokussiert, würde die Intentionalität schwinden und sich der Charakter der Bewegung ändern. Denn konzentriert man sich z.B. darauf, den Arm zu strecken, bleiben Yi und Qi im Arm stecken und enden am Finger. Präsentiert man sich selbst, seinen wohlgeformten Arm, geht gar kein Yi nach außen, weil der Körper in «Schönheit erstarrt» und der Geist sich nur auf die Aufmerksamkeit von außen bezieht, die er zum Erfolg, bewundert zu werden, braucht; und wer narzisstisch den eigenen Arm genießt, kommt überhaupt ganz ohne Bezug nach außen aus. Zeigt der Finger, von Yi geführt, auf den Mond, fließt das Qi durch den Arm ins potentiell Unendliche und es entsteht Jin-Kraft, was der bekannte Test zeigt, bei dem jemand den so «ausgerichteten» Arm beugen will, aber es nicht schafft. Ist dagegen die Fingergrenze auch die Grenze von Yi, funktioniert der Körper wie eine Maschine, und Kraft kann nur durch willkürliche Muskelanspannung erzeugt werden, die aber, und das zeigt dieser Test, schwächer ist als Jin-Kraft.

Was im Alltag so selbstverständlich, weil unbewusst gelingt, klappt in einer so künstlichen Situation wie unserer Versuchsanordnung allerdings nicht auf Anhieb. Offenbar setzt bei dem Versuch, Kraft einzusetzen, reflexhaft der Gebrauch von Muskelkraft und/oder des Körpergewichts ein – so, als könnte Kraft nur mit machtvollem Willenseinsatz realisiert werden. Der Verabsolutierung des Willens entspricht das Modell «Körper=Maschine», in welchem der Geist die Bewegung nicht führt, sondern, nachdem er als Wille dem Körper den Bewegungsbefehl erteilt hat, sich zurückzieht und «außen vor» bleibt, während der Körper den Befehl auszuführen hat.[164]

---

164 Diese Praxis ist auf den Punkt gebracht in Studios, in denen die Übenden an irgendwelchen Maschinen trainieren – und gleichzeitig Zeitung lesen; viel deutlicher kann der Dualismus von Geist und Körper nicht sichtbar werden. Um körperliche Kraft zu optimieren, bedient sich die moderne Sportwissenschaft zwar auch des «mentalen Faktors» qua Sportpsychologie, verlässt damit aber das dualistische Geist-Körper-Prinzip nicht. Zum einen sind die Ziele der Leistungsphysiologie beim Bestreben Kraft, Ausdauer und Geschwindigkeit zu

Exkurs I: Leib und Seele, Körper und Geist

> Das Gespenst in der Maschine.
> (G. Ryle, 1900–1976)

Der Name «Körper» ist vom lateinischen «corpus» abgeleitet, das auch die Bedeutung von «Leiche» hat. Demnach wird er heute sowohl für organische wie auch anorganische Körper gebraucht: In der Biologie meint er den Leib, das optisch in Erscheinung tretende Material (menschlicher Körper, Tierkörper, Pflanzenkörper, Pilzkörper) oder deren Teile (Blütenkörper); in der Physik ein Objekt, das Raum einnimmt und Masse hat, in der Geometrie eine dreidimensionale geometrische Form, welche durch Grenzflächen beschrieben werden kann.

«Leib» dagegen meint den Körper von lebenden Menschen und Tieren. Die dualistische Sichtweise sieht den Leib als materielles Korrelat eines Organismus im Gegensatz zu dessen Geist und Seele. Leib in philosophischer Sicht meint eher das «Seele-in-Körper-Phänomen» oder «beseelter, gespürter Körper». Im Gegensatz dazu geht der Monismus von nur einer Substanz aus, aus der die Welt besteht, hauptsächlich vertreten in der Lehre des Materialismus oder Physikalismus, wonach alles Materie ist und nur physikalische oder materielle Objekte und Wirkungen real sind.

«Psyche» bedeutete bei den alten Griechen ursprünglich nicht die Geist-Seele, sondern bezeichnete Belebtheit, das, was im Kampf aus den Wunden verströmte. Erst um etwa 500 v.u.Z. wurde Psyche zur einer für sich-seienden-Entität, die nun einen Gegensatz zum stofflichen Körper bildete und später von Platon (um 400 v.u.Z.) in eine Form gebracht, die vom Christentum übernommen wurde und dort bis heute gültig ist.[165]

---

optimieren, «Produktion, höhere Produktion um jeden Preis. Der menschliche Körper wird studiert, um zu entdecken, wie weit er sich in einen Mechanismus verwandeln lässt» (Hobermann, S. 85); zum anderen weist «die normale sportliche Fertigkeit, die bei Übungsbewegungen mit subtiler motorischer Aktivität einhergeht, […] zwei substanzielle Schwächen auf. Erstens ist sie an bedingte Reflexe gebunden und bleibt deshalb unkoordiniert, weil Bewusstsein und Körper konsekutiv beziehungsweise alternativ agieren. Zweitens ist die gewöhnliche sportliche Feinkoordination äußerst fragil.» (Shi/Siao, 2003, S. 152)

165 Sah Homer (um 800 v.u.Z.) die Psyche noch als «Schatten-Ich», das den Helden bei seinem Tod, quasi als dessen Phantom, verließ und in die Unterwelt einging, während der tote Körper – der Held selbst – zurückblieb, gesalbt und verbrannt wurde, so identifizierte Platon den «eigentlichen Menschen» mit seiner unsterblichen Seele, mit entscheidender Abwertung des Körpers: «Damit also hat der Leib-Seele-Dualismus, die zentrale Denkschwierigkeit der gesamten Bewusstseinsproblematik, zu seiner langen gespenstischen Laufbahn durch die Geschichte angesetzt: Platon wird sie demnächst fest am Ideenhimmel verankern, dann wird er in die Gnostik und die großen Religionen eingehen und auch vor der anmaßenden Gewissheit eines Descartes nicht halt machen, um schließlich die moderne

«Geist» hat zwei Grundbedeutungen: Zum einen meint er die mentalen Fähigkeiten des Menschen; Wissen, Wille, Emotion, Wahrnehmung, Selbsterkenntnis, Beobachtung, Imagination, Intellekt, schließt also auch den Begriff «Psyche» mit ein. Charakteristisch für den Geist ist die Intentionalität, also das Gerichtetsein auf ein Objekt – ein anderer Mensch, eine Handlung, Wünsche –, die als ein wichtiges Unterscheidungsmerkmal von Körper und Geist angesehen wird, denn der Körper ist Werkzeug des Geistes und per se nicht intentional. Allerdings sind nicht alle mentalen Zustände intentional: z.B. Nervosität, Euphorie oder diffuse Angst.

Zum anderen bezeichnet Geist eine spirituelle oder transzendente Dimension: der Geist Gottes beispielsweise. Spirituell ist auch die umgangssprachliche Bedeutung von Geist als körperlosem Wesen. Weiterhin wird der Begriff gebraucht, um Merkmale von Gemeinschaften zu bezeichnen: der Geist des Christentums oder der Geist des Kapitalismus[166].

Jahrhunderte hindurch wurde nach dem Ort der Seele gesucht und schließlich im Gehirn gefunden[167]: Bis zum Ende des 18. Jahrhunderts wurde jedoch angenommen, die Hohlräume, die Ventrikel, und nicht das Gewebe des Gehirns, sei der Ort geistigen und seelischen Geschehens. Von dort lenke eine quasi materiell verstandene Lebenskraft, der *spiritus animalis,* der aus dem *spiritus vitalis* des Herzens entspringe, das Leben des Leibes. Vergleichbar dem Konzept vom Qi, aber mit dem gravierenden Unterschied, dass diese Lebenskraft ihren Sitz nicht im Leib habe – bzw. die Materie/Energie darstellt, woraus der gesamte Orga-

---

Psychologie mit einem ihrer großen Scheinprobleme heimzusuchen.» (Jaynes, 1988, S. 354) Aus aristotelischer Sicht war die Seele die Form des Körpers, so wie der Körper die Materie der Seele war, mit dem Tod hörte die individuelle menschliche Seele auf zu existieren, da sie auf vitale Art und Weise mit dem physischen Körper verbunden war, den sie «beseelte»: Die zentrale Frage der abendländischen Philosophie nach der Natur des Geistes wird heute in der Analytischen Philosophie unter dem Aspekt des Verhältnisses von Geist und Gehirn behandelt, wobei sich dualistische und monistische Positionen gegenüberstehen, die grundsätzlich auf Platon und Aristoteles zurückgeführt werden können.

166 Das Verhältnis von Geist und Seele ist nicht eindeutig, was sich schon daran zeigt, dass das Psychische, also Seelische, dem Mentalen, also Geistigen, zugeordnet wird. Teilweise wurde die Seele als Bestandteil des (kosmischen) Geistes angesehen, teilweise geht der (menschliche) Geist aus der Tätigkeit der Seele hervor; alte Kulturen nahmen, wie die chinesische, zwei Seelen im Menschen an. Im heutigen allgemeinen Sprachgebrauch ist mit Seele die Gefühlswelt des Menschen angesprochen, vor allem sind die positiven Gefühle gemeint: Jemand ist eine Seele von Mensch oder die Seele des Betriebs, und ein hochintelligenter, aber gefühlskalter Mensch ist völlig seelenlos.

167 «Wo haust sie? Die einen weisen ihr diesen, die anderen jenen Ort im Körper oder außerhalb als Wohnsitz zu. Woraus besteht sie? Der eine sagt Wasser (Thales), der andere Blut, Luft (Anaximenes), Atem (Xenophanes), Feuer (Heraklit) oder was auch immer.» (Jaynes, 1988, S. 354)

nismus besteht –, sondern eben im Kopf, in den Ventrikeln. In der Vorstellung des Mittelalters wurde dort – wiederum vergleichbar der Tradition chinesischer innerer Alchemie – Leibliches in Geistiges «destilliert» und immer mehr verfeinert, bis nach der Hierarchie der Erkenntnisstufen eine höhere Erkenntnis möglich war. Über allem stand die immaterielle und unsterbliche Seele, die mit Verstand, Vernunft und Glauben fähig war, das wahre Wesen der Wirklichkeit zu erkennen und mit der geistigen Welt Gottes in Verbindung zu treten.

Dieses Bild von Geist und Körper bestand in seinen Modifikationen, die durch den jeweiligen Stand der Technik bestimmt waren, bis in die Zeit der Aufklärung hinein:

> War es bei Galenos' Zeiten [2. Jh. u.Z.] das Heizungssystem römischer Bäder Vorbild für den Fluss des spiritus animalis durch die Hirnventrikel, so stellte man sich im Mittelalter die Arbeitsweise des Gehirns wie eine repetive Destillation bei der Branntweinherstellung vor. Später, in der Renaissance, wurden mechanische Kunstwerke, wie etwa die Orgel mit ihren Zügen, Klappen und Ventilen zu Vorbildern für die Gehirnfunktionen. Und seit der Entdeckung der Elektrizität bestimmen nun elektrische Schaltkreise das Bild, das wir uns vom Gehirn machen. Anders als bei den mechanischen Modellen erscheint dies auf den ersten Blick durchaus sinnvoll, denn wir wissen ja inzwischen, dass die Nervenzellen elektrisch sind. (Elsner, 2000, S. 47)[168]

Die dualistische Trennung des Menschen in Leib und Seele bzw Körper und Geist hat durch *Descartes* (1596–1650) ihre Ausformulierung erhalten, die in ihrer Essenz bis heute das westliche Menschenbild bestimmt.[169] Descartes betrachtete den menschlichen Körper als ein feinmechanisches Kunstwerk.[170] Er meinte,

---

168 «Freilich, der Geist scheint ein Kobold zu sein, der in dem schier undurchdringlichen Dschungel der Nervenfasern des Gehirns sein Versteckspiel in immer neuen Verkleidungen treibt. Hervorgelockt durch denselben Typus elektrischer und chemischer Erregungen ‹sehen› wir ihn im Hinterhauptlappen des Gehirns‹ ‹fühlen› ihn im Scheitellappen und ‹hören› ihn im Schläfenlappen. Auch hier stocken wir wieder: ‹Sehen wir ihn› oder muss es nicht vielmehr heißen: ‹sehen wir mit ihm› oder ‹sieht er›? Es ist ein Verwirrspiel, dass uns die Mechanik nicht hat erklären können. Sollen wir nun glauben, dass es der Elektronik gelingen wird? Oder vielleicht der Chemie?» (Elsner, 2000, S. 48)

169 Descartes Satz, «Cogito ergo sum», «besagt [...], dass Denken und das Bewusstsein vom Denken die eigentlichen Substrate vom Sein sind. Und da Descartes das Denken bekanntlich für eine Tätigkeit hielt, die sich völlig losgelöst vom Körper vollzieht, behauptet er in dieser Äußerung die radikale Trennung von Geist, der ‹denkenden Substanz› (res cogitans) und dem nichtdenkenden Körper, der Ausdehnung besitzt und über mechanische Teile verfügt (res extensa). (Aber) [...] wir sind, und dann erst denken wir, und wir denken nur insofern, als wir sind, da das Denken nun einmal durch die Strukturen und Funktionen des Seins verursacht wird.» (Damasio, 2005, S. 329)

170 «Descartes' Konzeption des Körperlichen im Rahmen des Geist-Körper-Dualismus ist [...] ganz geprägt von dem zeitgenössischen Mechanismus der Naturwissenschaften und deren Mathematisierung. [...] Jede Veränderung in der Körperwelt entsteht für Descartes durch mechanische Berührung, so dass für ihn das gesamte Universum eine mechanisch

die vernunftbegabte Seele säße in der Zirbeldrüse, die, wie er glaubte, beweglich sei. Die ihr innewohnende Seele könne deren Bewegung steuern und so den spiritus animalis durch motorische Nervenfasern fließen lassen und auf diese Weise willkürliche Bewegungen veranlassen. Auch wenn seine Vorstellungen im einzelnen heute kurios scheinen und die Wissenschaft sie offenbar längst überwunden hat[171], ist die darin enthaltene Auffassung, der Mensch habe vor allem einen Körper, der von einer Seele gelenkt würde – von wollendem Subjekt und gehorsam ausführendem Körper – in allen alltäglichen Bereichen Realität. Der Common Sense heute sieht den Menschen in seinem Leib-Seele-Verhältnis dualistisch:

> In der Außenwelt, so nehmen wir an, existieren räumlich ausgebreitete Dinge, in der davon säuberlich geschiedenen Innenwelt der Seele oder des Bewusstseins hingegen Vorstellungen, Gedanken, Gefühle. Letztere glauben wir nicht draußen im Raum anzutreffen, auch nicht in unserem Körper, insofern dieser auch nur ein Ding im Raum ist, sondern in uns selbst, an einem Ort, der kein Ort ist, weil er sich nicht räumlich lokalisieren lässt, an einem geistigen, ungreifbaren Seelenort, an dem wir dennoch irgendwie zu sein scheinen. Von diesem Nichtort schauen wir dann hinaus in die Welt, wie aus einem Raum, der zwar Fenster hat, den wir aber nicht verlassen können, Gefängnis und Refugium in einem. (Hauskeller, 2003, S. 100)

Exkurs II: Die alles durchdringende Kraft

«Die modernen wissenschaftlichen Beschreibungsansätze, die sich mit den Bewegungen im menschlichen Körper befassen, können Muskeldynamik und Kraftleitung nur mit dem Hebelmodell erklären. Das menschliche Knochengerüst ähnelt demzufolge einem beziehungsreichen System von Hebeln, in dem alle Bewegungen – alle Hebel samt Wegen und Abständen – durch Muskelzug aktiviert und reguliert und durch Sehnen stabilisiert werden. Unter der Aufsicht des Gehirns und, situationsbedingt, durch die Instinkte können die Muskeln Bewegungen erzeugen, indem sie Spannung und Entspannung variieren. Gemeinsam mit dem Skelett entsteht so eine komplexe Bewegungsstruktur, in der die Kraftübertragung auf den dynamischen Prinzipien der Mechanik beruht.

Zum Beispiel wird bei einem Fauststoß die Summe aller im Körper geleisteten gemeinsamen Anstrengungen zu einer entsprechenden Kraft konzentriert und auf den Auftreffpunkt abgegeben. Aber ungeachtet aller Verbesserungs- und

---

arbeitende Maschine ist. […] In belebten Körpern sieht Descartes die gleichen Prinzipien am Werk wie in unbelebten Körpern.» (Hastedt, 1988, S. 39)

171 «Die mechanistische Denk- und Erklärungsweise findet nicht allein auf die Naturwissenschaft Anwendung, auf Physiologie, Psychologie, Soziologie, Staatslehre usw. Sie wird zum Paradigma wissenschaftlicher Rationalität überhaupt und ist bis heute das dominante Strukturmodell der westlichen Zivilisation geblieben.» (Gloy, 1995, S. 163)

Verfeinerungsbemühungen wird in jedem Gelenk Kraft fehlgeleitet und nach außen oder innen abgegeben – und das bedeutet eine ungeheure Verschwendung von Muskelenergie. Wenn unter diesen Bedingungen eine Bewegungsübung mit hohem Tempo oder über längere Zeit durchgeführt wird, multipliziert sich die Verschwendung hundertfach oder noch stärker. Nicht ohne Grund bemüht man sich in der modernen Trainingslehre so hartnäckig darum, die drei Faktoren Kraft, Geschwindigkeit und Ausdauer zu optimieren.

Den chinesischen Kampfkünsten sind bei der Kraftübertragung und -steuerung bisher kaum bekannt gewordene, phantastische Durchbrüche gelungen. Einer dieser eindrucksvollen Erfolge wird in den klassischen Schriften der Faustkampftheorie mit den Begriffen ‹eine Energie durchdringt alles ungehindert›, ‹jedes Gelenk wird reibungsfrei passiert› und ‹verlustfrei fließende Kraft› beschrieben […] Die hier angesprochene Methode berücksichtigt die notwendigen Kraftübertragungselemente, mit denen die Muskel die Hebel aktivieren, aber gleichzeitig gelingt es ihr, die Kraftleitung und -lenkung so zu verfeinern, dass die Gelenke direkt und ohne die üblichen gelenktypischen Energieverluste passiert werden.

Der Leser mag sich nun fragen, wie so etwas möglich ist. Ein Muskel kann kontrahieren und sich entspannen, aber es ist ein und demselben Muskel nicht möglich, an dem einen Gelenk zu kontrahieren während er an dem anderen entspannt bleibt. Außerdem besteht, wenn ein Muskel teilweise entspannt und teilweise kontrahiert ist, keine Möglichkeit für eine Kraftübertragung oder -weiterleitung, so wie man es beispielsweise aus der Flüssigkeits- oder Gasdynamik kennt.

Das traditionelle physikalische Verständnismodell wird durch die Erkenntnisse der modernen Anatomie gestützt und bestätigt. Die entsprechenden Erkenntnisse der höheren Kampfkünste sehen dagegen ganz anders aus. In deren Rahmen hat man herausgefunden, dass die Spannung in den Muskeln – unter der Kontrolle des Denkens bzw der Absicht [Yi, F.A.] – zum Fließen gebracht werden, weitergeleitet und übertragen werden kann. Das kann zentimeterweise geschehen oder indem mehrere Gelenke auf einmal übersprungen werden. Dieses Phänomen wird als ‹weitreichende› oder ‹alles durchdringende Kraft› bezeichnet. Wenn die Spannung von einem Punkt etwa um einen Zentimeter weiter geleitet worden ist, kann in diesem Punkt Entspannung einkehren. Diese optimale Kraftleitung wird durch anatomische Strukturen (Gelenke, Muskeln oder Bänder) nicht eingeschränkt. Das bedeutet, dass jede Faser des menschlichen Körpers zum Übertragungsmedium für Kraft werden kann – etwas vergleichbar mit Kabeln, die den elektrischen Strom leiten, oder Rohren, die Flüssigleiten transportieren…

Ohne permanente analytische Kontrolle durch das Denken und ohne den Antrieb und die Lenkung durch den Willen ist die Weiterleitung von Muskelspannung über längere Strecken nicht möglich. Das liegt daran, dass die Muskelspannung bei der normalen konditionierten Reaktion (d.h. bei motorischer Reaktion nach Erhalt eines Befehls vom Bewusstsein) nicht der bewussten Kontrolle unterliegt. Und es ist genau die Interaktion von Absicht [Yi, F.A.] mit dieser Art von weitreichender bzw. alles durchdringender Übertragung, die ein Gelenk nach dem anderen ohne einschränkende Beeinflussung der Gelenkstruktur und Gewebeeigenschaften passiert, bei der das noch unverfeinerte Bewusstsein[172] mit Substanz, Energie und Geist [Jing, Qi und Shen F.A.] vereint wird. Wenn man diese Art von verfeinertem Bewusstsein erst einmal besitzt, kann die Muskelspannung mit einer Perle verglichen werden, die den menschlichen Körper wie in einem Rohrleitungssystem rollend durchquert. Die Muskelspannung kann auch eine vollständige elastische Verbindung von den Füßen zu den Händen bilden, und auf dem langen Weg wird absolut keine Energie an den Gelenken oder Bändern verloren gehen.»[173] (Shi/Siao, 2003, S. 109–112)

«Ich bin schon da» – Hase und Igel in einer Person

Beim Einsatz von Jin-Kraft konzentriert man sich auf das Ziel der Bewegung, weniger auf die Bewegung selbst. Entscheidend ist dabei der Punkt, an dem die Vorstellung vom Ziel – dass man seine Hand schon da sieht, wo sie hin soll – realisiert wird: d.h. bildhaft präsent ist, so, als sei man Hase und Igel in einer Person; im Geist immer schon da, wo der Körper hin will.

Der Entschluss zur Bewegung, der im Geist vollzogen wird[174], bevor die äußere Bewegung beginnt, ist vergleichbar dem Anreiben des Streichholzes, das

---

172 Der Originaltitel des Buches von Shi/Siao, 2003, aus dem hier zitiert wird, lautet: Lun Wushu Lianyi («Über die Verfeinerung des Bewusstseins mittels der Kampfkünste»).

173 «Diese Art der Kraftübertragung ist nicht auf den eigenen Körper beschränkt. Sie kann auch in einen anderen Körper hinein stattfinden, wobei sie der Kontrolle des eigenen Willens unterworfen bleibt. Das ist etwas, was eine andere Person nur schwer wahrnehmen kann.» (Shi/Siao, 2003, S. 112)

174 Shi/Siao benutzen den Begriff «Dynamisches Denken» (eine andere Bezeichnung für das ‹innerlich mobilisieren› von Hao Yueru), den sie anhand des Beispiels von äußerem und innerem Sprechen erläutern. So wie äußeres Sprechen immer an motorische Aktivität der lauterzeugenden Organe gekoppelt ist, so geht das innere Sprechen – verbales Denken – mit sehr schwachen und gering entwickelten muskulären Aussprache-Aktivitäten einher: «In den höheren Kampfkünsten sind diese extrem feinen Bewegungen. […] Ausgangspunkte für die Bewusstseinsverfeinerung und außerdem wichtige Faktoren des Aufmerksamkeitstrainings. Das also ist ‹Bewusstsein›: die Vereinigung von Absicht und motorischer Aktivität im Bewusstsein, welche die physische und mentale Grundlage für das dynamische Denken bildet. […] Damit ist die Basis für die alles durchdringende Kraft (auch als physiomentale Koordination bezeichnet) geschaffen, die direkt durch die Gelenke verläuft.» (Shi/Siao,

die Flamme entzündet. Die Erfahrung zeigt, dass nur, wenn dieser Startimpuls der Bewegung vorangeht, Jin-Kraft realisiert werden kann: Der Moment, in dem dieser Impuls im Geist vollzogen wird, versetzt den Körper in eine erhöhte tonische Spannung, die der Partner als ganze sanfte Erschütterung seiner Position spürt – der Beginn der Entwurzelung, ein zarter Beginn dessen – das Qi beginnt zu vibrieren –, was dann durch beständige Übung zu Gudang[175] werden kann. Dieser Impuls braucht dann nur zu Ende geführt werden: Mit einer Bewegung ohne willkürliche Anspannung wird der andere aus dem Gleichgewicht gebracht. Denn da Geist und Energie des Handelnden «leer», also nicht mit willkürlicher Kraftanstrengung «gefüllt» sind (weil er es emotional oder willentlich gar nicht auf den Berg «abgesehen» hat), geht die Kraft/Energie einfach durch diesen hindurch und, was mit Erstaunen registriert wird, entwurzelt ihn. Muskel- oder Schwungkraft dagegen sind hart und dringen aggressiv in den (lebendigen) «Berg» hinein, der sich dagegen zu Recht wehrt.[176] Die Wirkung der Inneren Energie wird von beiden Beteiligten als angenehm empfunden; typisch ist die Reaktion dessen, der

---

2003, S. 151/152) «Und da ist ja auch noch das spiegelbildliche Problem: Nicht nur scheinen die in bestimmten Regionen des Gehirns physikalisch zu messenden neuronalen Aktivitäten zu Empfindungen, Gefühlen, Vorstellungen, Gedanken zu führen, sondern umgekehrt scheinen diese wiederum handfeste Hirnprozesse hervorzurufen, die als elektrische Potentiale, Ausschüttung von Neurotransmittern und erhöhte Stoffwechselreaktionen fassbar sind. Durch entsprechende Techniken lassen sich tatsächlich diese physikalisch zu messenden Aktivitäten, welche mit dem Denken von Worten, mit der rein gedanklichen Vorstellung eines Spaziergangs oder mit den bei geschlossenen Augen durchgeführten Rechenaufgaben verbunden sind, bildlich darstellen.» (Elsner, 2000, S. 50)

175 Vgl. Fn 77

176 Natürlich ist die Leichtigkeit der Bewegung relativ, bei Ungeübten ist der Anteil an roher Muskelkraft höher als beim Geübten. Zudem ist eine von Yi geführte intentionale Bewegung noch nicht Jin-Kraft (auch wenn das praktische Beispiel, den Berg zu versetzen, hier so gewählt wurde, dass es eine Ahnung von Jin-Kraft vermittelt, so wurde doch ganz auf den Bezug zur Spiralbewegung verzichtet). Wichtig ist, das «Bild» der Bewegung *vor* ihrer Ausführung zu haben – und nicht während: «Es ist so, wie bei der Programmierung eines Computers. Programmieren Sie einen Computer nicht, wenn er gerade im Gebrauch ist. Programmieren Sie ihn vorher.» (Bernard/Stricker/Steinmüller, S. 110) Die verbreitete Auffassung jedoch, man müsse Anspannung der Muskeln überhaupt vermeiden, um Jin-Kraft zu entwickeln – also auch jene, die durch das «Anknipsen» der Vorstellungskraft entsteht, ist falsch. Die Aufgabe ist vielmehr, die richtige (tonische) Spannung zu finden. Entscheidend ist dabei, den «Bogen» jeweils in Spiralen zu spannen, weil diese den Körper, die Atmung und die Meridiane öffnen und offen halten: So kann die Energie fließen und in der elastischen Spannung des Körpers den Weg als Jin nach außen finden. Die Formulierung in den Klassischen Taiji-Texten, man solle Jin so einsetzen, als spanne man einen Bogen, bezieht sich darauf; in der Tat ist der Gegner dann der Pfeil, der wie von selbst von der Sehne abschnellt, nachdem der Bogen richtig gespannt und die gespannte Sehne losgelassen wurde.

«geschoben» hat («Ich hab doch gar nichts gemacht!») und die erstaunt-heitere Reaktion des «Entwurzelten». Oder, wie es Yang Chengfu ausdrückt:

> ‹Vorstellung› [Yi] und Qi, das ist eben das, was die Lebewesen außerhalb der Knochen und innerhalb der Muskeln durchfließt […] so entsteht eine Art von Vergnügen, das man mit erdachten Worten nicht ausdrücken kann. (Yang Chengfu, bei Landmann, 2002, S. 98)

Wuwei und Ziran

Die typische Reaktion beim gelungenen Einsatz von Jin-Kraft drückt einerseits das Erstaunen über diese sanfte Kraft aus, die man da entwickelt hat, bezeichnet andererseits aber auch einen Grund dafür, dass «wahre Jin-Kraft» in Taijiquan selten zu finden ist: Leichtigkeit und Kraft durch Vermeidung willentlich eingesetzter Kraft – durch Wuwei, «Nicht-Machen» – zu erlangen, ist nicht leicht, und leider gibt es – anders als beim Yi – keine Alltagserfahrung dieser sanften «alles durchdringenden Kraft», auf die man sich hilfsweise beziehen könnte.

Der Geist führt den Körper, indem er die Bewegung erschafft, indem er sie sozusagen «zündet»: Dieser spontane «Yi-Funke» entscheidet wie ein Geistesblitz darüber, ob die viel zitierte Einheit von Körper und Geist gelingt und Jin-Kraft entstehen lässt. Diese Entfaltung von Spontaneität (Ziran, von selbst), ist neben Wuwei das zweite wichtige Erbe des Daoismus, das die Praxis von Innerem Taijiquan bestimmt.

Mit wachsendem Können beschleunigt sich die Fähigkeit, Jin-Kraft einzusetzen, enorm, so dass spontan – und lustvoll – auf eine Situation reagiert werden kann: Tatsächlich führt dann der Geist den Körper und aus Li wird Jin:

> Wenn du so alle Bewegungen durch den Geist lenkst, wird sich deine gewöhnliche Körperkraft [Li] in spirituelle Energie [Jin] verwandeln, und dann werden deine Bewegungen nicht mehr plump und träge sein. (Wu Yuxiang)[177]

---

177 Klassische Taiji-Texte. Yi «kann den Aktions- oder Schlachtplan, den Weg einer Kraft und die Zielrichtung während einer Aktion jederzeit neu ordnen. Das gibt der Kraft die Chance, sich eines ‹Gehirns› zu bedienen, das auch während der ganzen Aktion ‹denken› kann. Damit erwirbt der Kampfkünstler die Anpassungsfähigkeit und strategische Autonomie, Aktion und Gegenaktion fortgesetzt auf einen Gegner abstimmen zu können. Außerdem erwirbt er eine technische Garantie für den hundertprozentigen Sieg über Angriffe, die, so schnell sie auch sein mögen, auf bedingten Reflexen beruhen.» (Shi/Siao, 2003, S. 142)

10 Inneres Taijiquan: Zwischen Himmel und Erde

Wenn du es eilig hast, mache einen Umweg. (Japanisch)

Fortbewegung in Taijiquan

Mit der Taiji-Bewegung kommt man an kein Ziel, zumindest an kein äußeres, bewegt man sich doch im Kreis: die Taiji-Form endet an der Stelle, an der man sie begonnen hat.

Sie folgt dem Prinzip der «zyklischen Zeit», die kein Fortschreiten und keinen Fortschritt kennt. Die Fortbewegung in der Form des Taijiquan ist folglich geprägt von der Absicht, nicht vorwärts zu gehen; die Schritte nach vorn dabei – die es ja gibt, denn man «tritt nicht auf der Stelle» – sind nicht zur optimalen Bewältigung einer Wegstrecke geeignet. Jeder Vorwärtsschritt ist mit einem Innehalten verbunden, so dass nur über einen Umweg ein Stück Weges zurückgelegt werden kann. In dieser speziellen Art der Bewegung liegt ein Grund dafür, dass Taijiquan mehr Kraft sammelt als verausgabt, und dass eine innere Kraft wie die Jin-Kraft überhaupt entstehen kann.

Da sich alles Leben im Spannungsfeld der Erdanziehung und einer von dieser wegstrebenden Bewegung abspielt – chinesisch formuliert zwischen dem Yin der Erde und dem Yang des Himmels –, gleicht die Körperhaltung des Taijiquan beide Kräfte aus. Die Schwerkraft wird angenommen, indem die Knie leicht gebeugt werden – um die Wirbelsäule, einschließlich des Kopfes, nach oben auszurichten, als würde man aufrecht sitzen. Der Körperschwerpunkt sinkt so näher zur Erde, «rutscht» in den Unterbauch, und der Scheitel des Kopfes wächst zum Himmel: So werden beide Pole perfekt ausgeglichen und vereint, wie es das Taiji-Symbol darstellt und wie es im Körperinnern im Aufbau des Taiji-Pols angestrebt wird.

In dieser Haltung wird der Körper langsam gleitend und fließend bewegt, um die Aufrichtung ständig zu bewahren und die Verbindung von Erde und Himmel nicht zu verlieren.[178]

Es gibt fünf Richtungen, den Körper im Raum zu bewegen, immer aufrecht, mit einem oder beiden Füßen auf dem Boden: vor, zurück, Drehung nach links und Drehung nach rechts und, als Sonderfall von Bewegung, zentriert stillstehen bzw. *Zentriertsein* in allen Bewegungen.[179] Durch die Ausrichtung des Zentrums entweder zum gebeugten vorderen oder zum hinteren Bein wird nicht nur das Gewicht auf jeweils einen Fuß verlagert – allgemeiner Standard aller Taiji-Stile –, sondern auch eine Verbindung zwischen Rumpf und Boden über jeweils einem Bein geschaffen, also eine Körperachse oder Schwerkraftlinie. Die Herstellung dieser einen Körperachse ist von äußerster Wichtigkeit im Inneren Taijiquan, denn dadurch, dass immer wieder in einer neuen zentrierten «Endposition» innegehalten wird – sowohl in Vorwärts- wie auch Rückwärtsbewegungen –, geschieht die Bewegung im Raum als Kreis, nämlich als Umkreisen der Weltachse, und nicht als lineare Bewegung nach vorn.[180]

Dem entspricht ein Vorwärtsgehen in den Füßen, das zwar nach vorn, aber nicht vorwärts geschieht, weil dabei nur der halbe Vorwärtsschritt des normalen Gehens vollzogen wird: Das Abrollen des belasteten vorderen Fußes wird in der Mitte der Phase angehalten, kurz bevor die Spielbeinphase des hinteren Beines erreicht wird,

---

178 Wer Himmel, Erde und Menschen vereinigen kann, kann König sein. Die etymologische Erklärung für das Schriftzeichen «König» sieht so aus: 王 Drei waagrechte Linien symbolisieren Himmel, Erde und Mensch. Die senkrechte Linie bedeutet «Verbindung». Diese Haltung repräsentiert nicht nur die Weltordnung, sondern bewahrte sie, im Denken der alten Chinesen, gleichermaßen: Handeln und Tun der Menschen sollten nicht nur nicht nur der Ordnung entsprechen, sondern sie auch konstituieren. Der Kopfstand war beispielsweise in der Tang-Dynastie (600–900 u.Z.) ganz verboten, um die Weltordnung nicht «auf den Kopf zu stellen». So wird in Taijiquan, der typischsten aller chinesischen Bewegungskünste, diese Körperhaltung nie aufgegeben – es gibt keine Sprünge (zumindest im Yang-Stil), keine Fall-Techniken und keine akrobatischen Bewegungen, die den Körper «biegen» und seine innere Aufrichtung, den Taiji-Pol, stören könnten.

179 Zu dem komplizierten System von Entsprechungen, dem diese «Fünf Schrittarten» des Taijiquan in vielen Varianten zugeordnet werden, nämlich den fünf Wandlungsphasen, die mit makrokosmischen (Jahreszeiten, Himmelsrichtungen) und mikrokosmischen (inneren Organen, Emotionen) sowie sozialen und politischen (den «Fünf Beziehungen» des Konfuzianismus) Eigenschaften des Universums in Verbindung gebracht werden, vgl. z.B. Anders, Tai Chi, 2007, S. 176 und den Beitrag von V. Brauner.

180 Hier, in der tatsächlichen Verbindung des gehenden Körpers mit der Erdachse, liegt die Ähnlichkeit mit der Sitzmeditation und nicht im äußeren Bewahren des aufrechten Rumpfes in Bewegung.

das direkte Vorwärtsschreiten des normalen aufrechten Gehen wird so gestoppt.[181] Stattdessen wird an dem Punkt, wo das Körpergewicht auf den vorderen Fuß angekommen ist, der Schwerpunkt durch Beugen der drei Gelenke des vorderen Beines (Hüfte, Knie, Fuß) in den Fuß hinein gesenkt und die Kraft, den hinteren Fuß abzustoßen, damit dieses Bein dem Spielbein nachkommen kann, in eine Kraft gewandelt, die nach der Maxime actio = reactio (dem Zusammenspiel von Schwerkraft und Stützkraft) im gleichen – dem belasteten – Bein aufsteigt. Diese aufsteigende Kraft ist die Basis der Jin-Kraft, die durch den so verwurzelten Körper hindurch und durch die Arme und Hände nach außen geht.

Exkurs: aufrechtes Gehen

Jaquelin Perry (Perry, 2003) und Götz Neumann (Götz-Neumann, 2006) unterscheiden fünf Phasen innerhalb der Standphase und drei während der Schwungphase. In diesem Schema, das als *Ranchos Los Amigos System* bekannt geworden ist, definiert man die funktionellen Aufgaben der einzelnen Phasen als Gewichtsübernahme, Einbeinstand und Vorwärtsbewegung des Schwungbeins. Die Standphase, in der die Gewichtsübernahme geschieht, besteht ihrerseits aus zwei Phasen: dem initialen Kontakt und der Stoßdämpfungsphase (loading response); und zweitens aus der Standphase, dem Einbeinstand, der in drei Phasen, die mittlere und terminale Standphase sowie die Vorschwungphase unterteilt wird.[182] Von Interesse sind hier die Phasen 1–3.

---

181 Nimmt man die Fortbewegung des menschlichen Gehens wie ein großes Rad, so wäre das Taiji-Gehen wie ein Ausrollen zu verstehen: Das Rad kommt kurz zum Stillstand, bevor es weiterrollt: «Der Mensch als Rad mit seinen beiden Beinen als Speichen und den Füßen als Fragmenten von Reifen. Er rollt hintereinander abwechselnd auf diesen Fragmenten von der Ferse zur Großzehe. Hätte er genügend Speichen, würde er immer rundum gehen wie jemand der mit Armen und Beinen als Speichen ‹sein Rad schlägt›. Hat man aber nur zwei davon zur Fortbewegung, wird das eine Bein nach vorn geführt, während das andere arbeitet. Im Wechsel setzt sich dies fort. Das Gehen des Zweibeiners besitzt die Eigenheit, dass dabei die Schwerkraft von einem Bein auf das andere verlagert wird, und das momentan nicht beschäftigte sich verkürzt, um nach vorn zu schwingen.» (O. W. Holmes Sr., 1809–1894, amerikanischer Arzt und Dichter, in: Todd, 2003, S. 176)
182 Die anschließende Schwungphase besteht wiederum aus drei Phasen (initiale, mittlere und terminale Schwungphase), die für die Vorwärtsbewegung des Schwungbeins sorgen, die aber hier vernachlässigt werden kann, da es im Taijiquan kein Schwungbein gibt.

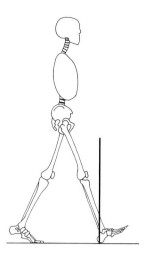

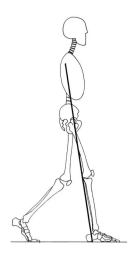

Abbildung 52a: Initialer Kontakt (initial contact).
Beginn und Ende der Phase durch den Moment, in dem die Ferse auf den Boden trifft.[183]

Abbildung 52b: Stoßdämpfungsphase oder Belastungsantwort (Loading response).
Beginn: initialer Kontakt; Ende: mit Abheben des hinteren (kontralateralen) Beines. In dieser Phase übernimmt das auftretende Bein (Referenzbein) das Körpergewicht vom hinteren (kontralateralen) Bein. Das übernimmt mit bzw. nach dem Aufsetzen der Ferse das Körpergewicht, das abrupt auf das ausgestreckte Bein (Referenzbein) transferiert wird. Die Form des Fersenbeines erlaubt dabei die Umwandlung der nach unten gerichteten Kraft in die Schwungbewegung nach vorn.[184]

---

183 Üblicherweise beginnt der erste Kontakt mit der Ferse. Daher wird dieser Zeitpunkt manchmal auch Fersenkontakt genannt. Um die Definition der Gangphasen jedoch auch für den pathologischen Gang anwendbar zu gestalten, wird dieser Begriff in der Physiotherapie vermieden.

184 Dieser «Fersenkipphebel» kann nur dann wirken, wenn der Fuß mit der Ferse zuerst aufsetzt, und ist von äußerster Wichtigkeit im Taijiquan. In dieser (ersten) doppelt unterstützten Standphase stützt das hintere Bein den Körper mit ab, bis dieses frei vom Körpergewicht wird in der nächsten Phase.

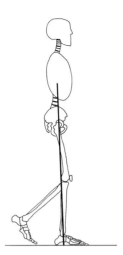

Abbildung 52c: Mittlere Standphase (Mid-Stance, Einbeinstand).
Frühe Phase (Abb. 52c): Das Standbein hat das Körpergewicht vollständig übernommen. Der Körperschwerpunkt ist senkrecht über dem Vorfuß (einfach unterstützte Standphase.) Das kontralaterale Bein ist frei von Körpergewicht, hat aber noch Kontakt mit dem Boden. Späte Phase (ohne Abb.): Beginn ist mit Abheben des kontralateralen Fußes. Dieser schwingt nun nach vorn. Die potenzielle Energie der einfach unterstützen Standphase wandelt sich in kinetische Energie: Der Körperschwerpunkt wird über den belasteten Fuß hinaus transportiert, also der Körper relativ zum Fuß des Standbeines vorwärts bewegt. Die Abrollbewegung findet über das Sprunggelenk statt. Ende: Aufsetzen (initialer Kontakt) des kontralateralen Beines, Beginn der Verlagerung auf diesen Fuß.

Inneres und Äußeres Taijiquan – eine «biomechanische» und «biodynamische» Definition

Biomechanisch: der Einbeinstand – Verbindung von Himmel und Erde

Die Vorwärtsbewegung im Gehen, bezeichnet durch den Schritt des Spielbeins nach vorn, wird beim Taijiquan durch ein Verlagern des Schwerpunktes vom hinteren zum vorderen Bein ersetzt und mit Sinken in den Fuß des Standbeines abgeschlossen. Die Umwandlung der potenziellen Energie, die erreicht wird, wenn das Körpergewicht auf dem Standbein ruht, in kinetische Energie, die, beim normalem Gehen, den hinteren Fuß nach vorn bringt und damit den Vorwärtsschritt ermöglicht, findet nicht statt, stattdessen wird die potenzielle Energie durch bewusstes, verstärktes Sinken erhöht und in eine aufsteigende Kraft umgewandelt: die Basis von Jin.[185]

---

185 In diesem Sinken genau in diesem präzisen Punkt der Gangphase liegen die wesentlichen Wirkungen von Innerem Taijiquan begründet, es stellt die «Ruhe in der Bewegung» dar,

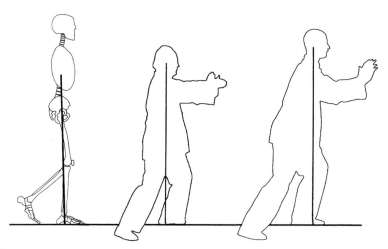

Abbildung 53: Von links: Einbeinstand, lunare Vorwärtsstellung, solare Vorwärtsstellung. Die Abbildungen zeigen den schematischen Vergleich des Einbeinstandes mit der Taiji-Vorwärtsstellung und verweisen auf die *eine* Achse, die im Inneren Taijiquan verwirklicht wird.

Die besondere Schwierigkeit, diese Phase in der Taiji-Bewegung zu treffen, liegt darin begründet, dass man sich ja bereits mit gebeugten Knien bewegt, und mehr Körpergewicht auf einem Bein als auf dem anderen – eine Basis-Forderung für Taiji überhaupt – schon viel eher verlagert hat als beim aufrechten Gehen, wo dies erst später erreicht wird, wenn der Einbeinstand es erst ermöglicht, das hintere Bein abzuheben und in der Schwungphase nach vorn zu bringen.[186] Auch die Idee, dass es beim Stand mit gebeugten Knien einzig darauf ankäme, den Schwerpunkt tief zu halten, um Standfestigkeit zu erlangen, verhindert das Erreichen des Einbeinstandes und verfehlt die Möglichkeit, die Stützkraft der Erde in Jin-Kraft zu wandeln; alle Kraft, die in einer solchen Stellung, in der es zwei Achsen von Rumpf und Bein gibt, eingesetzt werden kann, erfordert den Einsatz von willkürlicher äußerer Muskelkraft bzw. Schwungkraft.

in welchem die Energie, die den Körper vorwärts bewegt und dabei verbraucht würde, dem Körper erhalten bleibt; es stärkt seine vitalen Funktionen, nutzt die Funktion seiner Gelenke in optimaler Weise und entwickelt die Jin-Kraft. Wird diese Phase – und damit die Herstellung einer Achse von Bein und Rumpf – verfehlt, entsteht Äußeres Taijiquan.

186 Das kann der Versuch zeigen, mit gebeugten Knien «normal» vorwärts gehen zu wollen; es ist eher nur ein Sich Vorwärtsschleppen möglich. Das selbstverständliche Vorschwingen des hinteren Beines geht plötzlich nicht mehr, sondern erfordert zusätzliche Anstrengung, die besonders durch ein ruckartiges Nach-Vorn-Verlagern des Gewichtes gekennzeichnet ist, um das Bein überhebt anheben zu können.

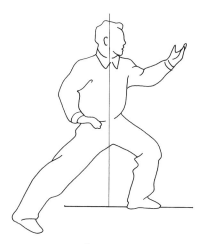 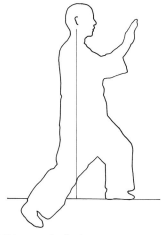

Abbildung 54a: Äußeres Taiji, getrennte Rumpf- und Beinachse.
Im offiziellen Taiji der Volksrepublik China (Peking-Form) wird empfohlen, den Schwerpunkt zwischen die Füße fallen zu lassen, wiewohl mehr zu einem Fuß hin ausgerichtet, damit dieser mehr belastet wird als der andere und Doppelgewichtetheit vermieden wird (aus: Schattenboxen leicht gemacht, 1983, S. 29).

Abbildung 54b: Äußeres Taiji, getrennte Rumpf- und Beinachse.
Zheng-Manqing-Form: In dieser Darstellung einer Position aus der Yang-Form nach Zheng Manqing trifft die Schwerlinie des Rumpfes auch zwischen den Füßen auf den Boden auf, wie im Beispiel links sind Rumpf und Beinachse nicht verbunden; seltsamerweise (weil in einer Vorwärtsstellung) aber fast auf dem hinteren Fuß. Allerdings verständlich bei der Betonung des Yin-Aspekts in dieser Stilvariante, verstanden als weiches Nachgeben einer Kraft, was am besten ausgeführt werden kann, wenn das Gewicht auf dem hinteren Bein ruht.

Biodynamisch: gebändigte Atemwellen im Rumpf

Im Inneren Taiji wird die Verbindung von Erde und Himmel realisiert, also der Mikrokosmos Mensch mit dem Makrokosmos verbunden: Der innere Lebensbaum des Menschen, der Taiji-Pol, wird, von einem Bein getragen, zum Teil der Weltachse. Um diesen Pol herum pulsieren Atem und Qi im Körperinneren. Durch die zwei «Begrenzungen» an seinem unteren Ende, dem Damm, der wie die Erde tatsächlich fest ist, und dem Kopf mit seinem höchsten Punkt, der zwar begrenzt, aber nach oben durchlässig ist, bildet der Rumpf mit seinen Hohlräumen ein von der Haut umschlossenes Gefäß, in dem das Zwerchfell die Atemwellen so bewegen kann, dass sie sich nicht verausgaben. Wie bei Flüssigkeit, die in einem geschlossenen Tank in eine Wellenbewegung versetzt wird, entsteht so Energie, die nach außen nutzbar gemacht werden kann. Da nur zwei Räume im Rumpf existieren – unterhalb und oberhalb des Zwerchfells –, entsteht die Atemwelle so, dass immer der eine Raum sich verkleinert, während der andere sich vergrößert, ganz so, wie das Taiji-Diagramm abbildet, stellt man es sich in Bewegung vor: Yang wachsend, während Yin schwindet, und umgekehrt. Ein- und Ausatmen sind bei den beiden Atemtypen verschieden und unterschiedlich in ihrer Wirkung, Energie zu erzeugen – das wurde beschrieben. Aber sie sind gleich in ihrer Eigenschaft, dass nur die Begrenzung der je verschiedenen Welle, die ihre Atembewegung erzeugt, auch eine effektive Kraft erzeugt: Der Kopf mit dem Scheitelpunkt – die obere Begrenzung – muss nach oben streben, um Verbindung zur Weite des Himmels zu bekommen, und der Unterbauch – mit dem Damm als untere Begrenzung – muss gefüllt sein mit Qi, elastisch und voll. Nur in diesem nach unten geschlossenen und nach oben zugleich begrenzten wie auch durchlässigen Raum kann der Taiji-Pol pulsieren und das Qi kreisen. Die Atemmethode des Inneren Taijiquan verwirklicht diese Anforderungen; differenziert nach Atemtyp, im Prinzip aber gleich.

Fotobeispiele

Darsteller: Antie Keiser-Kamer, Matthias Kamer. Fotos: Harry Tränkner

> Das Qi in der Kampfkunst ist nichts anderes als die [ganzheitliche] Kraft, die man alternativ auch als innere Kraft, innere Stärke oder als innere Fertigkeit [neigong] bezeichnet. (Li Miaofeng, zeitgenössischer Meister in China)

Im Folgenden werden die lunare und die solare Taiji-Körperhaltung in ihren wichtigsten «Abschnitten», aber auch in Gänze, gezeigt. Dazu wird der Versuch unternommen, Zitate aus den «frühen Schriften» und aus der ersten Hälfte des 20. Jahrhunderts als vermutlich lunar oder solar geprägte den Abbildungen zuzuordnen (die Zitate stammen, wenn nicht anders angegeben, aus Landmann, 2002).

In dem folgenden Zitat ist der ganzheitliche Zusammenhang der Taiji-Haltung und -Bewegungen schön beschrieben:

> Wenn die Schulter geöffnet sind, entsteht unter den Achseln von selbst Freiraum; wenn unter den Achseln Freiraum ist, drücken die Arme von selbst nach außen; wenn die Arme nach außen drücken, ist der Rücken von selbst gerundet; wenn der Rücken gerundet ist, werden die Schultern von selbst vorgezogen; wenn die Schultern vorgezogen sind, dann entsteht von selbst eine Verbindung zwischen den Oberarmen; wenn eine Verbindung zwischen den Oberarmen vorhanden ist, wird die Brust von selbst nach innen gezogen; wenn die Brust eingezogen ist, streckt sich der Rücken von selbst […] wenn die Schultern sinken und der Rücken gestreckt wird, dann hebt sich der Kopf von selbst nach oben. (Li Miaofeng, wuhun)

Kopf

Lunare Kopfhaltung

«Beim aufwärtsgerichteten Führen der Jin-Kraft des Scheitelpunkts hat man die ‹Vorstellung›, man bewege den Scheitelpunkt aufwärts und spalte den Himmels.» (Chen Xin, 1849–1929, S. 235)

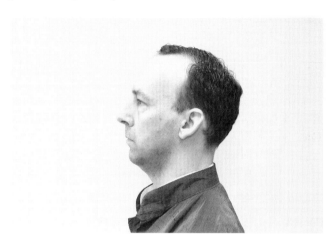

Solare Kopfhaltung

«Der Scheitelpunkt ist wie der Kopf eines Lots. Deshalb sagt man: Am Scheitelpunkt ist der Kopf aufgehängt.» («Erläuterungen über Waage und Lot, Hüfte und Scheitelpunkt», Yang Tradition, S. 244)

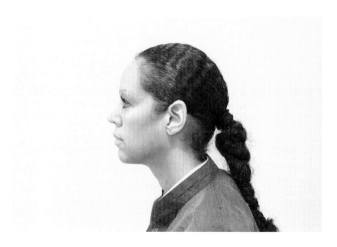

Brust

Die Brust darf nicht herausgestreckt werden, sondern soll sich nach unten lösen. Die beiden Schultern gehen ein bisschen nach vorn zusammen. (Hao Yueru 1877–1935)

Lunare Brusthaltung

«Die Brust muss sich hervorzeigen.» (Chen Zhang-xing, 1771–1853, S. 248)

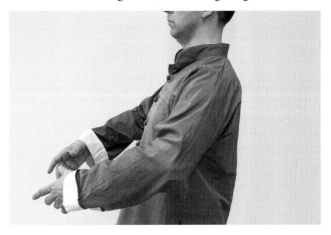

Solare Brusthaltung

«Die Brust ist leicht nach vorn geneigt wie bei einer leichten Verbeugung.» (Chen Xin, S. 247)

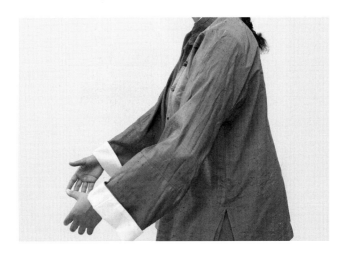

Rücken

Den Rücken heben bedeutet: das Qi schmiegt sich an den Rücken. Kann man die Brust zurückhalten, dann kann man von selbst den Rücken heben. (Yang Chengfu, 1883–1932, S. 248)

Oberer Rücken: lunar

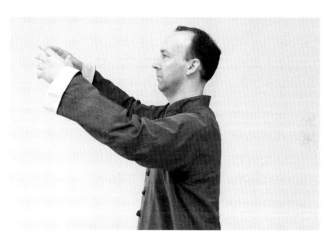

Oberer Rücken: solar

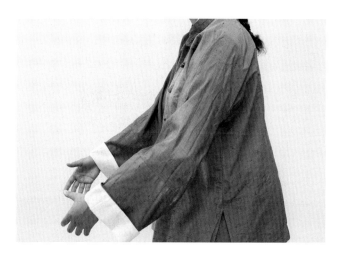

Unterer Rücken: lunar

> Das Steißbein ist zentriert und aufrecht.
> (Wang Zongyue, 18. Jh., S. 254)

«Beide Oberschenkel benutzen Kraft, der Gesäßbereich wird nach vorn gebracht, der Unterbauch hat eine nach oben kippende Tendenz. Dies wird, ‹den Damm hängen lassen›, genannt.» (Hao Yueru, S. 276)

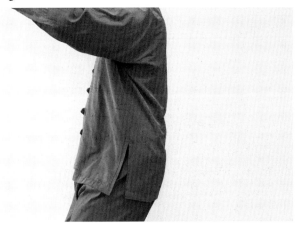

Unterer Rücken: solar

«Der Kunstgriff besteht darin, die Mitte zwischen den beiden Hüften, den [Punkt] mingmen zwischen den beiden Nieren als Angelpunkt und Schlüssel zu nehmen.» (Chen Xin, S. 274)
«Man senke die Jin-Kraft der Hüfte, das Gesäß kippt ein wenig nach oben.» (Chen Xin, S. 278)

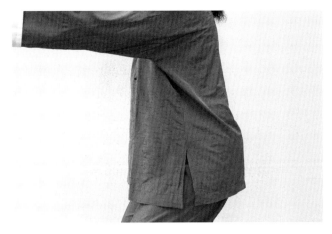

Schultern und Ellbogen

Mobilisieren und Bewegen [des Qi, F.A.] liegen
in beiden Schultern. (Li Yiyu, 1832–1892)

Lunar

«Die Schultern lockern ist nicht, dass man sie herunterhängen lässt.»
«Der Gelenkspalt zwischen der Schulter und dem Kopf des Oberarmknochens
soll sich öffnen.» (Chen Xin)

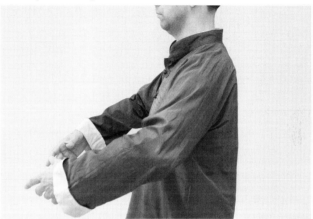

Solar

«Die Schultern senken, die Ellbogen fallen [lassen].»
«Die Schultern senken bedeutet: Die Schultern lockern und öffnen und hängen
herab.»
«Die Ellbogen fallen lassen bedeutet: Man habe die ‹Vorstellung›, dass die Ellbogen
sich nach unten lösen und fallen.» (Yang Chengfu, S. 256)

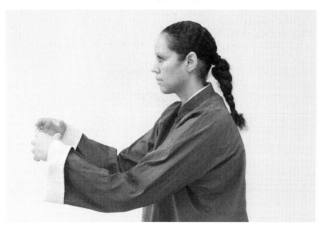

Beine und Füße

Die Jin-Kraft wurzelt in den Füßen, entwickelt sich in den Beinen, wird von der Hüfte gelenkt und wirkt durch die Finger. (Zhang Sanfeng)

Vorwärtsstellung: lunar

Das Knie geht über die Zehen in der Vorwärtsstellung.

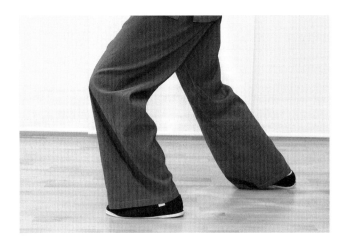

Vorwärtsstellung: solar

Das Knie geht nicht über die Zehen in der Vorwärtsstellung.

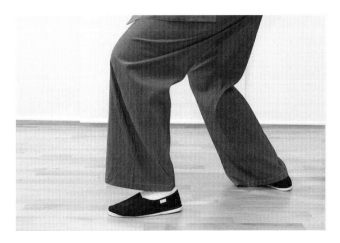

Rückwärtsstellung: lunar

Zehen des vorderen Fußes hoch erhoben.

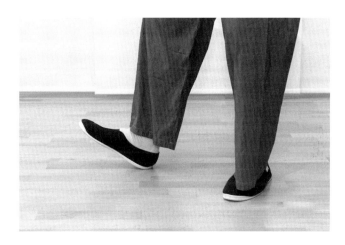

Rückwärtsstellung: solar

Zehen flach über dem Boden.

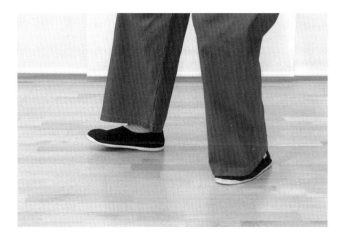

Gesamtansicht

Lunar

Rückwärtsstellung («Leerer Schritt», Form «Hände heben»)

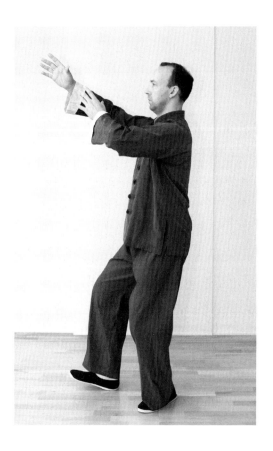

Solar

Rückwärtsstellung

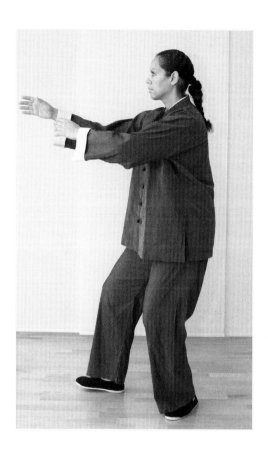

Lunar

Vorwärtsstellung («Kniestreifen»)

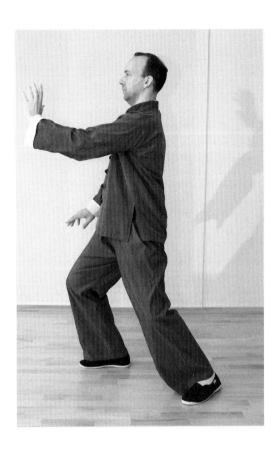

Solar

Vorwärtsstellung

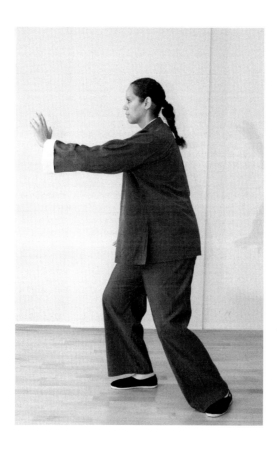

Test der Jin-Kraft
Lunar

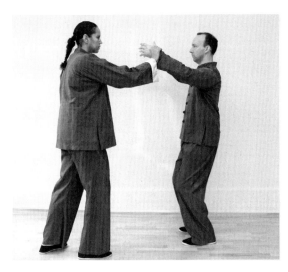

Der lunare Übungspartner steht in der abgebildeten Position mit erhobenen und geöffneten Armen, als würde er einen großen Ball vor der Brust halten. Der Übungspartner, dessen Atemtyp hierbei keine Rolle spielt, weil er mit Muskel- und Körpergewichtskraft drückt, steht schräg vor ihm, legt eine Hand an das Handgelenk, das ihm näher ist, und beginnt langsam zu drücken. Die Richtung, in die er drückt, muss zum einen auf die Mittelachse des zu testenden Partners zielen und zum andern über diesen hinaus, also sich nicht an dem berührten Arm verkrampfen – so, als würde er den Stehenden tatsächlich wegschieben wollen. Der Druck darf aber nicht plötzlich einsetzen, sondern sollte sich allmählich steigern und stetig sein, also nicht in ruckartigen Intervallen erfolgen.

Der Lunare beginnt in dem Augenblick, da er den leicht beginnenden Druck zu spüren beginnt, tief in die Brust hinein einzuatmen und mit dem einströmenden Atem die Arme auszudehnen – so, als würde ein Ballon aufgepumpt. Willkürliche Muskelanspannung ist dabei unbedingt zu vermeiden, ebenso wie das Sich-Entgegenstemmen mit dem Körpergewicht, um dem Druck zu widerstehen. Die Ausdehnung darf nur reaktiv geschehen, indem auf den Druck reagiert wird. Man soll diesem nicht zuvorkommen wollen, indem man mehr «macht» als nötig ist.

Gelingt die Übung, so verwurzelt der Lunare sich im Boden so, als würde ihn die drückende Kraft in den Boden drücken und stabilisieren. Der drückende Partner dagegen spürt, wie er seinen festen Stand verliert und seine Füße den Halt verlieren; er wird «entwurzelt».

Solar

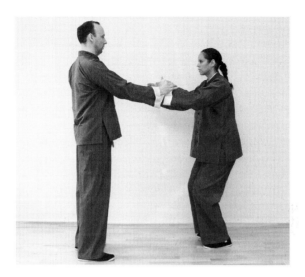

Der solare Übungspartner steht in der abgebildeten Position mit maximal in Schulterhöhe erhobenen Armen, als hielte er einen ovalen Ball vor der Brust. Der Übungspartner, bei dem ebenfalls der Atemtyp jetzt außer acht gelassen werden kann, drückt wie oben beschrieben gegen das Handgelenk, langsam beginnend und stetig und über den Stehenden hinaus, aber direkt auf dessen Mittelachse zielend. In dem Moment, in dem der Solare anfängt, den Druck wahrzunehmen, beginnt er geführt auszuatmen, mit der Vorstellung, der Atem ströme durch seine Hände nach vorne in die Weite. Durch diese Vorstellung animiert, dehnt er seine Arme leicht nach vorne aus. Zu beachten ist, dass anders als beim Lunaren, bei dem die Ausdehnung in die Breite erfolgt, hier kein absichtlicher Widerstand nach außen gegen den Druck des Partners ausgeübt zu werden braucht; denn die nach vorne, in die Weite gerichtete Führung der Arme erzeugt von selbst genügend seitliche Ausdehnung, die dem Druck widersteht. Gelingt der Test, so wird der Solare verwurzelt, der drückende Übungspartner jedoch entwurzelt.

Test entgegen dem Atemtyp: Interessant ist es, wenn der Lunare die solare und der Solare die lunare Stellung testet. Meist ist der Unterschied frappierend; und wenn nicht, dann ist doch klar zu spüren, dass die Haltung, die dem eigenen Atemtyp entspricht, die stärkere ist.

Literatur

Alavi Kia, Romeo und Schulze-Schindler, Renate (2007): Sonne, Mond und Stimme. Bielefeld: Aurum-Verlag.

Anders, Frieder (2004): Das Innere Tai Chi Chuan. Stuttgart: Theseus.

Anders, Frieder (2007): Taichi. München: Irisiana.

Anders, Frieder/Hechler, Judith (2009): Innere Kraft durch AtemtypQigong. Stuttgart: Theseus.

Bauer, Wolfgang (2001): Geschichte der chinesischen Philosophie. München: Beck.

Bernard/Stricker/Steinmüller (2003): Ideokinese. Bern: Huber.

Brecher, Paul (2004): Energieströme des Körpers. Köln: Taschen.

Chang, Stephen T. (2001): Das Tao der ganzheitlichen Selbstheilung, München: Heyne.

Chen Weiming (1986): T'ai Chi Ch'uan Ta Wen (Questions and Answers on T'ai Chi Ch'uan).Berkeley.

Chen Weiming (2000):Taiji Sword and other Writings. Berkeley: North Atlantic Books.

Chen, Y.K. (2003): Tai-Chi Ch'uan. Rockville.

Cheng Man-Ch'ing (1986): Dreizehn Kapitel zu T'ai Chi Ch'uan. Basel: Sphinx.

Chen, William C.C (1990): Körpermechanik des Tai Chi Chuan.

Chia, Mantak/Li, Juan (1996/2005): The Inner Structure of Tai Chi. Rochester.

Chia, Mantak (2005): Tao Yoga. München: Heyne.

China im Aufbau, Hg (1983): Schattenboxen leicht gemacht. Beijing.

Cohen, Kenneth (2008): Qigong. Frankfurt: O.W.Barth.

Damasio, Antonio (2005): Descartes Irrtum. München: List.

Darga, Martina (2001): Taoismus. München: Diederichs.

Davis, Barbara (2004)The Taijiquan Classics. Berkely: North Atlantic Books.

Delza, Sophia(1986): Tai-Chi Ch'üan. New York.

Draeger, Donn F./Smith, Robert W. (1978): Asian Figthing Arts. New York

Elsner, Norbert/Lüer, Gerd, Hrg. (2000): Das Gehirn und sein Geist. Göttingen: Wallstein.

Feldenkrais, Moshe (1996) : Bewusstheit durch Bewegung. Frankfurt: Suhrkamp.

Feldenkrais, Moshe (1989): Das starke Selbst. Paderborn: Junfermann.

Fu Zhongwen (1999): Mastering Yang Style Taijiquan. Berkeley.

Geldsetzer, Lutz/Hong, Han-ding (2008): Chinesische Philosophie. Stuttgart: Reclam.

Gernet, Jaques (1988): Die chinesische Welt. Frankfurt: Suhrkamp.

Gloy, Karen (1995): Geschichte des wissenschaftlichen Denkens, Bd 1. Köln.

Götz-Neumann, Kirsten (2006): Gehen verstehen: Ganganalyse in der Physiotherapie. Stuttgart: Thieme.

Granet, Marcel (1980): Die chinesische Zivilisation. München.

Granet, Marcel (1963): Das chinesische Denken. München: Piper.

Graubner, Wolfram, Spiel – und Erfahrungsstationen zur Entfaltung der Sinne nach Hugo Kükelhaus, PDF.

Hastedt, Heiner (1988): Das Leib-Seele-Problem. Frankfurt: Suhrkamp.

Hagena, Christian (2000): Grundlagen der Terlusollogie. Stuttgart: Haug.

Hauskeller, Michael (2003): Ich denke, aber bin ich? München.

Heidemann, Christel (1984): Meridian Therapie1. Freiburg.

Hempen, Carl-Hermann (1995): dtv-Atlas zur Akupunktur. München.

Hertzer, Dominique (2006): Das Leuchten des Geistes und die Erkenntnis der Seele. Frankfurt.

Hoberman, John (1994): Sterbliche Maschinen, Doping und die Unmenschlichkeit des Hochleistungssports. Aachen.

Hu Hsiang – fan (2008): China – Land zwischen Himmel und Erde. Stuttgart: Theseus.

Huai-Chin Nan/Wen Kuan Chu (1984): Tao and Longevity. Shaftesbury.

Jaynes, Julian (1988): Der Ursprung des Bewusstseins durch den Zusammenbruch der bikameralen Psyche. Hamburg: Rowohlt.

Jonas, Hans (1988): Materie, Geist und Schöpfung. Frankfurt: Suhrkamp.

Jou, Tsung Hwa (2001): The Dao of Taijiquan. Scottsdale.

Jullien, Francois(1999): Über die Wirksamkeit. Berlin: Merve.

Kubny, Manfred (1995): Qi. Heidelberg: Haug.

Kükelhaus, Hugo/zur Lippe, Rudolf (1993):Entfaltung der Sinne. Frankfurt.

Kungfutse, (1989): Gespräche.Lun Yü. München: Diederichs.

Lade, Arnie (2004): Selbstheilung mit Qi. Frankfurt: O.W.Barth.

Landmann, Rainer (2002):Taijiquan. Hamburg.

Laotse Hg. Richard Wilhelm (1978): Tao te king. Düsseldorf/Köln.

Larsen, Christian (2001): Spiraldynamik Die zwölf Grade der Freiheit. Petersberg.

Linck, Gudula (2000): Yin und Yang. München.

Lu K'uan Yü (1984): Geheimnisse der chinesischen Meditation. Freiburg.

Lu K'uan Yü (1973): Taoist Yoga. New York.

Magazin für Chinesische Kampfkunst (wuhun), (2006–2008). Nürnberg: Verlag Stefan Gätzner.

Moegling, Klaus (Hg) (2009): Tai chi im Test der Wissenschaft. Immenhausen.

Möller, Hans-Georg (2001): In der Mitte des Kreises. Frankfurt: Insel.

Mordvintsev, Vitali (2004): Auseinandersetzung mit der Schwerkraft beim Bewegenlernen. Hamburg.

Needham, Joseph (1979): Wissenschaftlicher Universalismus. Frankfurt: Suhrkamp.

Olson, Stuart (Hg) (1992): Das Qi pflegen. Bielefeld.

Olson, Stuart (Hg) (2006): Das Wesen des Taiji-Quan. Bielefeld.

Olvedi, Ulli (2004): Das Stille Qi Gong. Berlin.

Palos, Stephan (1994): Atem und Meditation. Landsberg.

Perry, Jacquelin (2003): Ganganalyse. Norm und Pathologie des Gehens. München: Elsevier.

Plessner, Helmuth (1982): Mit anderen Augen. Stuttgart.

Purce, Jill (1988): Die Spirale – Symbol der Seelenreise. München: Kösel.

Riviere, Jean R.(1978): Asien und der Westen. Reinbek.

Shi Ming/Siao Weijia (2003): Wie Weiches über Hartes siegt. Bielefeld.

Song Z. J. (1991): T'ai-Chi Ch'üan, Die Formenlehre. München: Piper.

Sonnenschmidt, Rosina (2007): Das Praxisbuch der solaren und lunaren Atemenergetik. Wolfratshausen.

Steiner, George (2004): Der Meister und seine Schüler. München.

Stiefvater, E.W./Stiefvater, I.R.(1962): Chinesische Atemlehre und Gymnastik. Ulm.

Sunzi (2009): Die Kunst des Krieges. Frankfurt: Insel.

Tjoa, Ping Liong (1999): Taoistisches Chi Kung. Stuttgart.

Todd, Mabel (2003): Der Körper denkt mit. Bern: Huber.

Trökes, Anna/Seyd, Margarete: Typenpolare Atmung. In: Yoga aktuell 51, 4, 2008.

Trökes, Anna/Seyd, Margarete (2008):Yoga und Atemtypen. Bielefeld.

Wang Peisheng/Zeng Weiqi (1983/1993): Wu Style Taijiquan. Beijing.

Wen-Shang Huang (1974): Fundamentals of Tai Chi Ch'uan. Hongkong.

Wile, Douglas (Hg) (1983):Yang Family Secret Transmissions. New York.

Wilhelm, Richard (1971): Das Geheimnis der Goldenen Blüte. Freiburg.

Wolf, Fred Alan (1993): Körper, Geist und neue Physik. Frankfurt: Insel.

Yang Chengfu (2005): The Essence and Applications of Taijiquan. Berkely.

Yang, Jwing-Ming (1987/1996): Tai Chi Theory &Martial Power.Jamaica Plain.

Yang Shouchung/Stephan Hagen (1996):Die Praktische Seite des Tai Chi Chuan. Hamburg.

Zweiter Teil
Atemenergetik

Volker Brauner

11 Bipolare Atemtypen und Taijiquan

In dem vorliegenden literarischen Gemeinschaftswerk bin ich gehalten die Rolle der Atmung in der westlichen und in der chinesischen Medizin in Bezug auf Taijiquan zu beleuchten.[187] Dabei wird die Lehre der bipolaren Atemtypen, entdeckt vom Musiker Erich Wilk, weiterentwickelt von den Medizinern Charlotte und Christian Hagena[188], besonders berücksichtigt.

Hintergrund dafür ist die philosophisch zunächst unprätentiöse Entdeckung von Frieder Anders als Taiji-Meister des Yang-Stils und ausgebildeter Sänger, dass die bipolare Atemkonzeption nach Wilk nicht nur beim Gesang, sondern auch bei der Ausübung von Taijiquan sinnvoll verwendet werden kann. Er hat die neue Verbindung zweier Systeme sehr unterschiedlicher Herkunft in Zusammenarbeit mit verschiedenen Experten studiert, weiterentwickelt und sie schließlich in den Taiji-Unterricht einfließen lassen. Bei der Geburt der kreativen Verbindung von Taijiquan in der Form des Yang-Stils und den Atemtypen ist die Atem- und Stimmtherapeutin Gitte Gundling durch ihre langjährige Erfahrung mit atemtypbezogener Atemtherapie dankenswerterweise Weg als Hebamme beigetreten. Sie war es auch, die mir bei der Verfassung dieses Textes durch Vermittlung ihrer Kenntnisse zur Seite stand. Als Ziehmutter des neuen Geschöpfs kam des weiteren die Taiji-Lehrerin Judith Hechler hinzu, die als Vertreterin des solaren Atem-

---

187 Es wird hier von klassisch-chinesischer Medizin die Rede sein und nicht von traditioneller chinesischer Medizin (TCM), da letztere sehr stark durch den historischen Materialismus des modernen China geprägt ist. Klassisch-chinesisch ist ein weiter gefasster Begriff, der Freiheit von politischer Zensur impliziert.

188 Hagena (2006).

typus wesentlich zur Entwicklung der solaren Variante des Taijiquan in Frieder Anders Taiji-Schule beigetragen hat, da er selbst – wie auch sein Lehrer Meister K. H. Chu – lunar geprägt ist. Historisch interessant ist, dass der Lehrer von K. H. Chu, Meister Yang Shouzhong (Yang Shou Chung [189]) die solare Form ausgeübt hat und K. H. Chu im Laufe seines Lebens daraus eine lunare Variante entwickelt hat, wenn man dies nach der bipolaren Atemtyplehre retrospektiv analysiert. Die dadurch bedingten teilweise krassen Unterschiede in der Form innerhalb derselben Übertragungslinie hat bei vielen europäischen Schülern von K. H. Chu Fragen und Zweifel aufgeworfen.

Die Differenzierung in solare und lunare Typen bietet eine plausible Erklärung für diese Unterschiede und hatte bei den meisten Schülern von Frieder Anders eine Kaskade von Aha-Erlebnissen zur Folge gehabt, nachdem sie das Taijiquan gemäß ihres eigenen Atemtyps ausführten. Solche Erfahrungen erzeugten soviel Freude, dass der Wunsch nach Reflektion und Veröffentlichung der neuen Erfahrungen entstand, auch wenn noch nicht alles bis ins letzte ausgereift war.

Ein analoger Prozess der Integration bipolarer Atemtypen existiert bereits im Yoga.[190]

---

189 Yang Shou Chung (1996).
190 Trökes (2008).

Tabelle 1: Nach Auffassung der bipolaren Atemtyplehre ist jeder Mensch einem der beiden Atemtypen zugehörig. Dies ergibt sich aus dem Stand von Sonne und Mond bei der Geburt. Wenn die Differenz zwischen Sonnen- und Mondstand weniger als 7 % beträgt so handelt es sich um Mischtypen. Aber auch diese haben nur eine Form des für sie vorteilhaften Atemtyps, was dann rein empirisch ermittelt werden muss (Hagena 2005; Atemtypbestimmung im Internet auch unter www.Hagena.info). Die Atmung wird so geschult, dass bei körperlicher Aktivität und dem Einsatz der Stimme je nach Typ mehr die Ein- oder Ausatmung betont wird. Zum Konzept gehört auch, die dem Atemtyp gemäße Körperhaltung zu kultivieren. Die Anwendung in der Kindererziehung soll zum besseren Gedeihen sowie zur Behandlung und Vorbeugung von Krankheiten beitragen (Hagena 2006).

	Atemtyp	
	Lunar	**Solar**
Starke Seite des Atemvorgangs	Einatmung	Ausatmung
Sonnenstand bei Geburt	Eher Winter	Eher Sommer
Mondstand bei Geburt	Eher Vollmond	Eher Neumond
Verhältnis Sonnen/Mondstand bei Sommersonnenwende = 100% und Wintersonnenwende = 0% Vollmond =100% und Neumond =0%	Mindestens 7% mehr Mond	Mindestens 7% mehr Sonne
Adäquate Körperhaltung	Auf Einatmung ausgerichtet Eher aufrecht stehend Eher ausgestreckt und angelehnt sitzend Weniger Lendenlordose Mehr HWS-Lordose	Auf Ausatmung ausgerichtet Eher vorgeneigt stehend Eher aufrecht und frei sitzend Mehr Lendenlordose Weniger HWS-Lordose
Beckenstellung	Beckenschaufeln zurückgekippt Sitzhöcker nach vorne	Beckenschaufeln vorgekippt Sitzhöcker nach hinten
Bauchmuskulatur	Gibt weniger nach bei der Einatmung	Gibt mehr nach bei der Einatmung
Beckenbodenmuskulatur	Mehr tonisiert	Weniger tonisiert
Bodenkontakt	Fersenbetont	Ballenbetont
Schlafposition	Rückenlage	Bauchlage

12 Taijiquan und Atmung

Bedeutung des Taijiquan für die Medizin

Als Medizinstudent mit Interesse für klassisch-chinesische Medizin begann ich in den 1980er-Jahren Yang-Stil-Taijiquan aus der Übertragungslinie Yang Shouzhong, K. H. Chu und Frieder Anders zu erlernen. Dabei erlebte ich, dass bestimmte Armpositionen offenbar eine Wahrnehmung von dem vermittelten, was in der Akupunkturlehre als Meridiansystem beschrieben ist. Diese Erfahrung überraschte und faszinierte mich. Sie weckte in mir die Ahnung, dass Taijiquan und chinesische Medizin eng zusammenhängen müssen.

Die überlieferten Taiji-Schriften beziehen sich allerdings größtenteils auf Aspekte der Selbstverteidigung.[191] Dies gilt auch für die in diesem Buch beschriebenen «inneren Kampfkünste». Diese unterscheiden sich von den «äußeren Kampfkünsten» im wesentlichen darin, dass sie die Bewegungsformen auf Basis einer spezifischen emotionalen und geistigen Haltung, wie sie u.a. im Daoismus gelehrt wird, ausgestalten.[192] Medizinisch von Interesse ist dabei die Beziehung zwischen Körper und Geist. So ist das Bodybuilding nicht das alleinige Ziel, sondern vielmehr eine Art Mind- und Bodybuilding zusammen. Insofern lässt sich Taijiquan als «Innere Kampfkunst» mit Yoga vergleichen im Sinne der «Mind-Body-Medicine». Der genaue gesundheitliche Nutzen des Taijiquan ist zwar wissenschaftlich nur in geringem Umfange bewiesen und erklärt,[193] weltweit liefern aber Tausende von

---

191 Yang Chegfu (2005).
192 Frantzis (2008).
193 Beck (2006).

Taiji-Anwendern täglich die empirische Evidenz, wie gut die Übung dem Körper und dem Geiste tut.

Die «äußeren Kampfkünste» arbeiten wohl auch mit mentalen Techniken. Wenngleich sie sich in das Gewand asiatischer Kultur hüllt, entspricht die Grundhaltung darin aber eher einer Psychologie des Hochleistungssports, wie sie in der westlichen Welt praktiziert wird.

Der gesundheitliche und seelisch-geistige Aspekt von Taijiquan war zwar bereits von dem legendären Urvater der Kampfkunst, Zhang Sanfeng, herausgestellt worden. Das ihm zugeschriebene Traktat bezieht sich jedoch hauptsächlich auf einige daoistische Grundgedanken und konkrete Taiji-Anweisungen.[194] Die dem Westen zugängliche Literatur über den Zusammenhang von Taijiquan und klassisch-chinesischer Medizin ist indessen noch nicht sehr umfangreich. Die gesundheitlichen Aspekte treten bei der dem Taijiquan verwandten Methode Qigong weit mehr in den Vordergrund.[195] Die Atmung spielt bei beiden eine zentrale Rolle. Die dem Qigong zugrundeliegenden gesundheitlichen Wirkungen erlauben Rückschlüsse auf Taijiquan.

Moderne Rezeption von Taijiquan

Es handelt sich bei Taijiquan um eine hoch differenzierte Methode, in der sich physiologische, psychologische und spirituelle Elemente zu einem Ganzen verbinden.[196] Menschliches Potential wird auf all diesen Ebenen gleichzeitig weiter und höher entwickelt. Es beginnt bei der Existenzsicherung, dem Aspekt der Selbstverteidigung, und gipfelt in der Einswerdung mit universellen Naturgesetzen, induziert durch eine spezifische geistige Einstellung, erlebt am eigenen Leibe. Oder umgekehrt: Es beginnt in dem Urgrund allen Seins, dem Taiji (dem «höchsten Äußersten») und geht bis in den täglichen Kampf des Lebens, wo die Fäuste geballt werden (Quan bedeutet «Faustkampf»).[197]

Der grundlegende Bezug auf gewisse philosophische, hauptsächlich daoistische Grundbegriffe und Sichtweisen ist eine wesentliche Gemeinsamkeit der chinesischen Medizinklassiker[198] und der Autoren der klassischen Taijiquan-Texte[199]. Dazu gehören die Konzepte Yin und Yang (abstraktes Begriffspaar zur Beschreibung

---

194 Lo (1985).
195 Yuefang (1996).
196 Bidlak (2006).
197 Anders (2004), S. 35.
198 Larre (2003).
199 Davis (2004), Wile (1983,1996), Liao (2000).

Tabelle 2: Daoistische Grundbegriffe

Yang	Himmel, Licht, Sonne, Feuer,männlich, impulsiv, oben, hart, Funktion
Yin	Erde, Schatten, Mond, Wasser, weiblich, rezeptivb, unten, weich, Sruktur
Jing	(Erb-)Essenz
Qi	Universelle Lebenskraft
Shen	Geist/ Bewusstsein

polar wechselwirkender Strukturen und Kräfte), Jing (eine Art feinstofflicher Essenz im Menschen, die dem genetischen Potential zugeordnet werden kann), Qi (universelle Lebenskraft als Motor von Stoffwechsel und Funktionalität) und Shen (Geist im Sinne von Bewusstsein), die Mai (Leitbahnen, Akupunkturmeridiane als Gefäße von Blut und Qi), das Yijing (I Ging) (System der acht Trigramme als universeller binärer Sprachcode), und andere. Vieles ist mythologisch überliefert. Vertieft man sein Verständnis dieser Begriffswelt, erschließen sich einem die jenseits der martialischen Anwendung liegenden gesundheitlichen und seelisch-geistigen Aspekte des Taijiquan. Rückt die Bewegungskunst in das Licht der klassisch-chinesischen Medizin, kann man feststellen, wie sie zutiefst in den Daoismus eingebettet ist.[200]

Die Brücke vom Taijiquan zur westlichen Medizin wiederum lässt sich über die klassisch-chinesische Medizin aufbauen. Der weite Anklang der Akupunktur und verwandter chinesischer Heilmethoden in der gesamten westlichen Welt hat einen großen Prozess medizinischer Übersetzungsarbeit zwischen den Kulturen in Gang gesetzt.[201] So wie die Akupunktur funktioniert auch das Taijiquan inzwischen sehr gut nicht nur bei Chinesen. Der universelle Charakter der fernöstlichen Bewegungskunst wird dadurch offenkundig.

Ähnlich wie in der Akupunktur haben westliche Meister der Kunst das Taijiquan kreativ weiterentwickelt: so auch Frieder Anders, der die Bedeutung der Atmung herausgearbeitet hat.

Die kreative Weiterentwicklung der asiatischen Körperkultur im Taijiquan und Qigong lässt sich mit einer Strömung in der modernen Kunst Anfang des 20. Jahrhunderts vergleichen. Nach Beherrschung der klassischen Techniken und Anwendung in traditionellen Formen der Malerei haben es Künstler wie

---

200 Da Liu (1991).
201 Gleditsch (1991).

beispielsweise Pablo Picasso oder Paul Klee verstanden, die Kunst auf völlig neue und revolutionäre Art zu präsentieren. Gerade Picasso ist dafür ein gutes Beispiel: Der Weg in die Abstraktion führte zur Darstellung von in der konkreten Welt der Erscheinungen verborgen liegenden Grundstrukturen, in der Kunst von Picasso häufig mit sehr ironischem Wiedererkennungswert. Die scheinbare Vereinfachung wird genial und meisterhaft, weil darin traditionelles Können und Inspiration zusammentreffen. Die Künstler Picasso, Klee und andere haben auf diese Weise ein Spiel mit Strukturen zur Darstellung gebracht, wie es sich übrigens ähnlich in der chinesischen Schrift findet. Lange bevor chinesische Medizin und Taijiquan breiten Eingang in den Westen fanden, haben sie auf diese Weise der westlichen Welt eine chinesische Sicht- und Ausdrucksweise vor Augen geführt.

Durch das Studium daoistischer Philosophie und die tägliche Taiji-Übungspraxis entwickelt sich ein ganzheitliches Erleben von Körper und Geist. Dennoch ist es nicht unbedingt erforderlich, zuvor einen Theoriekurs zu absolvieren, um Taijiquan zu erlernen. Es reicht aus, sich auf regelmäßiges Üben unter kompetenter Anleitung einzulassen. Man muss nicht immer eine Erklärung haben, warum etwas wirkt, wenn man die Wirkung doch erfahren kann. Macht man sich dies zur Maxime und lässt man sich darauf ein, so besteht sogar die Möglichkeit, Unerwartetes zu erfahren. Man kann dies auch als empirischen Ansatz bezeichnen. Die Theorie ist zudem nicht so einfach, und der beste Weg ist nach wie vor, wenn Körper und Geist ganz praktisch in der Kunst geschult werden.

Die aus China überlieferte Taiji-Literatur beinhaltet kein umfängliches und schlüssiges Theoriekonzept, u. a. weil traditionell die persönliche Weitergabe der Erfahrung immer im Vordergrund stand. Das dort übliche Schüler-Lehrer-Verhältnis, die Familientraditionen und die politischen Verhältnisse mögen dabei eine Rolle spielen. Die Jahrhunderte lange, streng auf die Familie beschränkte Weitergabe der Kampfkunst wurde zuerst von Mitgliedern der Yang-Familie durchbrochen. Der Yang-Stil des Taijiquan fand auf diese Weise weltweit Verbreitung. Die Kniffe und Feinheiten wurden jedoch weiterhin nur dem persönlichen Schüler weitergegeben.[202]

K. H. Chu brachte die Methode in didaktisch strukturierten Vertiefungsstufen nach Europa.[203] Ein offizieller Kanon des Yang-Stil-Taijiquan, vergleichbar den Klassikern der chinesischen Medizin, wurde nie entwickelt. So steht die Gemeinschaft der heutigen Taijiquan-Adepten einem hauptsächlich empirischen System gegenüber, das sich im Wesentlichen auf die Autorität und Authentizität von Meistern der Bewegungskunst und deren Übertragungslinien bezieht. Die wenig-

---

202 Wile (1996).
203 Anders (2004).

sten westlich-modern geprägten Menschen sind noch in der Lage oder willens, innerhalb einer solch patriarchalischen Struktur ohne Weiteres Wissen und Kenntnisse zu erwerben. Der Verweis auf die Rückbindung eines Taiji-Lehrsystems an angeblich authentische Wurzeln allein hilft dem interessierten Neuadepten wenig, sich ein eigenes Urteil über den Sinn des Taijiquan zu bilden. Dieses Dilemma hat Frieder Anders bereits in seinem Teil des Buches ausgeführt. Traditionell hatten die Meister ihre Qualität bewiesen, indem sie in einem Zweikampf mühelos siegten. So entstand Evidenz, wie gut die Kunst beherrscht wurde und was sie herzugeben in der Lage ist. Für den medizinischen oder geistigen Nutzen gab es jedoch kaum ein gültiges Gütekriterium. Ob Taijiquan-Praktizierende durchschnittlich ein höheres Lebensalter oder einen besseren Gesundheitsstatus erreichen als Vergleichspersonen wurde nie gemessen. Wer die klassisch-chinesische Medizin kennt, weiß aber auch, dass es darum allein nicht geht.

Frieder Anders hat selbst die patriarchalische Struktur als Meisterschüler eines authentischen Yang-Stil-Meisters durchlaufen und schließlich die Meisterwürde von K. H. Chu verliehen bekommen. Erfreulicherweise ist es meinem verehrten Lehrer inzwischen zunehmend ein Anliegen, seine profunden Erfahrungen nicht nur einem Kreis geneigter Adepten zugänglich zu machen, sondern darüber hinaus das konzeptionelle Verständnis der Kunst im Dialog mit westlichen und östlichen Wissenschaften, insbesondere der Medizin zu vertiefen und so breiteren Schichten nachvollziehbar zu machen. Es kommt sicherlich auch einem großen Bedürfnis in der heutigen Taijiquan-Kommunität entgegen, wenn die transkulturelle Übersetzungsarbeit im Bereich des Taijiquan interdisziplinär vorangetrieben wird. Sofern dieser Prozess aus der Körperarbeit mit überlieferten Methoden hervorgeht, wird intellektueller Synkretismus keinen Bestand haben und Authentizität erhalten bleiben. Dem Wesen des Taijiquan wird weder eine bloße theoretische Interpretation metaphysischer Konzepte aus der Geschichte des Daoismus noch ein entmythologisierter Pragmatismus, wie er durch den Maoismus in der Volksrepublik China proklamiert wurde, gerecht.[204]

Klassisch-chinesische Medizin und Kosmologie

Studiert man Klassikerübersetzungen wie das «Huangdi Neijing», das Buch des gelben Kaisers der Inneren Medizin, so wird bald deutlich, dass die alten chinesischen Autoren dieses Werks bei der Beschreibung physiologischer Vorgänge im

---

204 Kubny (1995).

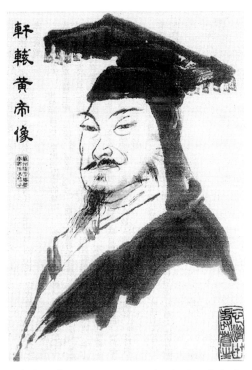

Abbildung 55: Huangdi, der gelbe Kaiser, ist eine mythische Gestalt des Daoismus. Historisch soll er etwa 3000 v. Chr. gelebt haben. Das ihm zugeschriebene Buch der Inneren Medizin stammt wahrscheinlich von verschiedenen Autoren, die daran bis zum 3 Jahrhundert v. Chr. gearbeitet hatten. Es gilt bis heute als Standardwerk der klassisch-chinesischen Medizin. Im Su Wen, dem ersten Teil, werden Diagnostik und Pathologie sowie therapeutische Prinzipien im Dialog mit dem Hofarzt Qibo erörtert. Im Ling Shu, dem zweiten Teil, geht es um Akupunktur und Moxibustion.

menschlichen Körper fast immer die Umwelt mit einbeziehen. Diese beinhaltet nicht nur die Natur mit ihrem Jahreslauf und Klimawechsel, sondern auch die Gestirne des Kosmos. Mensch, Himmel und Erde werden nicht nur nebeneinander betrachtet, sondern in ihrer Verflechtung. Die Heilkunst kann nach Auffassung des Huangdi Neijing ohne Kenntnis kosmologischer Zusammenhänge nicht richtig ausgeübt werden. Kosmos, Mensch und Natur sind von analogen Gesetzmäßigkeiten geprägt, deren Wesen es für den Arzt zu verstehen gilt.[205] Man kann dies als eine Art Strukturalismus bezeichnen.

---

205 Ni (2005).

Strukturanalogie als Methode

Das Aufspüren von Strukturanalogien soll uns auch im Folgenden methodisch geleiten, indem wir uns eine ganzheitliche Sicht der Welt zu eigen machen und versuchen, westliche Konzepte mit den chinesischen zu verbinden. Sofern dabei tatsächlich universelle Lebensgesetze zur Erfahrung gebracht werden, spielt die kulturelle Herkunft einer Person in diesem Prozess keine Rolle mehr. So kann die Bedeutung von Sonne und Mond in der bipolaren Atemtyp-Lehre vom Blickwinkel der kosmologisch ausgerichteten chinesischen Medizin zugänglicher werden.

Nach dem Studium der Atemtyp-Literatur wurde mir klar, dass dieses System selbst ähnlich wie Taijiquan im Wesentlichen auf Erfahrung beruht in einem relativ schütteren Mantel an Theorie.[206] Ein theoretischer Stolperstein ist beispielsweise der quasi astrologische Hintergrund. Die Stellung von Sonne und Mond im Jahreslauf soll nämlich dafür maßgeblich sein, was für ein Atemtyp man sei: Ein- oder Ausatmer, lunar oder solar.[207] Dieses Dilemma löst sich bis jetzt befriedigend nur durch die Praxis auf, welche zeigt, dass in der Methode erfahrene Atemtherapeuten in der Lage sind, allein durch Untersuchung den jeweiligen Atemtypus zu bestimmen. Ansonsten müssen dazu astronomische Tabellen von Sonne- und Mondstand im Jahreslauf herangezogen werden. Dabei bleibt die Frage, warum das so sei, bisher unbeantwortet. Die Methode wird, so gesehen, erst in der therapeutischen Anwendung stimmig, nämlich wenn eine entsprechende Wirksamkeit bei Atem- oder Stimmproblemen erfahren wird. Wie gut dies funktioniert, davon konnte ich mich in meiner klinischen Praxis als Lungenfacharzt in Kooperation mit der Atemtherapeutin überzeugen.

Ebenso eher praktisch lässt sich die Existenz zweier konstitutioneller Atemtypen (Einatmer/lunar oder Ausatmer/solar) in der Taijiquan-Partnertestung nachvollziehen: Sendet jemand überzeugend die wesentliche Kraft Jin aus, wenn er in atemtypgerechter Position oder Bewegung ist? Die Taiji-Stellungen fühlen sich vielfach auch ohne Partnertestung schon deutlich besser an, wenn sie auf den Atemtyp abgestimmt werden.

Wie lässt sich der praktisch eindeutig erfahrbare Zusammenhang der verschiedenen Systeme aber theoretisch erklären? Eine ganzheitliche Weltsicht, wie sie sich bei den chinesischen Medizinklassikern und im Daoismus findet, lässt Analogien erkennbar werden und bietet deshalb spannende Interpretationsmöglichkeiten.

---

206 Hagena (2003, 2005, 2006), Alavi Kia (2005), Sonnenschmidt (2007), Seidler-Winkler (2006).
207 Siehe Tabelle 1.

Die Atmung im Taijiquan und Qigong

Für den Taiji-Schüler im Yang-Stil ist der Atem bei den ersten Lernschritten anscheinend noch kein großes Thema. Entspannung der Atmung ist angesagt als Voraussetzung für die Beseitigung von Blockaden des freien Qi-Flusses. Bei den Dao-Übungen (Qigong-Form aus der Übertragungslinie Yang Shouzhong, K. H. Chu und Frieder Anders, die auf das Yang-Stil-Taijiquan der gleichen Linie abgestimmt sind) gibt es dagegen von Anfang an Anleitungen, den Atem mit der Bewegung zu führen.[208] Die Dao-Übungen werden als Qi-Gong bezeichnet, d.h. Arbeiten oder Üben mit dem Qi. Qi und Atem sind dabei eng miteinander verknüpft. Es handelt sich deshalb von Anfang an um eine «Atemarbeit». Recht bald kann hier wahrgenommen werden, wie Qi durch den Körper fließt. Es entsteht ein Gefühl der Durchströmung des Körpers in Form eines entspannenden Wohlgefühls, das warm, aber nicht heiß wahrgenommen wird. Zugleich erdet sich der Körper; d.h. es entsteht ein stabiler, aber entspannter Bodenkontakt mit den Füßen, auch Verwurzelung genannt. Die Übungsbewegung «fußt» darauf. Im nach Atemtypen differenzierten Yang-Stil-Taijiquan wird der Atem bewusst erst in fortgeschrittenen Vertiefungsstufen eingesetzt. Bis dahin werden aber alle Bewegungen und Stellungen auf eine ein- oder ausatembetonte Körperposition abgestimmt, womit ein erweitertes Konzept von Atmung zur Anwendung kommt. Es entsteht eine Kongruenz zwischen Atem- und Bewegungsapparat, wodurch sich der Qi-Fluss bereits enorm optimiert.

Yin, Yang und Qi

Qi ist nach der chinesischen Überlieferung ein universelles Prinzip, das Mensch, Natur und Kosmos als etwas Immaterielles durchdringt. Qi ist eine universell bewegende Kraft. In dem Moment, wo die beiden gegensätzlichen Pole Yin und Yang miteinander in Beziehung treten, entsteht Dynamik, bildet sich Qi. Es ist die dritte Größe nach Yin und Yang als erste und zweite Größe in der chinesischen Zahlensymbolik. Yin und Yang stehen für das Dunkle und das Helle, unten und oben, Erde und Himmel. Die Bewegung der Pole setzt den Zeitlauf in Gang. Ganz abstrakt gesehen steht Qi für die Zeit **(Abbildung 56)**.[209]

Man kann sich Qi bildhaft so vorstellen wie den Wüstenwind, der selbst nicht zu sehen ist, aber seine Spuren im Sand hinterlässt. So ist Qi wesentlicher Formgeber für die gesamte materielle und biologische Welt.

---

208 Anders (2009).
209 Rochat de la Valle (2006): A Study of Qi in Classical Texts und Yin Yang in Classical Texts.

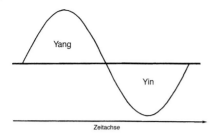

Abbildung 56: Aus der Wechselwirkung von Yin und Yang entsteht etwas Prozesshaftes, abstrakt gesprochen die Zeit, dargestellt als Fluss oder als lineare Achse.

Da Qi selbst verborgen ist, wird es in Form der Qualitäten beschrieben, die es annimmt, und anhand seiner Wirkungen. Dabei ist beispielsweise das Qi in der Umwelt von dem Qi innerhalb des Menschen zu unterscheiden, auch wenn Qi universell im gesamten Kosmos vorhanden ist. Der Mensch verfügt über angeborenes Qi (Yuan-Qi, Ursprungs-Qi, das in den Nieren gespeichert wird). Da er ein offenes System ist, generiert er zusätzlich das lebensnotwendige Qi aus verschiedenen Quellen, so das kosmische Qi aus der Atmung (Zhong-Qi) und das Nahrungs-Qi (Gu-Qi) aus dem Essen. Im Brustkorb verbinden sich diese beiden von außen aufgenommen Qi-Formen zum wahren, sogenannt «ancestralen Qi» (Zheng-Qi), welches als die eigentlich menschliche Form des Qi durch den Organismus zirkuliert. Qi fließt unwillkürlich durch den menschlichen Körper und belebt ihn überall, teils gebunden an das Blut und teils über ein System von Leitbahnen, die wir im Westen auch als Akupunkturmeridiane bezeichnen. Sowohl im Körper als auch im Kosmos kann Qi vielfältige Qualitäten annehmen und wird deshalb auch manchmal im Plural genannt. Das im Menschen zirkulierende Qi stellt eine Verbindung zwischen Yang (Himmel) und Yin (Erde) her.[210] Als menschliches Vermittlerorgan zwischen Himmel und Erde gilt die Lunge und damit der Atmungsvorgang.[211] Die Atmung ist ein wichtiger Qi-Regulator.[212]

Tabelle 3: Qi-Formen

Kosmos und Umwelt	Im Menschen
Atmungs-Qi	Ererbtes Ursprungs-Qi
Nahrungs-Qi	Zirkulierendes wahres Qi
Qi der Jahreszeiten	Qi der fünf festen und der sechs Hohlorgane

210 Ross (1999).
211 Larre (1994).
212 Larre (2001): The Lung.

Yin-Yang-Form

Für inneres Taijiquan gelten die Wege und Qualitäten von Qi als Maßstab für die richtige Ausübung der Kunst. Qi wird entwickelt, indem das Verhältnis von Yin und Yang beachtet wird, d.h. die Belastung des vorderen und hinteren Beines und die Ausrichtung oben-unten (erste Vertiefungsstufe der Form im Yang-Stil nach K. H. Chu). Yi, die konzentrierte Absicht, soll das Qi innerhalb ausgewogener Yin-Yang-Verhältnisse lenken. Dies geht über die Einhaltung äußerer Yin-Yang-Strukturen der Bewegungsfiguren hinaus, weil der Geist dem Ganzen die Richtung gibt. Der Atem ist zwar mit Qi nicht synonym zu setzen, wie das bei etlichen Autoren zu finden ist;[213] der Atem reguliert das Qi aber so grundlegend, dass er deshalb mit allen Funktionen von Qi aufs engste verknüpft ist.[214] Die dynamische Verbindung von Yin und Yang ist ein rhythmischer Prozess ebenso wie die Atmung.

Qi im Taijiquan

So wie die Atmung sowohl willkürlich als auch unwillkürlich gesteuert wird, gibt es entsprechend auch eine natürliche und eine mental beeinflussbare Form der Qi-Bewegung im Organismus.

In der Taiji-Praxis geht es darum, den natürlichen, unwillkürlichen Qi-Fluß im menschlichen Körper in einer Weise zu sublimieren, dass die geistige Vorstellungskraft (Yi) in die Lage versetzt wird, Qi zu bewegen.[215] Der Körper ist dabei so entspannt wie möglich, der Geist konzentriert. Beides zusammen kann als meditativer Prozess bezeichnet werden. Es handelt sich nicht um einen Willkürakt. Sobald Qi in Bewegung tritt, unterliegt es nicht nur dem Rhythmus der Zeit, sondern verteilt sich auch im Raum. Es tritt von der Oszillation zwischen den Polen Yin und Yang in einen Kreislauf über mit zu- und abnehmenden Yin-Yang-Phasen **(Abbildung 57)**.

In der chinesischen Kosmologie wird die zeitliche Bewegung des Qi im Raum durch den Zyklus der fünf Wandlungen (Wuxing) beschrieben **(Abbildung 58)**.

Die vier Jahreszeiten und die vier Himmelsrichtungen werden dabei in Beziehung gesetzt. Die Wandlungsphase Erde steht dabei zunächst in der Mitte als Zentrum. Drum herum entfalten sich die vier Himmelsrichtungen **(Abbildung 59)**.[216]

---

213 Stiefvater (1985).
214 Lo (1985), Wile (1983).
215 Wile (1996): Song of the circulation of chi von Li I-Yü, S. 55.
216 Hackethal (2007).

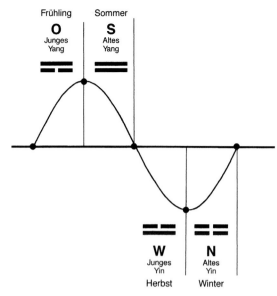

Abbildung 57: Sieht man die Zeitachse von Yin und Yang als wiederkehrende Phasen, so kann man die Jahreszeiten zuordnen. Frühling und Sommer sind Yang im Verhältnis zu Herbst und Winter, welche Yin sind. Der binäre Strichcode von Yin und Yang bezieht sich hier auf die Jahreszeiten.

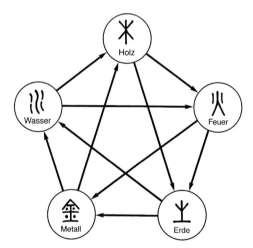

Abbildung 58: Die kreisförmige äußere Verbindung der Wandlungsphasen (Wuxing) stellt den Erzeuger-Zyklus dar, in dem eine Phase die nächste hervorbringt (Sheng-Zyklus). Die inneren Pfeile stellen den Ke-Zyklus (Kontrolle-Zyklus) dar, bei dem das jeweils im Kreislauf übernächste Element in seiner Dynamik begrenzt wird. Im Krankheitsfalle geraten die Wechselbeziehungen der Phasen aus dem Gleichgewicht. Therapeutisch kann man sich die Wechselbeziehungen der Phasen zunutze machen, indem man einzelne Elemente unterstützt oder abschwächt, je nachdem ob eine Phase übermächtig oder zu schwach geworden ist. Siehe auch Tabelle 4.

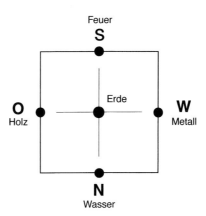

Abbildung 59: Im Taijiquan ist der Erdmittelpunkt im unteren Dantian, dem Elexierfeld unter dem Nabel angesiedelt. Diesem wird das Zentriertsein zugeordnet. Zusammen mit den Schritten in die jeweiligen Himmelsrichtungen ergeben sich so fünf der 13 Grundtechniken des Taijiquan (siehe Anders 2007).

Yi wird der Wandlungsphase Erde zugeordnet und damit auch den Organen Milz und Magen, die generell die Aufnahme des Nahrungs-Qi (Gu-Qi) steuern.[217] In Bezug auf die Körperposition wird der Wandlungsphase Erde bei den Taiji-Klassikern das Zentriertsein zugeordnet.[218] In der horizontalen Ebene können wir uns vom Zentrum aus vor, zurück, nach rechts oder nach links bewegen, also in den vier Himmelsrichtungen. Die Himmelsrichtungen sind nicht nur räumlich im buchstäblichen Sinne zu sehen, sondern durch die Verknüpfung mit einer entsprechenden Wandlungsphase bekommt eine Himmelsrichtung zugleich eine Qi-Qualität, gemäß der entsprechenden Phase. Osten bedeutet entstehendes Yang, Süden maximales Yang, Westen beginnendes Yin und Norden maximales Yin. Die Qi-Qualität der Wandlungsphase Erde bzw. der dazugehörigen Organe Milz und Magen nährt uns also nicht nur, sondern gibt uns die horizontale Orientierung im Raum von einer zentralen Mitte aus. Die Vorstellungskraft Yi sorgt von der Mitte aus dafür, das Qi in die jeweilige Richtung zu lenken. Der Mensch verteilt das Qi mit seinen Extremitäten. Sorgen und Grübeln, Ambivalenz der Gedanken schwächen Milz und Magen und kompromitieren damit auch Yi, die gerichtete Vorstellungskraft. Eindeutigkeit und klares Denken sowie körperliches Zentriert-sein im Körperzentrum Dantian (unterhalb des Bauchnabels) sind dagegen die Komponenten des gut funktionierenden Yi und Gegenstand ständiger Übung im Taijiquan. Der daraus resultierende positive Effekt von Taijiquan auf den Gleich-

---

217 Larre (2004). Siehe Tabelle 4.
218 Lo (1985): Chang San-Feng Tai Chi Chuan Ching, S.27. Siehe Abbildung 59.

Tabelle 4: Zuordnungen zu den Fünf Wandlungsphasen Wuxing (Larre, 2001, Die Bewegungen des Herzens. Ni, 2005.)

Holz	Feuer	Erde	Metall	Wasser
Leber	Herz	Milz	Lunge	Niere
Gallenblase	Dünndarm	Magen	Dickdarm	Blase
Frühjahr	Sommer	Spätsommer	Herbst	Winter
Sauer	Bitter	Süß	Scharf	Salzig
Grün	Rot	Gelb	Weiß	Schwarz/Blau
Zorn	Freude	Sorge	Trauer	Angst
Hun Geistseele	Shen Bewusstsein	Yi Vorstellungskraft	Po Körperseele	Zhi Willenskraft
Bewegungsapparat	Kreislauf	Energie-Stoff-wechsel	Atmung/ Ausscheidung	Wasserhaushalt/ Reproduktion
Augen	Zunge	Mund	Nase	Ohren
Wind	Hitze	Feuchtigkeit	Trockenheit	Kälte

gewichtssinn und die Koordination gilt übrigens als wissenschaftlich erwiesen.[219] Vom autogenen Training und anderen Formen der Autosuggestion unterscheidet sich das Taijiquan hier durch das körperliche Zentriertsein im Dantian, dem Elexierfeld der Körpermitte. Die Vorstellungskraft (Yi) ist nicht als autosuggestive Repetition von Formeln zu verstehen, sondern als gerichtete Aufmerksamkeit in Form nur eines einzigen Gedankens bzw. einer Vorstellung.

Die Klarheit dieses Gedankens setzt die Abscheidung aller störenden, «trüben» Nebengedanken voraus. Dies steht in der klassisch-chinesischen Medizin in Analogie zur Verdauungsfunktion, bei der es darum geht, das Trübe von dem Klaren der Nahrung zu trennen, eine Aufgabe, die ebenfalls der Milz zugeordnet wird. Wer viel grübelt, hat so gesehen nicht nur beim Taijiquan Probleme einen Bewegungsablauf kunstgerecht zu entwickeln, sondern auch mit der Verdauung: eine Erfahrung, die sich im medizinischen Alltag vielfach bestätigt.

Die Anwendung von Yi im Sinne klarer Vorstellungen als Motor von Qi führt schließlich zu der Fähigkeit, Qi bewusst zu lenken, und intensiviert die Wahrnehmung des Qi-Flusses nicht nur am eigenen Körper, sondern auch bei dem eines Angreifers oder eines Patienten. Dies wird auch als «Fajin», die Anwendung der wesentlichen Kraft Jin bezeichnet. Hier findet eine geistige Körperbeherrschung ohne Anspannung und Zwang statt. Die innere Haltung ist dabei das «Wuwei», das Tun ohne zu tun.[220] Die Vorstellungskraft (Yi) bewegt das Qi entweder als Lenkung einer zielgerichteten Bewegung im Rahmen der Taiji-Form oder durch Führung

---

219 Beck (2006).
220 Da Liu (1991).

der Atembewegung. Räumlich gesehen nimmt dies die Form von Spiralen, Rädern oder abwechselnd sich kontrahierender und expandierender Kugeln an. Wie noch später weiter ausgeführt wird, ist die Lunge der Meister sämtlicher Qi-Formen im Körper und damit auch all der genannten räumlichen Bewegungen. Die Verbindung von Yi und Qi impliziert also die Atmung als Qi-Regulator. Dies führt zu einem blockadefreien Qi-Fluss und zu einer sensibleren Wahrnehmung.[221] Es kann gar nicht genug betont werden, dass die Atmung nicht nur für die motorischen (efferenten) Funktionen, sondern auch für die Wahrnehmungsfähigkeit (afferenten, hetero- und propriozeptiven) der Abläufe von entscheidender Bedeutung ist.

Die Wege des Qi im Körper

Der Mensch verbindet in seinem Körper nach daoistischer Überlieferung himmlisches mit irdischem Qi.[222] Dabei werden zwei Bewegungsrichtungen des Qi unterschieden: Die Yang-Bewegung geht von oben nach unten und die Yin-Bewegung von unten nach oben. Die zwölf Hauptmeridiane bilden dieses Qi-Bewegungsmuster exakt ab, wenn der Mensch beide Arme hebt. Sie sind zu einem Kreislauf verbunden, bei dem sich Yin- und Yang-Meridiane regelmäßig abwechseln. Arme und Beine haben jeweils drei Yin- und drei Yang-Meridiane. Zusammen ergeben sich so zwölf. In diesen Leitbahnen zirkuliert eine Mischung aus angeborenem und aus der Umwelt generiertem (aus Atmung und Nahrung) Qi.[223] Daneben existiert noch ein achtgliedriges außerordentliches Leitbahnsystem, welches ein zusätzliches Qi-Reservoir darstellt.[224]

Die Meditations-Übung der himmlischen Kreisläufe in der daoistischen Überlieferung bezieht sich auf diese außerordentlichen Akupunkturmeridiane. Sie wird angewendet, um aus Jing (ererbte Lebenskraft, Vitalität, auch Essenz genannt) neues Qi zu gewinnen. Dieses Qi belebt den Geist (Shen), erschafft ihn neu und verleiht Heilkräfte. Die Atmung unterstützt diesen mentalen, meditativen Vorgang. Es handelt sich um den geistigen Prozess daoistischer Alchemie. Dieser wird auch als Weg beschrieben, welcher die irdische Welt mit der jenseitigen verbindet und zu Unsterblichkeit führt.[225] Dabei wird in etlichen Schriften das Qi des früheren (vorangehenden) Himmels von dem des späteren Himmels (nachfolgenden) unterschieden. Der frühere Himmel gilt als der außermenschliche Himmel, auch als

---

221 Yang Chengfu (2005).
222 Larre (1999).
223 Johnson (2002), Vol.1 und Vol.2.
224 Kirschbaum (2000), Larre (1997).
225 Blofeld (1991).

der vorgeburtliche Zustand des Menschen. Der gemeine Erdenbürger hat dazu keinen Zugang. Es bedarf einer bestimmten Lebenseinstellung, und erst mit Hilfe daoistischer meditativer Übungen erlangt man den Zugang.[226] Der frühere Himmel ist Yang im Verhältnis zum späteren Himmel. Der spätere Himmel dagegen verkörpert die nachgeburtliche, materielle Welt, in der wir uns alle befinden. Im Verhältnis zum früheren Himmel ist er Yin. Man kann hier auch vom kosmischen (früheren) Himmel und vom innermenschlichen (späteren) Himmel (Analog) sprechen. Die Atmung verbindet nun die beiden Himmelsarten in der daoistischen Sitz-Meditation über die beiden außerordentlichen Akupunkturmeridiane Ren-Mai (Konzeptions-Gefäß) und Du-Mai (Lenker-Gefäß).[227]

Gemäß einer Darstellung des himmlischen Kreislaufs von Stuart Olson nimmt das Qi des späteren Himmels (Yin) bei der taoistischen Meditation seinen Ausgang vom unteren Dantian, dem Elexir- oder Zinnoberfeld unterhalb des Nabels, sinkt zum Steiß, um dann zum Schädeldach aufzusteigen. Das Hinabsenken des Qi zur Erde, um aufzusteigen, ist eine nach oben zum Himmel, zum Yang gerichtete Yin-Bewegung und kann entsprechend der bipolaren Atemtyp-Betrachtung als lunar bezeichnet werden. Die kurze Absenkung ist also gefolgt von einer längeren Aufwärtsbewegung.

Das Qi des früheren Himmels (Yang) dagegen steigt in der Darstellung Olsons von einem Punkt unterhalb der Nase kurz zum Schädeldach auf, um dann zum Steiß hinabzusteigen (entsprechend der bipolaren Atemtyp-Lehre solare Qi-Bewegung); von diesem aus wieder aufwärts in das Dantien und schließlich zum Mundboden unter der Zunge. Die Atmung pumpt das Qi wie bei einem Relais rhythmisch hinauf und hinab. Die Zuordnung von Aus- und Einatmung zur auf- oder absteigenden Qi-Bewegung wird von Olson jeweils in verschiedenen Varianten dargestellt. Interessant ist hier, dass die auf- und absteigende Bewegung des Qi über den Atem und die beiden außerordentlichen Meridiane Ren-Mai und Du-Mai erfolgt.[228]

Für eine genaue Übereinstimmung mit den bipolaren Atemtypen wäre es passend, die absteigende Qi-Bewegung mit der Ausatmung und die aufsteigende mit der Einatmung zu verknüpfen. Wie die genaue Koordination von Qi-Richtung und Atmung erfolgen sollen, lässt Olson allerdings letztlich offen. Dabei verweist er auf die Notwendigkeit einer individuellen Instruktion durch einen Lehrer, hält aber prinzipiell beide Formen des Atmens für möglich.

Im Atemtyp-bezogenen Taijiquan von Frieder Anders, das im Gegensatz zur daoistischen Meditation stehend und schreitend ausgeführt wird, wird die Ein-

---

226 Kubny (1995).
227 Fiedeler (2003).
228 Olson (2005). Siehe Abbildung 19 und Abbildung 20, S. 88.

atmung (lunare Variante) so wie die Qi-Bewegung des früheren Himmels mit einem kurzen Sinken, um zu steigen, verknüpft und die Ausatmung (solare Variante) mit einem Heben des Hauptes (das klassisch bekannte Aufgehängtsein des Kopfes wie an einem Faden), um das Qi hinabzuführen. Die Qi-Bewegung wird aber nicht unbedingt durch den unmittelbaren Ein- oder Ausatmungsvorgang selbst erzeugt, sondern durch eine der Atmung angepasste Gesamt-Bewegung des Körpers in Form eines bewussten Spiels mit der Schwerkraft im Sinne von Sinken und Steigen. Im Gegensatz zur Sitzmeditation erfolgt die Qi-Aktivierung also nicht als mentale Projektion auf Ren-Mai und Du-Mai, sondern speist sich aus dem Bodenkontakt der Füße. Hierbei werden in der lunaren Variante mehr die Fersen, in der solaren mehr der Vorderfuß betont. Käme ein Angreifer mit den jeweiligen Qi-Bewegungen ins Gehege, würde er bei der lunaren Variante sein Gleichgewicht verlieren, indem er vom Boden abgehoben wird, und bei der solaren Variante würde er zu Boden geschleudert werden. Die resultierende Kraft ist bei der lunaren Variante mehr nach oben, bei der solaren mehr nach unten gerichtet.

Chinesische Kosmologie und Atmung

Der frühere und der spätere Himmel werden traditionell auch als zwei verschiedene Formen von Anordnungen der acht Trigramme des I Ging dargestellt. Die Trigramme entstehen durch Kombinationen der binären Strichkodes Yin und Yang. Schöpft man alle Kombinationsmöglichkeiten von Yin und Yang als Dreifachkombination aus, ergeben sich acht Trigramme. Die kreisförmige Anordnung dieser Trigramme wiederum wurde nach komplizierten Regeln erstellt. So ergaben sich Strukturen, welche sowohl den Kalender als auch bestimmte daoistische Begriffe wie früherer und spärerer Himmel ausdrückten. Der frühere Himmel wird dem mythologischen Urkaiser der Chinesen, Fuxi, zugeschrieben, der spätere Himmel dem König Wen.[229] Wie Frank Fiedeler in seinem Buch «Yin und Yang» eindrucksvoll darlegen konnte, beruht die Grundstruktur des Yijing in Form von Tri- und Hexagrammen ursprünglich auf der Beobachtung von Sonne und Mond. Die Chinesen kannten sowohl das lunare als auch das solare Jahr. Das Yijing wurde jahrhundertelang als offizieller chinesischer Kalender verwendet. Die chinesischen Kaiser hatten in der Nachfolge des Urkaisers Fuxi deshalb bis in das 20. Jahrhundert hinein als Kalenderpriester fungiert. Yin und Yang stellen Voll- und Schwarzmond (Neumond) dar. Die Mondphasen dazwischen werden zunächst durch verdoppelnde und später verdreifachende Kombinationen der binären

---

229 Kubny (1995), Da Liu (19972), Olson (2001).

Codes Yang und Yin dargestellt. In der Kalenderstruktur des früheren Himmels von Fuxi bildet sich der siderische Mondumlauf ab, also der Mond in Bezug auf das Sonnenjahr (Jahresumlauf der Erde um die Sonne). Fiedeler nennt die acht Trigramme des Fuxi deshalb die solare Yang-Formel des Mondwandels. In der Struktur der Trigramme des Königs Wen vom späteren Himmel kommt dagegen der synodische Mondumlauf zum Ausdruck, der sich nicht auf das Sonnenjahr, sondern auf seine eigene Bewegung um die Erde bezieht und somit den lunaren Monat von etwa 28 Tagen und den Tageslauf in vier Abschnitten bestimmt.[230]

In der Lehre der bipolaren Atemtypen wird der Stand des Mondes im synodischen Mondumlauf ins Verhältnis zum Stand der Sonne im Jahreslauf gesetzt und beider «Einfluss» verglichen. Die Sonne als Yang und der Mond als Yin werden vom Blickwinkel der Erde aus betrachtet. Im Jahreslauf nimmt das Yang der Sonne für sich gesehen periodisch zu und ab; ebenso der Mond in einem Monat.

Da Sonne und Mondbahn mathematisch nicht harmonieren, bedarf es eines dreizehnten Monatsabschnitts oder anderer Korrekturen, um das kürzere lunare Jahr an das solare anzugleichen. Die Chinesen benutzen dazu verschiedene Methoden, die sich im Laufe der Jahrhunderte änderten.[231] Damit das solare Jahr in unserem westlichen gregorianischen Kalender zwölf Monate hat, werden die fehlenden Tage bekanntlich auf zwölf Monate verteilt. Damit der gregorianische Zeitlauf ganz rund bleibt, muss schließlich alle vier Jahre Schaltjahr sein.

Mathematisch harmonieren die kosmischen Rhythmen von Sonne und Mond also nicht sehr gut miteinander. Betrachtet man strukturanalog den Atemvorgang, so ist auch hier keine Harmonie vorgegeben. Um den Stoffwechsel ins Gleichgewicht zu bringen und um den Erfordernissen körperlicher und seelischer Anstrengungen gerecht zu werden, muss der vom Atemzentrum des verlängerten Rückenmarks generierte Grundrhythmus ständig modifiziert werden. Die Differenzierung in bipolare Atemtypen könnte bedeuten, dass beim lunaren Atemtyp ein optimaler Zustand durch Betonung der Einatmung hergestellt wird, während der solare Typ dazu die Ausatmung betont.

Im chinesischen Kalender wird das solare Jahr in 24 Halbmonatsabschnitte unterteilt, die Jieqi, Qi-Knoten heißen. Traditionell wurde diesem Rhythmus der Wetterwechsel und das Erscheinen von landwirtschaftlich relevanten Klimaepisoden zugeordnet. Im Menschen spiegelt die Lunge diesen Rhythmus wider.[232]

Die Bewegungen von Mond und Erde in Bezug zur Sonne wurden von den Chinesen mit Hilfe der Trigramme abgebildet.[233] Die Anordnung der acht Trigramme

---

230 Fiedeler (2003) und (1976).
231 Johnson (2002) und Golding (2008).
232 Larre (2001): The Lung.
233 Fiedeler (1997) und (2003), Zimmermann (2007).

des früheren Himmels nach Kaiser Fuxi wird in klassischen Taijiquan-Texten auch 13 grundlegenden Bewegungsfiguren des Taijiquan zugeordnet (die übrigen fünf gehören zu den fünf Wandlungsphasen).[234] In den Trigramm-Strukturen bilden Sonne und Mond ein Wechselspiel unterschiedlicher Yin-Yang-Konstellationen, die sich in den acht Taiji-Anwendungen strukturanalog abbilden sollen. Auch wenn die Bedeutung der einzelnen Trigramm-Strukturen im Taijiquan durchaus sehr unterschiedlich interpretiert wird, ist der Bezug zum kosmischen Geschehen durch diese Art der Darstellung impliziert.Die Yin-Yang-Zyklen von Sonne und Mond machen dies anschaulich **(Abbildung 60)**.[235] Dabei ist überhaupt nicht von kausalen Einflüssen die Rede, wie dies beispielsweise bei den Gezeiten der Meere im Verhältnis zu Sonne und Mond der Fall ist.

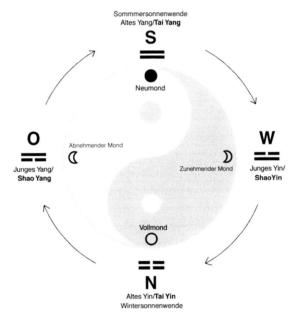

Abbildung 60: Sonne und Mond als Yin-Yang-Zyklus.
Der äußere Kreis stellt den Jahreslauf der Sonne mit den Sonnenwenden dar. Das extremste Yang entspricht der Sommersonnenwende, das extremste Yin der Wintersonnenwende. Der innere Kreis stellt den Mondwandel während eines Monats dar. Der Vollmond wird dabei als polarer Gegensatz zur Sonne (Yang) gesehen und ist deshalb Yin. Der binäre Strichcode zeigt von dieser Gegenüberstellung aus den Mondphasenwandel vom extremen Yin (Vollmond) zum extremen Yang (Neumond) an. Yin und Yang von Sonne und Mond können sich je nach gewähltem Zeitpunkt gegenseitig verstärken oder abschwächen, wenn man sie in Beziehung setzt. Nach der bipolaren Atemtyplehre bestimmt das jeweils überwiegende Element am Ende den Atemtyp (siehe Tabelle 1).

---

234 Wile (1996), Olson (2001).
235 Yang (1986).

13 Atmung und Lunge in der klassisch-chinesischen Medizin

Qi-Qualitäten in den fünf Wandlungsphasen

Die Lunge ist als Yin-Organ mit dem Dickdarm als Yang-Organ verbunden. Beide gehören der Wandlungsphase Metall an. Die Funktion des Organs Lunge lässt sich am besten verstehen, wenn man sie im Zusammenhang mit den fünf Wandlungsphasen (Wuxing) und der Ordnung Himmel-Erde-Mensch versteht.[236]

Es handelt sich bei den fünf Wandlungsphasen um ein universelles Modell für alle Naturvorgänge, welches die Qualitäten von Qi sowohl in der Zeit als auch im Raum beschreibt. Das Zeitmodell findet seinen Ausdruck im Jahreslauf mit den Jahreszeiten. Es bildet sich in der räumlichen Dimension in den vier Himmels-richtungen ab. Die inneren Organe des Menschen werden den Wandlungsphasen zugeordnet und erhalten ihren festen Platz, ihre Himmelsrichtung. Innerhalb des Kreislaufs beeinflusst sich das Qi der einzelnen Phasen durch gegenseitige Förderung und Hemmung zur Erhaltung einer Homöostase. Das universelle Lebensprinzip Qi nimmt jahreszeitliche Qualitäten an, die sich je nach Bezug innerhalb der fünf Wandlungsphasen unterschiedlich darstellen. So wird zu je-der Jahreszeit eine bestimmte Qi-Qualität in der Natur dominant (**Abbildung 61**, vgl. Tab 4, S. 187). Im Inneren des Menschen finden sich zu den Jahreszeiten strukturanaloge Komponenten aber permanent wieder. Die Jahreszeiten müssen zum Verständnis am Menschen also in entsprechende Qi-Qualitäten übersetzt werden. Das Frühjahr gehört zur Phase Holz. Im Menschen realisiert sich das Qi dieser Phase in der Funktion von Leber und Gallenblase. Die Qualität ist impulsiv. Im Sommer und Spätsommer wird das Qi expansiv und kumuliert, um sich im

---

236 Lorenzen (2007). Siehe Abbildung 58, S. 185 und Tabelle 4, S. 187.

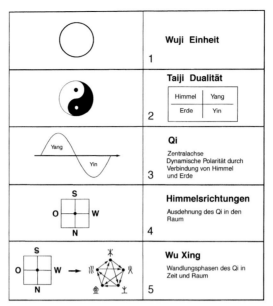

⚪ 1	**Wuji Einheit**
☯ 2	**Taiji Dualität** Himmel | Yang Erde | Yin
3	**Qi** Zentralachse Dynamische Polarität durch Verbindung von Himmel und Erde
4	**Himmelsrichtungen** Ausdehnung des Qi in den Raum
5	**Wu Xing** Wandlungsphasen des Qi in Zeit und Raum

Abbildung 61: Die Wechselwirkung von Yin und Yang gebiert das Qi, welches sich in vielfältigen Qualitäten darstellt. Die Wirkung von Qi in Zeit und Raum gipfelt schließlich in der Darstellung der fünf Wandlungsphasen.

Herbst und Winter wieder zu reduzieren. Die Analogiebildung geht so weit, dass selbst emotionale Grundstimmungen den Wandlungsphasen zugeordnet werden, woraus sich eine psychosomatische Qi-Dynamik ableiten lässt. Die antiken Punkte auf den Akupunkturmeridianen repräsentieren die Wandlungsphasen an den Unterarmen und Unterschenkeln und verschaffen den therapeutischen Zugang zu den psychosomatischen Mustern und damit zum Qi-Fluss der Organe.[237]

Der gelbe Kaiser und die Lunge

Der Phase Metall entspricht der Herbst. Die zugeordneten Organe sind Lunge und Dickdarm. Wie das Qi von Lunge und Dickdarm in der Phase Metall beschaffen ist, kann man sehr anschaulich im zweiten Buch (Su Wen) des gelben Kaisers über die Innere Medizin (Huangdi Neijing) nachlesen.[238]

> Die drei Herbstmonate werden überfließend und ausgleichend genannt.
> Das Qi des Himmels wird drängend (drückend).

---

237 Hackethal (2007), Johnson (2002).
238 Ni (2005), Veith(1972).

Das Qi der Erde ist strahlend.
Man steht früh auf und geht früh zu Bett.
Man ist (handelt) wie ein Hahn.
Man geht die Dinge ruhig und gelassen an, um die unterdrückende Wirkung des Herbstes abzumildern.
Man sammelt den Geist und speichert das Qi.
Man besänftigt das Qi ohne dass sich die Vitalität zerstreut.
Man macht das Qi der Lunge frisch und klar.
Diesen Lauf nimmt das Qi des Herbstes, welches auf diese Weise der Erhaltung und Konzentration des Lebens entspricht.
Sich dagegen zu sperren würde die Lunge verletzen, würde Durchfälle im Winter erzeugen wegen mangelnder Speicherung.[239]

Das üppige Ausufern der Natur findet im Sommer seinen Höhepunkt. Das Yang hat im Sommer sein Maximum erreicht, es wird zum alten Yang. Der Herbst reduziert und unterdrückt die Natur und induziert den Übergang in Yin, welches im Winter sein Maximum hat (Abb. 57, S. 185). Analog dazu kommt der Lunge eine begrenzende, konzentrierende Eigenschaft zu. Das Qi muss gebändigt, strukturiert und reguliert werden, damit es nicht uferlos wird. Die Lunge ist im Vergleich mit den anderen Organen der oberste Qi-Regulator. Das aus der Nahrung (Gu-Qi) und aus der Atmung (Zhong-Qi) gewonnene Qi verbindet die Lunge zum eigentlichen Qi (Zheng-Qi) und lässt es durch die Leitbahnen (Mai, Akupunkturmeridiane) zirkulieren.[240] Das System der zwölf Leitbahnen beginnt und endet deshalb in der Lunge. Die Lunge verwaltet das Qi im Organismus, vergleichbar dem Minister und Kanzler eines Königreichs. Dies drückt sich aus in der Metapher: « Die Lunge empfängt die 100 Leitbahnen in der Morgenaudienz.»[241]

Die Lunge pumpt Qi rhythmisch in das Leitbahnsystem, so dass die Körperperipherie und alle Organe damit versorgt sind. Indem das Qi harmonisch zirkuliert, werden Yin und Yang ausgeglichen. Die Lunge ist ein rhythmisierendes Organ. Früh aufstehen und früh zu Bett gehen kann als Bild für den Rhythmus im Sinne des Schlaf-Wach-Rhythmus genommen werden.[242]

Der Hahn spielt auf die Eigenschaften von Kampfhähnen an und hat wohl weniger mit dem frühen Aufstehen zu tun. Der ideale Kampfhahn ist nach daoistischen Überlieferungen nicht ein wildes, aggressives Tier, sondern er ist außen ruhig und innen stark.[243] Außen und innen werden umgekehrt: Yin ist dann außen und Yang ist innen. Diese Yin-Yang-Umkehr ist auch ein Konzept der inneren Kampfkünste

---

239 Larre (2005): The Lung; übersetzt ins Deutsche aus der englischen Version des Suwen nach Larre, S. 3.
240 Ross (1999).
241 Larre (2005): The Lung, S. 7.
242 Lorenzen (2007).
243 Tschuang Tse (1951).

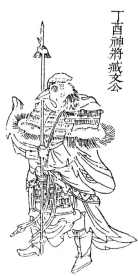

Abbildung 62: Der harte Krieger (Yang) zeigt seine weichen Seiten (Yin), indem er die Gestalt des Hahns mit weichem Gefieder annimmt. Dies ist ein Symbol der Yang-Yin-Umkehr. Zur Wandlungsphase Metall und zum Herbst passt dies insofern, als das Yang des Sommers nun langsam schwächer wird, in sich in Richtung Yin des Winters bewegt. Yang in Yin umzuwandeln und umgekehrt, ist eine rhythmische Funktion, die wiederum der Atmung eigen ist. Die Umwandlung setzt das Qi in Bewegung, reguliert es, welches die hauptsächliche Aufgabe der Lunge ist. Die Lunge gehört deshalb zur Wandlungsphase Metall.

und der daoistischen Selbstkultivierung. Nach außen strahlt Ruhe (Yin), während innen die geballte Kraft (Yang) steckt. Man könnte das Bild des Hahns auch so interpretieren, dass die Wandlungsphase Metall und damit die Lunge die Kräfte so transformiert, dass nur die inneren, verborgenen Werte nach außen kommen. Die weichen Federn werden nach außen gekehrt **(Abbildung 62)**.[244]

Die Phase Metall folgt der Phase Erde im Wandlungszyklus und kann als deren Veredelung angesehen werden.[245] Veredelung bringt einen Stoff in eine neue, höhere Funktion. Die Lunge bringt das strahlende Qi der Erde in Funktion, indem es rhythmisiert, reguliert und strukturiert wird. Dem entspricht die unterdrückende Wirkung des herbstlichen Qi.

Man begegnet dieser Kraft am besten «ruhig und gelassen», eine Haltung wie sie auch in der Taiji-Praxis angestrebt wird.[246] Mit dem Ruhigwerden der Atmung wird auch der Qi-Fluß harmonischer, wird reguliert. Anspannung und sportlicher Ehrgeiz blockieren das Qi.

---

244 Larre (2001): The Lung.
245 Siehe Abbildung 58, S. 185.
246 Wile (1983), Lo (1985).

Den Geist zu sammeln und das Qi zu speichern, wird in den Taiji-Klassikern empfohlen und gehört deshalb ebenfalls zum Konzept von Taijiquan. Das Sŭwen deutet auf den Zusammenhang mit der Lunge in der Wandlungsphase Metall.

Das Lungen-Qi muss «frisch und klar» bleiben. Taiji-Üben geht in gleichem Sinne nicht mit Überhitzung einher. Das Leben wird auf diese Weise erhalten, die Kräfte gesammelt.

Die unterdrückende Wirkung des Herbstes führt zu einer Konzentration auf das Wesentliche. Die Früchte sind geerntet, also können die Blätter absterben. «Stirb und Werde» ist verallgemeinert das Prinzip einer Transformation, die aus der Trennung vom Unwesentlichen und Ausrichtung auf das Wesentliche hervorgeht. Die Auseinandersetzung mit dem Tod und der Vergänglichkeit des Seins führt zu neuer Orientierung. Trauer als Emotion von Trennung und Ablösung wird deshalb der Wandlungsphase Metall zugeordnet. Exzessive Trauer behindert den natürlichen Transformationsprozess ebenso wie die Unfähigkeit, zu trauern. Beides schwächt deshalb die Lunge. Gesunde Bewältigung von Verlusten und Trennungen im Leben dagegen lässt den Menschen frei atmen und er gewinnt an Autonomie. Im sozialen Kontext geht es dabei um das Bewusstsein der eigenen inneren Werte in Abgrenzung zur Umwelt, also um körperliches und psychisches Selbstwertgefühl.[247]

Bedeutungen des Lungen-Qi

Zur Entwicklung eines unabhängigen Körpergefühls sollte der Atemrhythmus nicht allzu fremdbestimmt sein. Dies kann sich entwickeln, wenn Eltern bei der Erziehung zur sehr das Erleben beeinflussen und dem Kind nicht ermöglichen, den eigenen Bedürfnissen, Dinge zu erleben, nachzugeben. Die Antwort auf solch elterliche Übergriffe kann die Neigung zur Hyper- oder zur Hypoventilation sein. Hyperventilation führt zu Engegefühl und Verkrampfung, Hypoventilation zu Erlebnisarmut und Depression.[248] In der bipolaren Atemtyp-Lehre kann Fremdbestimmung auch bedeuten, dass eine dem eigenen Atemtyp zuwider laufende Atmung übernommen wird, was das Individuum schwächt.[249]

Das Enge und Drückende wohnt dem Qi des Himmel inne. Das Sŭwen empfiehlt ruhig und gelassen zu sein, um dieses abzumildern. Andererseits sollte man das Qi des Himmels besänftigen, ohne dass sich die Vitalität zerstreut: also die Atmung nicht zu sehr zu unterdrücken. Klares und frisches Qi wird wohl am

---

247 Lorenzen (2007).
248 Neubeck (1992).
249 Hagena (2006).

ehesten durch eine ruhige Atmung gefördert ohne Hyper- oder Hypoventilation. Die Atmung setzt einem ausufernden Qi Grenzen und gibt einem unterdrückten Qi Raum. Darin liegt ihre rhythmisierende Funktion.

Das Qi zirkuliert durch den Organismus; es dringt an die Oberfläche in Form des Abwehr-Qi (Wei-Qi), welches die Integrität gegenüber pathogenen bioklimatischen Einflüssen wie Wind, Kälte, Feuchtigkeit und Hitze bewahrt. Im modernen Sinn handelt es sich um die Infektionsimmunität und die Allergentoleranz. Lungen-Qi-Mangel begünstigt Allergien und macht infektanfällig. Körperliche und psychische Funktion des Lungen-Qi werden in der chinesischen Medizin nicht getrennt gesehen. Bezogen auf das körperliche Selbstwertgefühl, hat das Lungen-Qi so gesehen etwas mit der Resistenz gegenüber sozialen Übergriffen, also mit Autonomie gegenüber Fremdbestimmung zu tun. Eine durch eine im chinesischen Sinne gesunde Lungenfunktion bewirkte stabile Qi-Organisation im Organismus hat im weiteren Sinne also etwas mit Selbstverteidigung zu tun. Taijiquan greift auf die Methode des natürlichen Atmens und später spezielle Atemtechniken zurück, um die Qi-Organisation zu optimieren: eine Voraussetzung, damit die wesentliche Kraft Jin generiert werden kann. Diese kann sehr effektiv zur Selbstverteidigung eingesetzt werden, indem sie mit Angriffen flexibel umgeht.

Jie – die Schaltstellen des Qi

Die Wege von Qi im Organismus führen über die Leitbahnen, die Akupunkturmeridiane (Mai, auch Gefäße Jing genannt). Der Satz aus dem Suwen: «Die Lunge empfängt die 100 Leitbahnen bei der Morgenaudienz», spielt auf ihre Qi-beherrschende Funktion an. «Die Schaltstellen (Jie) des Lebens werden auf diese Weise reguliert.»[250] Jie sind Schalt- und Übertragungsstellen, Knotenpunkte, Verbindungsstellen. So wie ein Bambusstab Wachstumsknoten hat, so braucht das Leben gelenkige Verbindungen, die Yin und Yang miteinander abstimmen. Die Jie sorgen für den rhythmischen Wechsel. Der Rhythmus des Himmels spielt sich ebenso wie im Kalender auch im Körper ab und wird über die Lunge als zentrale Schaltstelle des Organismus übertragen. Bezogen auf Taijiquan erinnert das Bild der Knotenpunkte daran, dass in der Qi-Form des Yang-Stils (zweite Vertiefungsstufe des Yang-Stils nach K. H. Chu) die Gelenke geöffnet werden müssen, um den Qi-Fluss in die Arme zu gewährleisten. Öffnen und Schließen sind dabei expansive und konzentrische Qi-Bewegungen, die sich teilweise als

---

250 Larre (2001): The Lung, S. 43.

Spiralen darstellen lassen. In diesem Zusammenhang kann die Bewegung von Öffnen und Schließen auf die Lunge bzw. die Atmung bezogen werden.

Öffnen und Schließen wird bei den chinesischen Medizinklassikern darüber hinaus in weiteren Zusammenhängen mit der Funktion der Lunge verknüpft.[251]

Po – die Körperseele als Wahrnehmungsfunktion

Es heißt, das klare Qi der Lunge hat eine Beziehung zu allen Körperöffnungen. Regulator der Körperöffnungen ist die Körperseele Po, deren Wohnstätte nach der Überlieferung im neunten Kapitel des Suwen die Lunge ist.[252]

Po ist eine psychische Funktion und wird oft als Körperseele übersetzt. Hun heißt daneben die Geistseele, welche in der Leber wohnt. Shen wohnt im Herzen und kann allgemein mit Bewusstsein übersetzt werden. Shen ist als höchste seelische Funktion dem Himmel zugeordnet, Hun und Po dagegen der Erde, wenn man alle drei in Beziehung setzt. Po wird die Bewegungsrichtung nach unten zugeordnet, so wie auch das Lungen-Qi hinab geht von oben. Hun dagegen steigt auf, ist expansiv so wie das Leber-Qi. Die Bewegungsrichtungen des Qi im himmlischen Kreislauf der daoistischen Meditation sind hiermit nicht zu verwechseln.[253]

Po werden diverse Funktionen zugeordnet. Dazu gehört die Regulation der Körperöffnungen, der vegetativen, instinktiven Reaktionen sowie das Wahrnehmungs- und Erinnerungsvermögen. Hun ist der seelische Yang-Aspekt, der sich auf Handeln und Aktivität bezieht, Po der Yin-Aspekt mit Bezug zur Wahrnehmung: ein rezeptives Element also, das vegetative Reaktionen induziert. Die Verknüpfung von Po als Wahrnehmungsfunktion mit der Lunge als Atmungsorgan steht in Einklang mit der Modulation der Ruheatmung durch die Wahrnehmung von Umwelteinflüssen und das Körperempfinden (propiozeptives System) durch das Nervensystem in der westlichen Physiologie.[254] Hieran knüpft sich auch die Bedeutung der Atmung in der modernen Körperpsychotherapie.[255] Im Taijiquan wird die körperliche Selbstwahrnehmung geschult, indem alle Bewegungen langsam ausgeführt werden. So muss beispielsweise die Gewichtsverteilung auf die Beine genau beachtet werden. Das Sinken in die Körperstellungen und das Steigen der Bewegungsimpulse werden wachen Sinnes wahrgenommen und konzentriert

---

251 Larre (2001): The Lung.
252 Larre (2001): Die Bewegungen des Herzens.
253 Hertzer (2006).
254 Lorenzen (2007).
255 Rosenberg (1996).

ausgeführt. Es handelt sich um einen Bewusstseinszustand jenseits von Reizüber-flutung und träumerischer Phantasiereise.

Po muss nach taoistischer Überlieferung von Hun kontrolliert werden. Wahr-nehmung und Handeln müssen abgestimmt sein. Wenn Po gut funktioniert, ist der Körper stark. Das geschulte Wahrnehmungsvermögen des eigenen Körpers im Taijiquan verleiht Standfestigkeit und gibt dadurch Stärke.

Die Mythologie führt uns zu noch weitergehenden Aspekten von Hun und Po. Im Buch der Urkunden[256] wird Po im Zusammenhang mit der Phase des abnehmenden Mondes von Voll- bis Neumond genannt: «Sobald der dunkle Teil des Mondes seinen Anfang nahm [...]»[257] Hierin kommt der Yin-Charakter von Po zum Ausdruck. Dem steht der Yang-Charakter von Hun gegenüber. Dass an anderer Stelle der Vollmond als Yin angesehen wird, ergibt sich aus der Gegenüber-stellung zur Sonne als Yang. Es gilt immer, den jeweiligen Kontext zu beachten. Die Dynamik der Körperseele ist auf den Körper und damit nach innen gerichtet, ebenso wie es die primäre Funktion der Lunge ist, das Qi nach unten abzusenken. Bei der Hauchseele Hun ist es umgekehrt. Sie ist nach oben und außen gerichtet wie das Leber-Yang. Hun folgt insofern dem Shen und dem Qi. Die Einatmung bei der Geburt wird mit Po und die Ausatmung beim Tod mit Hun assoziiert.

Im Augenblick der Geburt beginnt der Mensch zu atmen. Damit wird nicht nur ein Rhythmus induziert, sondern gleichzeitig Wahrnehmungsfähigkeit, im Chinesi-schen als Po dargestellt. Po nimmt nicht nur den eigenen Körper, sondern auch das Qi der Natur wahr und erinnert es (introjiziert es). Ist das Qi der Natur expansiv, also nahe der Sommersonnenwende, so passt dies zur Qi-Bewegung bei der Aus-atmung, weil das Qi dabei abgegeben wird. Ist das Qi der Natur implosiv, also nahe der Wintersonnenwende, so passt dies zur Einatmung, bei der das Qi aufgenommen wird. Würde man darüber hinaus postulieren, dass Po über die Sonnen-bedingten Qi-Qualitäten der Jahreszeiten hinaus Qi-Qualitäten der Mondphasen wahrnehmen kann, hätte man ein Qi-Modell, das gut mit den Atemtypen der bipolaren Atemlehre korreliert. Der Yin-Charakter des Mondes ergäbe sich aus der Beziehung zum Yangcharakter der Sonne und wäre in diesem Zusammenhang dem Vollmond zuzuordnen. Man müsste dann annehmen, dass die geburtliche Erfahrung auf der Ebene der Qi-Bewegung durch das zu diesem Zeitpunkt vorherrschende kosmische Qi von Sonne und Mond auf eine lebenslang prägende Weise in Erinnerung bleibt und sich als individuelle Prägung der atembezogenen Selbstwahrnehmung und der Form, sich zu bewegen, manifestiert. Grob gesprochen wäre der Einatmer mehr Yin und der Ausatmer mehr Yang geprägt. Da Einseitigkeit aber immer disharmonisch

---

256 Hertzer (2006)
257 Hertzer (2006): S.182, Shujing Zhoushu 3,4. Legge S.310

ist, suchen der Yin-betonte Einatmer von unten her das Yang und der Ausatmer von oben her das Yin, um sich auszugleichen. Explizit ist ein solches Konzept in der chinesischen Medizin wohl nicht bekannt. Ein- und Ausatmungsvorgang können in der chinesischen Medizin je nach Kontext sehr unterschiedlich dargestellt sein. Die hier dargelegte Lesart erlaubt aber, zumindest einige plausible Parallelen zur Lehre von den Atemtypen zu ziehen. Die Beschreibung in der Atemtyp-Literatur, dass die solare Energie konzentrisch und die lunare exzentrisch wirkt, ist zu den gemachten Ausführungen kein Widerspruch, wenn man die Qi-Bewegung nicht vom Kosmos aus, sondern vom Menschen aus betrachtet.

Himmel-Mensch-Erde

Spätere nachchristliche Texte besagen, dass die Einatmung der Niere und die Ausatmung der Lunge zuzuordnen seien.[258] Versteht man dies in Bezug auf Qi-Qualitäten, so hat die Einatmung mit dem Yuan-Qi, dem Ursprungs-Qi zu tun, das in den Nieren gespeichert ist, das Lungen-Qi mit dem Zhong-Qi, dem Atmungs-Qi aus der Umwelt. Beide Qi-Qualitäten müssen sich im Atmungsvorgang miteinander verbinden. In der Dreigliederung Himmel-Mensch-Erde wird die Verbindung zwischen Himmel und Erde hergestellt. Die Niere steht in diesem Zusammenhang für die Erde, die Lunge für den Himmel. Asthma bronchiale als Zustand behinderter Ausatmung wird in diesem Kontext als Unfähigkeit des Nieren-Qi aufgefasst, dass Lungen-Qi nach unten zu ziehen, oder als Unfähigkeit des Lungen-Qi, hinabzusinken. Angst als Nieren-Qi-schwächende Emotion lässt den Menschen nach Luft schnappen bis die Lunge sich soweit aufbläht, dass eine weitgehend fixierte Einatmungsstellung des Brustkorbs resultiert. Angstbedingte Hyperventilation führt so zu funktioneller Überblähung der Lunge und einer muskulären Verspannung des Brustkorbs mit der Folge der Einatmungsbehinderung. In dem Moment wo Ausatmung wieder zugelassen wird, entbläht sich der Brustkorb und die Angst löst sich. Schock-Erfahrungen im Leben oder auch schon im Mutterleib können Angststörungen lebenslang triggern mit Auswirkung auf die Atmungsfunktion. Chronische Trauer dagegen führt zu Lungen-Qi-schwächende Depression mit einer Abflachung der Atemexkursionen. Der Brustkorb sinkt in sich zusammen, so dass es zur Rundrückenbildung kommen kann. In dem Moment wo Einatmung wieder zugelassen wird, füllt sich der Brustkorb und die Depression legt sich.

---

258 Larre (2001): The Lung.

Im Taijiquan ist das erdbezogene Nieren-Qi im unteren Elexierfeld (Dantian) unterhalb des Bauchnabels das Zentrum aller Bewegung. In der Aufbaustufe der Zentrumsbewegung vom Yang-Stil-Taijiquan ist dieses Qi ganz im Sinne der Erde horizontal ausgerichtet. Es bewegt sich ausschliesslich nach vorne und hinten sowie nach rechts und links. Es ist Yin und innen im Verhältnis zum Lungen-Qi, das außen als Yang seine Räder und Spiralen beschreibt mit einem Rhythmus von Expansion und Konzentration, bzw. Öffnen und Schließen. Diese rhythmische Bewegung geht in den Raum hinein, der als Gegenpol zur Erde als Himmel bezeichnet werden kann. Das erdbezogene Nieren-Qi hat eine verwurzelnde Qualität und ist mit der Einatmung assoziiert. Der Einatmertyp hat sich darauf zu konzentrieren, diesen Aspekt des Qi besonders zu kultivieren. Das himmelsbezogene Lungen-Qi dagegen muss der Ausatmer-Typ besonders kultivieren, indem er Habitus und Bewegung auf die von oben, vom Himmel absteigende Qi-Bewegung ausrichtet **(Abbildung 63)**.

Wie wir sehen, können Sonne und Mond, Yang und Yin je nach Zusammenhang sehr unterschiedliche Bedeutungen in Bezug auf den Menschen haben. Das chinesische Denken ist nicht linear konstruiert und löst scheinbare Widersprüche dadurch auf, dass der jeweilige Kontext beachtet wird. Yin und Yang sind insofern immer als relative, aber niemals als beliebige Bezüge anzusehen. Da es im chinesischen Denken immer auf den Kontext ankommt, ist es bei eingehender Betrachtung deshalb kein Widerspruch, dass die Lunge beispielsweise ein Yin-Organ ist und trotzdem als Himmelsorgan (als Firmament, und der Himmel ist ja andererseits Yang) den anderen Organen gegenübersteht.[259] Das Ordnungssystem, welches zur Klassifikation als Yin-Organ führt, ergibt sich aus dem System der fünf soliden und sechs Hohlorgane Zangfü in der Beziehung Lunge-Dickdarm. Im Ordnungssystem Himmel-Mensch-Erde dagegen gehören Herz und Lunge zum Himmel (Yang), Milz und Leber zum Menschen und die Niere zur Erde (Yin). Das Qi des Himmels verkörpert sich durch die Lungenfunktion, das Qi der Erde durch die Nierenfunktion. Bezieht man den Lauf des Qi dagegen auf den Zyklus der Zeit, so ergeben sich die fünf Wandlungsphasen (Wuxing). Im sommerlichen Element Feuer und spätsommerlichen Element Erde ist die Kulmination der expansiven Qi-Bewegung zu sehen, welche im Frühling mit dem Element Holz ihren Ausgang nimmt und im Herbst wieder gedämpft wird, wenn das Qi des Himmels «drückend» wird. Im winterlichen Element Wasser ist das Qi maximal kondensiert und gespeichert, um im Frühling erneut auszubrechen.

Therapeutisch kann die Akupunktur-Nadelung der acht außerordentlichen Leitbahnen in der chinesischen Medizin als Regulativ eingesetzt werden, wenn die

---

259 Larre (1994).

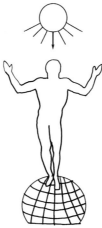

Abbildung 63: Der Mensch ist das Wesen, welches die Verbindung von Himmel und Erde herstellt. Zu dieser Dreigliederung gibt es zahlreiche Entsprechungen. Die Lunge als Atmungsorgan (Himmelsorgan) hat die Aufgabe, das himmlische Qi zur Erde, repräsentiert durch die Nieren, hinabzuführen. Die Niere muss das herabführende Qi ergreifen und binden, damit sich der Atmungsvorgang vollendet. Durch den Atmungsprozess wird sich der Mensch seiner körperlichen Existenz zwischen Himmel und Erde bewusst. Ein weiteres Himmelsorgan des Menschen ist das Herz. Es stellt die Verbindung zum Himmel in uns im Sinne geistiger Welten (Shen) her, indem es völlig leer wird. Leer werden bedeutet: ein klares Bewusstsein erlangt der Mensch nur, wenn er alle Emotionen loslassen kann. Durch diesen Vorgang wird sich der Mensch seiner seelischen Strukturen und seiner geistigen Bestimmung bewusst.

Störungen des Qi in den zwölf regulären Leitbahnen so schwerwiegend geworden ist, dass ein Ausgleich nur noch schwer möglich ist. Die acht außerordentlichen Gefäße werden auch als Wundermeridiane bezeichnet, weil durch ihre Behandlung außerordentliche Effekte erzielt werden können. Die heilende Wirkung des Qi der außerordentlichen Leitbahnen kann aber ebenso durch Tajiquan aktiviert werden.

Vom Taijiquan, als Übung im Stehen betrachtet, sind von den außerordentlichen Leitbahnen neben Ren-Mai und Du-Mai[260] die beiden Fersengefäße Yin- und Yang-Qiao-Mai von Interesse.[261] Sie bilden in der daoistischen Meditation Teile des sogenannten großen himmlischen Kreislaufs. Mit Ferse ist wahrscheinlich die Verwurzelung des Menschen in der Erde gemeint. Die Fersengefäße sind die Regulatoren allen Auf- und Abstiegs des Qi.[262] Die Fersengefäße geben den Yin-Yang-Rhythmus des Lebens vor, so den Schlaf-Wach-Rhythmus; sie werden therapeutisch deshalb auch zur Therapie von Schlafstörungen eingesetzt. Dass ihre Funktion auch etwas mit Atmung zu tun haben kann, lässt der berühmte Aus-

---

260 Siehe Abbildung 2, S. 49.
261 Siehe Abbildung 17 und 18.
262 Larre (1997), S.163, Kirschbaum (2000).

spruch von Zhŭangzi erahnen, der sagte: «Der Weise atmet durch die Fersen.»[263] Im Yin-Qiao-Mai steigt das Qi an der Innenseite der Beine auf, im Yang-Qiao Mai sinkt es an der Außenseite der Beine hinab. Die unterschiedliche Becken- haltung im Atemtyp-bezogenen Taijiquan aktiviert beim Ausatmertyp mehr den Muskeltonus im Bereich des Yang-Qiao-Mai, beim Einatmer mehr im Bereich des Yin-Qiao-Mai. Die Atmung durch die Fersen bei Zhŭangzi bezeichnet so gesehen Qi-Bewegung, ohne zwingende Beteiligung des Lungenorgans, durch rein mentale Kraft. Es handelt sich offensichtlich um eine weit über die Lungenfunktion hinausgehende Auffassung des Begriffs Atmung (Abb. 61, S. 194).

Taijiquan und Persönlichkeit

Die in der modernen Medizin bekannte Verschaltung der Atmungsregulation mit Funktionen des Nervensystems wie Selbstwahrnehmung und Gleichgewichts- sinn war den alten Chinesen bereits bekannt. Im Konzept der Körperseele Po, welche in der Lunge wohnt, kommt dies zum Ausdruck. Die durch Taijiquan vermittelte Schulung der Selbstwahrnehmung wird über den Atem entwickelt und ein aufmerksames Bewusstsein. Atmung versteht sich hier im erweiterten Sinn als bewusst geführte und empfundene Qi-Bewegung, bezogen auf den ganzen Körper. Es resultieren ein fester Stand und sicheres Agieren, was psychologisch Selbstsicherheit vermittelt und gegenüber einer reizüberflutenden Welt einen ruhigen Pol schafft. In der sozialen Interaktion sorgt die freie Qi-Zirkulation bzw. die ungehinderte Atmung dafür, dass die Selbstwahrnehmung nicht verloren geht. Daraus entsteht das Potenzial, sich ungewünschter Fremdbestimmung zu entziehen oder entgegenzustellen. Politisch ist die Atmung so gesehen ein Indikator für die gesellschaftliche Freiheit des Individuums bzw. ein Instrument, um Freiheit (von Fremdbestimmung) herzustellen.[264] Taijiquan dient auf dieser Basis nicht nur der Selbstverteidigung bei tätlichem Angriff, sondern auch der Bewahrung der persönlichen Integrität. Die Bewahrung der eigenen Integrität ist in der modernen Gesellschaft teils durch hohen Leistungsstress bedroht. Die damit verbundene Muskelanspannung blockiert das freie Schwingen des Atmungsvorgangs. Taiji- quan wird zum Instrument von Stressbewältigung, indem es den Atmungsprozess wieder deblockiert. Die vegetativen Funktionen von Kreislauf, Verdauung und Immunsystem profitieren davon. Organschädigungen infolge von Stress nehmen schließlich ab und damit wird der Alterungsprozeß des Menschen aufgehalten.

---

263 Larre (1997), S.164.
264 Neubeck (1992).

14 Die Funktion der Atmung in der westlichen Medizin

Physiologie der Atmung und der Stimme

Physiologisch gesehen wird die Einatmung bei ruhendem Körper durch einen Impuls im Atemzentrum des verlängerten Rückenmarks, also im Nervensystem, ausgelöst. Die Ausatmung geschieht nicht etwa infolge eines Ausatemimpulses des Nervenzentrums, sondern wird weitgehend durch die elastischen Rückstellkräfte von Lunge und Brustkorb bewirkt. Die Lunge ist in isoliertem Zustand – wenn man sie also aus dem Brustkorb herausnähme – in sich zusammengezogen. Sie wird erst entfaltet, indem sich ihre Außenhaut (das Lungenfell) mit Hilfe eines Unterdrucks und eines flüssigen Gleitfilms an die innere Brustwand (Brustfell) schmiegt. Der ständig negative Druck zwischen Lunge und Brustkorb – der Sog – ist immer vorhanden und nimmt bei der Einatmung noch zu, weil die Atembewegung von Brustkorb und Zwerchfell die Sogwirkung weiter verstärken. Ist die maximale Einatmung erreicht, schaltet das Atemzentrum einfach ab und der Sog gibt den angespannten elastischen Rückstellkräften wieder nach. So entsteht die rhythmische Atembewegung des Ruheatems. Bauchraum, Becken, der Hals und auch die Skelettmuskulatur werden dadurch in eine Schwingung von ca. 15 Bewegungen in der Minute gesetzt, im Verhältnis zum Herzschlag etwa viermal so langsam.

Durch die Aufdehnung der Lunge bei der Einatmung strömt Luft hinein. Sauerstoff wird dem Körper dadurch zugeführt. Bei der Ausatmung gibt die Lunge wieder Luft ab. Der aus der Luft in das Blut entzogene Sauerstoff wird durch ein anderes Gas ersetzt, das Kohlendioxid. Dieser Atemvorgang ist lebensnotwendig und darf nur wenige Sekunden oder maximal Minuten unterbrochen werden. Die Atemphysiologie sieht darin den wesentlichen Sinn des Atemvorgangs: die

Sauerstoffaufnahme und die Kohlendioxidabgabe zu gewährleisten. Da diese Vorgänge existentiell sind, werden sie im Körper durch diverse chemische und nervenphysiologische Schutzmechanismen abgesichert. So gibt es Chemorezeptoren im Bereich der Halsschlagader und im Gehirn, welche die chemische Effizienz der Atmung messen und gegebenenfalls entsprechende Korrekturmechanismen in der Atmungsregulation auslösen. Die Zielgröße ist dabei ein bestimmtes Verhältnis von Sauerstoff und Kohlendioxid sowie dem Bestand an Säuren und Basen im Blut. Ein Anstieg der Kohlendioxidwerte bewirkt beispielsweise einen Anreiz, häufiger und tiefer zu atmen. Sauerstoffmangel löst zwar auch eine Intensivierung der Atmung aus, aber längst nicht so ausgeprägt wie der Kohlendioxidanstieg. Wenn wir bewusst die Luft anhalten, müssen wir bald wieder atmen, weil das Kohlendioxid uns dazu zwingt. Perlentaucher machen sich diesen Mechanismus zunutze, indem sie vor dem Abtauchen intensiv ausatmen, um vermehrt Kohlendioxid abzugeben. Der Zwang wieder einzuatmen, kommt dadurch erst sehr viel später, was einen längeren Aufenthalt unter Wasser ermöglicht. Solche Manipulationen sind möglich, weil der Mensch die Atmung kurzfristig auch bewusst übernehmen kann. Sobald man aber nicht mehr darauf achtet, sorgt der Körper wieder automatisch für ein Gleichgewicht von Aus- und Einatmung.

Über die Ausatmung gibt der Körper Wasserdampf ab, so dass die Lunge auch an der Regulierung des Flüssigkeitshaushalts beteiligt ist.

Zur Betätigung der Stimme braucht der Mensch nicht sehr viel Luft; vielmehr bedarf es der Fähigkeit, ein wenig Luft dosiert durch den Kehlkopf zu leiten. Spezielle Nervenkerne im Atemzentrum des Gehirns übernehmen diese Aufgabe nach der Einatmung. Würde das Gehirn nach der Einatmung sofort auf automatische Ausatmung umschalten, hätten wir es schwer, zu sprechen oder zu singen. Die Luft halten zu können, kommt der Sprachfunktion zugute.[265]

Entsprechungen der bipolaren Atemlehre

Ein- und Ausatmertypen im Sinne der bipolaren Atemlehre weisen hinsichtlich des physiologischen Gleichgewichts von Sauerstoff, Kohlendioxid und Säure-Basenhaushalt keine Unterschiede auf. Gleich sind beide Typen auch im Hinblick auf die Atmungssteuerung im Atemzentrum des verlängerten Rückenmarks. So ist auch beim Ausatmertyp die Ausatmung in Ruhe im Wesentlichen ein passiver Vorgang, der aus elastischen Rückstellkräften des Brustkorbs resultiert.

---

265 Krauss (1984), Schwartzstein (2006), Comroe (1968).

Das zentrale Nervensystem verfügt zwar auch über Ausatmungsneurone; sie kommen aber nicht in der Ruheatmung, sondern nur beim sogenannten Leistungsatem zum Tragen. Leistungsatem kann willkürlich durch Atemübungen oder unwillkürlich durch körperliche Anstrengung in Aktion treten. Die Atmung wird dabei tiefer und schneller.

Es gibt noch weitere Möglichkeiten, wie der Ruheatem moduliert werden kann: Seelische Erlebnisse, Schmerzen, im Grunde die gesamte Wahrnehmung der Umwelt durch die Sinne und das Empfinden des eigenen Körpers lösen ebenso eine Modulation des Ruheatems aus. Das Erleben von Gefühlen wird durch Modulationen des Ruheatems körperlich realisiert.

Atem und Psyche

Wahrscheinlich wird das Erleben von Gefühlsregungen durch die Atmung überhaupt erst ermöglicht.[266] Das Gehirn erfährt über den Muskelapparat, was gefühlt wird, indem die Atmung eine vom gewöhnlichen Atem abweichende Bewegungswelle im Organismus auslöst. Die sensorischen Fasern der Skelettmuskulatur vermitteln jeweils eine entsprechende Rückmeldung an das Gehirn, ihren Spannungszustand in Bezug auf die Schwerkraft, ihren Tonus und, über ihre Aktivierung, ihre Arbeit. Wer gefühlsarm lebt oder wer intensive Gefühle verdrängt, hat deshalb auch einen relativ unbeweglichen Muskelapparat. Ein elastischer schwingungsfähiger Körper ist automatisch wahrnehmungsfähiger für emotionale Vorgänge. Emotionale Erlebnisfähigkeit erhöht auch die Fähigkeit zum Selbstausdruck und damit die soziale Kompetenz. Die Emotionen treten über die Atmung somit in einen sozialen Kontext.[267] Die Atmung verleiblicht die Emotionen in Haltung, Gestik und Mimik. Körperorientierte Psychotherapieverfahren versuchen deshalb, über die Atmung Zugang zur Gefühlswelt zu bekommen, um seelische Konflikte zu behandeln.[268] Den Zusammenhang psychischen Erlebens mit der Atmung hat die Wissenschaft noch nicht in allen Einzelheiten untersucht. Fest steht aber, dass es Nervenverbindungen vom Stammhirn als Zentrale der Emotionen und aus der gesamten Skelettmuskulatur (propriozeptive Nervenfasern) zum Atemzentrum gibt.

Die bipolare Atemtyp-Lehre befasst sich mit Aspekten der Motorik wie Haltung und Bewegung und der Selbstwahrnehmung sowie der Sprach- und Gesangsgestal-

266 Neubeck (1992).
267 Neubeck (1992).
268 Rosenberg (1996).

tung in Bezug auf Ein- und Ausatmung. Die medizinische Physiologie der Ruheatmung bezieht sich meist auf die existentiellen Funktionen der Atmung und gibt
deshalb wenig her in Bezug auf die Atemtypen. Die Differenzierung in Aus- und
Einatmer ist deshalb nicht atemmechanisch allein, sondern eher psychophysisch
zu begreifen. Erst das Bewusstsein oder die dauerhaft im Unbewussten gespei-
cherte Atemstruktur und die damit verbundene Körperbefindlichkeit erlauben die
Atemtypdifferenzierung. Relevanter für die Atemtyp-Lehre ist von daher weniger
der Ruheatem, sondern eher der Leistungsatem bzw. Aspekte der Körperwahrnehmung bei den Atemphasen, die mit der emotionalen Befindlichkeit und damit
auch mit der Umwelt gekoppelt sind. Es gibt indessen aber Hinweise darauf, dass
die Ruheatmung im Schlaf sich bei beiden Atemtypen hörbar unterscheidet. Dies
ist jedoch noch nicht systematisch untersucht worden. Physiologisch können
die Atemtypen deshalb nicht im Atemzentrum des verlängerten Rückenmarks,
sondern allenfalls in höher gelegenen vegetativen und senso-motorischen Hirn-
arealen beheimatet sein.

Atem und Krankheit

Um die Wechselwirkung des Atemapparates mit dem übrigen Organismus zu
erfassen, ist die Betrachtung des Leistungsatems hilfreich. Neben körperlicher
Anstrengung wird er bei gewissen Lungen- und Bronchialkrankheiten relevant,
wenn Störungen der elastischen Lungenstrukturen oder der Luftströmungsver-
hältnisse zu vermehrter Atemarbeit führen. Überforderter Leistungsatem führt zu
Ermüdungserscheinungen der Atemmuskulatur, besonders des Zwerchfells. Hier
können schließlich Fehlatmungsformen diagnostiziert werden, die einer Atem-
physiotherapie bedürfen. Bei gesunder Atmungsfunktion verfügt der Organismus
ungehindert über die gesamte Bandbreite von ausgeglichener Ruheatmung und
Leistungsatem. Bei Erreichen der maximalen Herzfrequenz unter körperlicher
Ausbelastung hat das Atemminutenvolumen normalerweise noch eine Reserve-
kapazität von ca. 30 %. Fehlatmungsformen werden des Weiteren nicht nur durch
eine gestörte Lungenfunktion hervorgerufen, sondern können sich ebenso aus
Krankheiten und Funktionsstörungen des Bewegungsapparates entwickeln. Hinzu
kommen die psychogenen Fehlatmungsformen wie Hyperventilationsneigung bei
Angsterkrankungen oder Flachatmung bei Depressionen.[269]

---

269 Krauss (1984).

Atem und Körperhaltung

Die Körperhaltung spiegelt funktionelle Atemgewohnheiten wieder. Die Untersuchung des Muskel- und Knochenapparates erlaubt insofern Rückschlüsse auf Atemmuster. In der Muskelphysiologie wird die gleichsinnige Muskelaktivität als Synergismus und die gegensinnige als Antagonismus bezeichnet. Muskeln wirken sowohl aktiv durch Zusammenziehung und Dehnung als auch passiv zur Stabilisierung, so als Widerlager gegenüber anderen aktiv arbeitenden Muskeln. Betrachtet man die Muskulatur beim Atemvorgang können wir also Synergisten und Antagonisten der beiden Atemphasen beschreiben.

Des Weiteren gibt es Unterschiede im Sitzen, Stehen Gehen oder im Liegen. Das periodische Schwingen von Ein- und Ausatmung wirkt über den Brustkorb hinaus nach unten in Bauch und Becken, nach oben zum Hals und Kopf. Die von oben zum Brustkorb aufgespannten Muskeln werden als Atemhilfsmuskulatur bezeichnet, da sie im Leistungsatem helfen, den Brustkorb zu bewegen (Musculi scaleni, und Musculi sternocleidomastoidei). Genau genommen könnte die Funktion als Atemhilfsmuskulatur fast dem gesamten Muskelapparat zugeordnet werden, da jede Köperposition die Atmung in bestimmter Weise begünstigt oder hemmt. Ein frei schwingender Atem hängt wesentlich davon ab, wie ich sitze, stehe oder die Arme halte. Die Einatmung geht in Synergie zur Aufrichtung des Körpers und Weitung von unten nach oben, die Ausatmung zur Beugung und Verengung nach unten. Die schon anatomisch spiralig angelegte Muskulatur der Extremitäten und der Bauchwand schwingt durch aus- und eindrehende Spiralen bei den Atemphasen mit, wenn sie synergistisch verbunden wird mit dem Atemvorgang.[270]

Das Zwerchfell

Das Zwerchfell ist Haupteffektor der inspiratorischen Grundaktivität des cerebralen Atemzentrums **(Abbildung 64 u. 65)**. Als unser wichtigster Atemmuskel hat es hauptsächlich vertikal aufgespannte Fasern, welche seine horizontal positionierte Bindegewebsplatte auf- und niederbewegen. Die schräg und gerade verlaufenden Bauchmuskeln sowie die Wirbelsäule mit dem unteren Rippenbogen bilden als Ursprung und Ansatz des Zwerchfells ein Widerlager, von dessen Festigkeit die Funktion des Zwerchfells wesentlich mitbestimmt wird **(Abbildung 66)**. Neuere Forschungen über die Zwerchfellfunktion haben ergeben, dass die Absenkung des

---

270 Krauss (1984).

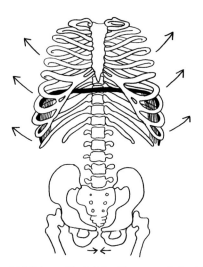

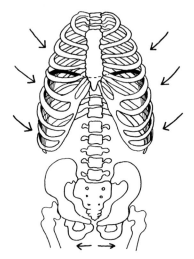

Abbildung 64: Bei der Einatmung hebt sich der Brustkorb und das Zwerchfell senkt sich. Die Fasern des Zwerchfellmuskels verlaufen hauptsächlich vertikal und sind vorn an der Bauchwand, seitlich an den Rippen und hinten an der Wirbelsäule befestigt.

Abbildung 65: Die Ausatmung verengt den Brustkorb und ist mit einer Abwärtsbewegung der Rippen verbunden. Die vertikalen Fasern des Zwerchfellmuskels dehnen sich wieder aus. Das bindegewebige Zentrum der Zwerchfellkuppel steigt wieder auf.

Zwerchfells bei der Einatmung wesentlich effektiver ist, wenn der Bauch dabei nicht so herausgestreckt wird. Die weit verbreitete Meinung, dass Bauchatmung auch gute Zwerchfellatmung sei, muss insofern korrigiert werden. Die bipolare Atemtyp-Lehre hat dies bereits erkannt und bei den Atemübungen berücksichtigt. Der Erfolg guter Einatmung lässt sich daran erkennen, wie weit sich der Rippenbogen nach hinten und seitlich weitet.

Während sich das Zwerchfell bei der Einatmung senkt, gehen die Rippen hoch wie der Bügel eines Eimers, den jemand ergreift. Die Rippen werden dabei wie die Lamellen einer Jalousie horizontaler gestellt. Elastische Fasern, besonders an der Innenseite des Brustkorbs, werden dabei gedehnt und ziehen sich bei der Ausatmung wieder zusammen. Dies ist die elastische Rückstellung, welche zwar vorwiegend passiv erfolgt, aber willkürlich unterstützt werden kann durch Lockerung von Bauch- und Beckenbodenmuskulatur und Aktivierung der inneren Zwischenrippenmuskulatur. Willkürliche Unterstützung der Einatmung dagegen kann durch Tonisierung von Bauch und Beckenmuskeln erfolgen. Der Muskeltonus im Beckenboden ist insofern ein entfernteres Widerlager für den Einatmungsvorgang.

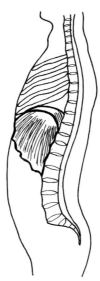

Abbildung 66: In der Seitprojektion sieht man die vertikale Verlaufsrichtung der Zwerchfellfasern sehr deutlich. Wenn der Bauch sich bei der Einatmung nicht herauswölbt, hat der Zwerchfellmuskel ein besseres Widerlager, als wenn er nachgibt. Das bewusste Herausstrecken des Bauches bei der Einatmung ist insofern wider den Ratschlag landläufiger Atemanleitungen einer tieferen Einatmung nicht dienlich.

15 Atem und bipolare Kongruenz

Aus Sicht der bipolaren Atemtyp-Lehre beinhaltet eine normale, gesunde Atmung eine Körper-Haltung und Gestik sowie Selbstwahrnehmung, die sich an der jeweils angeborenen Atemtyp-Konstitution (lunar oder solar) orientiert. Der Mensch findet ein Gleichgewicht, indem er eine Kongruenz zwischen seinem Körperschema im Gehirn (Selbstwahrnehmung, propriozeptives System) und dem Bewegungsmuster eines Schenkels seines Atmungsvorgangs (Ein- oder Ausatmung) herstellt. Harmonische Verhältnisse in diesem Sinn lassen sich am Habitus ebenso erkennen wie disharmonische. Eine Fehlatmungsform wäre dementsprechend ein Atemmuster, das sich nicht an der angeborenen Atemtyp-Konstitution ausrichtet.

Wendet man die Atemtypen im Taijiquan an, so wird die hergestellte Kongruenz von Atemtyp und Bewegungsablauf der Taiji-Form ein Mittel zur Entwicklung der wesentlichen Kraft Jin. Jin zu entwickeln, heißt frei über die eigenen Kraftpotentiale zu verfügen im Sinne der Selbstverwirklichung. Voraussetzung ist ein ungehinderter und geistig durch Yi lenkbarer Qi-Fluss.

Taijiquan übt rhythmische, atemtyp-kongruente Bewegungen und bewegt dadurch das Qi. Durch Sinken und Steigen werden zusätzliche Qi-Reserven mobilisiert und aktiviert.

Da stagnierender oder versiegender Qi-Fluss Krankheit bedeutet, beseitigt Taijiquan pathogene Faktoren, indem es Qi mobilisiert und verfügbar macht. Dies geschieht auf eine einzelnen Erkrankungen gegenüber unspezifische Weise. Hierin liegt der unschätzbare Wert des Taijiquan als Methode der Krankheits-Prävention und Behandlung. Die Atmung hilft dabei als Qi-Regulator und Administrator besonders gut, wenn sie dem Atemtyp gemäß eingesetzt wird. Sie wird mental geführt aus dem Yi und ist damit eine Funktion des zentralen Nervensystems, des Bewußtseins. Die Effizienz dieser Vorgehensweise lässt sich mit den in dieser

Publikation ausgeführten Strukturanalogien zwar nicht theoretisch beweisen; sie lässt sich aber in der praktischen Übung am eigenen Leibe nachvollziehen, wie das schon immer in den asiatischen Traditionen üblich war. Das Studium der chinesischen Medizinklassiker liefert mögliche Interpretationshilfen und erweist sich dabei als wertvolle Arbeitshilfe. Auch aus der westlichen Atemphysiologie lässt sich bisher kein Beweis für die bipolaren Atemtypen herleiten. Es gilt aber als unbestritten, dass die Atmung zahlreichen neuro-psychologischen und umwelt-induzierten Modulationen unterliegt. Weitere Forschungen an diesem Aspekt der Atmung könnten sicherlich zu neuen Erkenntnissen des Phänomens der bipolaren Atemtypen führen. Zunächst wird aber wohl das empirische Feld im Bereich der Atem- und Stimmtherapie sowie im Yoga und Taijiquan weiter auszuloten sein. Aus medizinischer Sicht ist Erfahrungsheilkunde als Handwerk legitim, solange Patienten oder Gesundheitsbewusste davon profitieren. Solange keine systematische wissenschaftliche Erforschung der bipolaren Atemtypen existiert, darf die Theoriebildung sich aber zumindest nicht über wissenschaftlich Erwiesenes hinwegsetzen. Die Anwendungseffekte der bipolaren Atmung in Therapie, Yoga und Taijiquan sind indessen so beeindruckend, dass sie es allemal wert sind, auch wissenschaftlich untersucht zu werden.

Lange schon hat in unserer Gesellschaft eine Kultur der Bewegung Einzug in die Präventionsmedizin gefunden. Im alten China und Indien hat die Kultur der Atmung eine mindestens ebenso wichtige Rolle für den Erhalt der Gesundheit gespielt. Es ist zu wünschen, dass diese Kultur auch in unserer Präventionsmedizin mehr Bedeutung erlangt.

Literatur

Alavi Kia, Romeo Schulze-Schindler, Renate (2005): Sonne, Mond und Stimme. Bielefeld: Aurum.

Anders, Frieder (2004): Das Innere Tai Chi Chuan. Stuttgart: Theseus.

Anders, Frieder (2007): Taichi. München: Hugendubel.

Anders, Frieder/Hechler, Judith (2009): Innere Kraft durch Atemtyp Qigong. Stuttgart: Theseus.

Beck, Ferdinand in Noll, Andreas/Ziegler, Birgit (2006): Der ältere Patient in der Chinesischen Medizin. München: Elsevier.

Bidlak, Bede in Kohn, Livia (2006): Daoist Body Cultivation, Traditional Models and contemporary Practices. Magdalena: Three Pines Press.

Comroe, Julius H. (1968): Physiologie der Atmung. Stuttgart: Schattauer.

Da Liu (1991): Tai Chi Chuan and Meditation. New York: Schocken Books.

Da Liu (1972): Tai chi chuan and I Ching. New York: Harper and Row.

Davis, Barbara (2004): The Taijiquan classics. Berkeley: North Atlantic Books.

Fiedeler, Frank (1976): Die Wende. Berlin: W. Kristkeitz.

Fiedeler, Frank (2003): Yin und Yang. Kreuzlingen: Hugendubel.

Fischer, Theo (2007): Wu Wei. Hamburg: Rowohlt.

Frantzis, Bruce (2008): Die Kraft der Inneren Kampfkünste und des Chi. Aitrang: Windpferd.

Gleditsch, Anneliese (1991): Vom Bewusstsein zum Gewisssein. Augsburg: Opal.

Golding, Roisin (2008): The complete stems and branches. Edinburgh: Elsevier.

Hackethal, Heinz-Joachim (2007): Das Tao leben. Wien: Maudrich.

Hagena, Charlotte/Hagena, Christian (2006): Konstitution und Bipolarität. Stuttgart: Haug.

Hagena, Christian (2005): Grundlagen der Terlusollogie. Stuttgart: Haug.

Hagena, Christian (2003): Terlusollogie. Stuttgart: Haug.

Hertzer, Dominique (2006): Das Leuchten des Geistes und die Erkenntnis der Seele. Frankfurt: Verlag für akademische Schriften.

Johnson, Jerry Alan (2002): Chinese Medical Qigong Therapy. Vol 1. Pacific Groove:The international Institute of medical Qigong.

Johnson, Jerry Alan (2002): Chinese Medical Qigong Therapy. Vol 2. Pacific Groove: The international Institute of medical Qigong.

Jou, Tsung Hwa (2001): The Dao of Taijiquan. Scottsdale: Tai Chi Foundation.

Kirschbaum, Barbara (2000): Die acht außerordentlichen Gefäße in der traditionellen chinesischen Medizin. Uelzen:Medizinisch Literarische Verlagsgesellschaft.

Krauss, Herbert (1984): Atemtherapie. Stuttgart: Hippokrates.

Kubny, Manfred (1995):Qi Lebenskraftkonzpte in China. Heidelberg: Haug.

Laotse (1996): Tao Te King. München: O.W. Barth.

Larre, Claude/Rochat de la Vallee, Elisabeth (1994): The Way of Heaven. London: Monkey Press.

Larre, Claude/Rochat de la Vallee, Elisabeth (1997): The Eight Extraordinary Meridians. London: Monkey Press.

Larre, Claude/Rochat de la Vallee, Elisabeth (1999): Essence, Spirit, Blood and Chi. London: Monkey Press.

Larre, Claude/Rochat de la Vallee, Elisabeth (2001): Die Bewegungen des Herzens. München: Müller und Steinicke.

Larre, Claude/Rochat de la Vallee, Elisabeth (2001): The Lung. London: Monkey Press.

Larre, Claude/Rochat de la Vallee, Elisabeth (2003): The secret treatise of the spiritual orchid. London: Monkey Press.

Larre, Claude/Rochat de la Vallee, Elisabeth (2004): Spleen and Stomach. London: Monkey Press

Liao, Waysun (2000): Tai chi classics. Boston: Shambala Classics.

Lo, Benjamin Pang Leng/Inn, Martin/Amacker, Robert/Foe, Susan (1985): The Essence of Tai Chi Chuan. Berkeley: North Atlantic Books.

Lorenzen, Udo/Noll, Andreas (2007): Die Wandlungsphasen der Traditionellen Chinesischen Medizin. München: Müller und Steinicke.

Neubeck, Klaus (1992): Atem-Ich. Basel/Frankfurt: Stroemfeld/Nexus.

Ni, Maoshing (2005): Der gelbe Kaiser. Frankfurt: Scherz.

Olson, Stuart (2001): Tai Chi according to the I Ching. Rochester: Inner Traditions International.

Olson, Stuart (2005): Das Qi pflegen. Bielefeld: Aurum.

Rochat de la Vallee, Elisabeth (2006):Yin Yang in Classical Texts. London: Monkey Press.

Rochat de la Vallee, Elisabeth(2006): A Study of Qi in Classical Texts. London: Monkey Press.

Rosenberg, Jack Lee (1996): Körper, Selbst und Seele. Paderborn: Junfermann.

Ross, Jeremy (1999): Zang Fu. Uelzen: Medizinische Literarische Verlagsgesellschaft.

Schmitt, Johannes Ludwig: Atemheilkunst. Bad Homburg: Humata.

Schwartzstein, Richard M./Parker J. Michael (2006): Respiratory Physiology. Baltimore: Lippincott Wiliams and Wilkins.

Seidler-Winkler, Brigitta (2006):Im Atemholen sind zweierlei Gnaden. Saarbrücken: Pfau.

Sonnenschmidt, Rosina (2007): Das Praxisbuch der solaren und lunaren Atemenergetik. Wolfratshausen.

Stiefvater, Erich u. Ilse (1985): Chinesische Atemlehre und Gymnastik. Heidelberg: Haug.

Trökes, Anna, Seyd, Margarete (2008): Yoga und Atemtypen. Bielefeld: Aurum.

Tschuang-Tse (1951): Reden und Gleichnisse. Zürich: Manesse.

Veith, Ilza (1972): The Yellow Emperor's Classic of Internal Medicine. Berkeley:University of California Press.

Wile, Douglas (1983): Tai-chi Touchstones: Yang Family Secret transmissions. New York: Sweet Chi-Press.

Wile, Douglas. (1996): The Tai-chi classics from the late Ching Dynasty. New York: State University of New York Press.

Yang Chengfu (2005): The Essence and Applications of Taijiquan. Berkley: North Atlantic Books.

Yang Jwing-Ming (1986): Advanced Yang Style Tai Chi Chuan. Volume One, Tai Chi Theory and Tai Chi Jing. Boston: Yang's Martial Arts Academy.

Yang Shou Chung (1996): Die praktische Seite des Tai Chi Chuan. Kolibri: Hamburg.

Yuefang Cen (1996): Chinese Qigong Essentials. New World Press: Beijing.

Zimmermann, G. (2007): I Ging. (Übersetzung) Düsseldorf : Patmos.

Dritter Teil
Biomechanik

Alexander Zock

16 Taijiquan und Biomechanik

> If the wise and the virtuous of the realm are able to follow this and seek out the principles and their benefits for body and mind, that will be a blessing for family and country. Let us encourage each other in this pursuit. (Yang Shouzhong, 1948)

An der Frage nach dem wesentlichen Charakteristikum des Inneren Taijiquan scheiden sich die Geister. Was bedeutet die Unterscheidung zwischen innerer und äußerer Kraft? Warum sind diese zwei Kraftarten zu unterscheiden und welche Erklärungsmodelle können zu Ihrer Unterscheidung Verwendung finden? Hier gibt es zum einen die Bestimmung, dass es sich bei der inneren Kraft um die so genannte Qi-Kraft (Jin-Kraft) handelt, wohingegen es sich im anderen Fall um reine Muskelkraft handeln soll. Diese Erklärung verschiebt das Problem aber leider nur auf die Frage nach dem Ursprung der Qi-Kraft. Um was für eine Kraft handelt es sich hier und wie ist sie zu erzeugen? Fragen, die in der typischen Lehrpraxis des Taijiquan auf eine Art und Weise beantwortet werden, welche im hohen Maße Bilder und Metaphern aus der chinesischen Weltsicht (Philosophie, Medizin etc.) zitiert. Diese Art der Erklärung ist für viele Praktizierende sehr unbefriedigend, da sie eben, wenn man nicht in diesem Weltbild sozialisiert wurde, leider nur ein Erklärungsproblem durch ein anderes ersetzt. In den folgenden Ausführungen soll daher versucht werden, die Hypothese zu formulieren, dass man sich wichtigen Aspekten der inneren Kraft des Taijiquan mittels der Sprache und Begriffe der Biomechanik nähern kann. Unter Biomechanik wird hierbei die wissenschaftliche Untersuchung der inneren und äußeren Bewegungsaspekte des menschlichen Körpers mit Hilfe physikalischer, genauer mechanischer Analysen verstanden (Hochmuth, 1984). Nicht im Fokus stehen hierbei Themen wie die mechanische

Festigkeit und Belastbarkeit des menschlichen Gewebes, welche teilweise auch im Rahmen biomechanischer Untersuchungen Beachtung finden. Ein solcher Ansatz ist nicht völlig neu in Taiji-Kreisen: So vertritt z.b. Mike Sigman, ein erfahrener Taiji-Lehrer aus Denver, Colorado, die Meinung, dass die innere Kraft im Taiji im Wesentlichen durch biomechanische Betrachtungen verstanden werden kann. Die aus solchen Betrachtungen abgeleiteten Einsichten setzt er intensiv in seinen Seminaren zum Thema innere Kraft ein.

Die folgende Darstellung soll daher im Kern herausarbeiten, welche Einsichten sich für das Taiji auf der Grundlage der mechanischen Grundgesetze der Physik bezüglich des bewegten menschlichen Körpers formulieren lassen. Die Betrachtung strebt dabei keine streng wissenschaftliche Darstellung mit allgemeinen Schlüssen an, sondern versucht viel mehr durch eine beispielhafte Analyse einzelner Aspekte der Taijiquan-Bewegungen, den Mehrwert einer solchen Analyse darzustellen. Grundsätzlich muss hier auch gesagt werden, dass eine tiefergehende biomechanische Analyse der gesamten Taiji-Bewegungsabläufe an dieser Stelle nicht geleistet werden kann. Auch in der aktuell vorliegenden Forschung, wie sie sich z. B. in der sport-wissenschaftlichen oder medizinischen Literatur findet, kann man in Hinsicht auf diese Zielsetzung erst in den letzten Jahren erste Ansätze beobachten. Hier liegt noch ein interessantes Forschungsfeld brach. Trotz dieser Einschränkungen ist die Motivation für die dargestellte Herangehensweise die Hoffnung, dass sich, ausgehend von der mechanischen Analyse des Bildes einzelner Taijiquan-Bewegungen, hilfreiche Grundprinzipien des Inneren Taijiquan ableiten lassen. Diese sollen es nachfolgend einem praktizierenden Schüler leichter machen, sein Studium der Taiji-Bewegungen weiter voranzutreiben.

Bedeutet dieses formulierte Programm, dass der Anspruch erhoben wird, eine umfassende mechanische Theorie der Qi-Kraft vorzulegen, welche alle Aspekte des Qi-Begriffs abdecken kann? Dies kann mit Sicherheit verneint werden, da dem sehr vielschichtigen Begriff des Qi, wie er in der chinesischen Philosophie und Medizin mit seiner komplexen Phänomenologie beschrieben ist, mit einer solchen begrifflichen Engführung nicht Rechnung getragen werden könnte. Was allerdings möglich erscheint, ist der Versuch, einem Teil der mit dem Begriff Qi einhergehenden Phänomenologie der Taiji-Bewegungen eine Deutung zu geben. Andere Aspekte der Qi-Kraft bleiben in diesem Bild dann aber natürlich im Dunkeln. Hier kann wieder Mike Sigmann zitiert werden, welcher in einem Interview 1996 (Sigman, 1996) davon sprach, dass der Qi-Begriff im Umfeld der Kampfkünste am besten als «ground strength» übersetzt werden sollte, wobei diese Übersetzung seiner Meinung nach eine starke Verbindung zu einer mechanischen Interpretation des Begriffes Stärke aufweist. Folgen wir diesem Bild, dann kann die in diesen Ausführungen verfolgte Vorgehensweise nach dem Prinzip erfolgen, dass z.B. die Beobachtung der Wirkung der inneren Kraft im Taiji mit bestimmten Körperhaltungen und -bewegungen korreliert werden kann, welche es dann, z.B. aus biomechanischer Sichtweise zu analysieren gilt. Hierdurch können dann mit Hilfe einer ausgewählten Bewegungs- und Haltungsphänomenologie aus der Vielzahl der Taiji-Stellungen heraus für den Taiji-Praktizierenden wertvolle Hinweise und Prinzipien zur korrekten Praxis des Inneren Taiji abgeleitet werden. Die größte Schwäche des beschriebenen Ansatzes dürfte die fehlende Verbindung zur Atmung im Taiji sein. Hier ist, wie in den anderen Beiträgen dieses Buches bereits intensiv dargestellt wurde, mit Sicherheit ein weiterer Schlüssel zum vollen Verständnis des Inneren Taijiquan zu suchen. Die im Folgenden dargestellten Überlegungen stehen zu diesen Ausführungen aber nicht im Widerspruch, sondern ergänzen sie aus Sicht des Autors viel mehr um eine zusätzliche Perspektive.

Die Art der hier gewählten Darstellung und Analyse folgt einem Prinzip, welches sich in der Tradition der Taijiquan-Literatur seit Langem findet, dem *tiyong*. Das Wort Tiyong besteht aus den beiden Wörtern *ti* (Essenz) und *yong* (Anwendung) und wird im philosophischen Kontext auch mit den folgenden Begriffpaaren übersetzt: «Theorie und Anwendung», «Struktur und Funktion» sowie «Essenz und praktischer Nutzen». Die Tiyong-Formel gewann insbesondere zu Beginn des letzten Jahrhunderts in China wieder an Bedeutung und wurde hier zu einem politischen Slogan in der so genannten «Selbst-Erneuerungsbewegung», welcher wie folgt formuliert wurde: «Chinese learning should remain the essence, but Western learning should be used for practical development.» (Yang Chengfu, 2005) Dem Prinzip des Tiyong folgend soll in den anschließenden Überlegungen daher eine Verbindung zwischen dem westlichen Denken der Biomechanik und dem praktischen Üben im Taiji gesucht werden. Hierbei ist auch zu bedenken, dass über die Erfassung essentieller Aspekte im Bewegungsablauf auf der Basis biomechanisch geleiteter Bewegungen weitere positive Wirkungen für den Übenden auf z.B. seine Atmung oder auch seine Wahrnehmung der Taiji-Bewegungen nicht auszuschließen sind.

17 Die Kraft, die aus dem Boden kommt

In welcher Form lässt sich nun ein biomechanischer Zugang zu den Bewegungen des Taiji finden? Hierzu wollen wir mit dem oben bereits erwähnten Begriff der «Ground Strength» beginnen. Dieser Begriff verweist auf eine enge Verbindung des Taijiquan-Praktizierenden zur Erde, welche sich in plastischer Form bereits in den tradierten Überlieferungen des Taiji finden lässt. Von besonderer Klarheit in diesem Zusammenhang erscheint folgendes, Zhang Sanfeng zugeschriebene Zitat (Jou, 2001):

> The Jing [*Jin-Kraft*] is rooted in the feet, bursts out in the legs, is controlled by the waist, and functions through the fingers.

Was in diesem Zitat beschrieben ist, lässt sich aus biomechanischer Sicht als eine mechanische Kette bezeichnen. Das Zitat beschreibt in klaren Worten den Weg einer aus den Füßen stammenden Kraft, welche durch den Körper wirkt und sich über die Beine und die Hüfte bis in die Finger fortsetzt. Von besonderem Interesse ist hierbei die Formulierung, dass die Kraft aus den Beinen generiert und durch die Hüfte gesteuert wird. Wie können wir uns dies aus mechanischer Sicht vorstellen? Hierzu wollen wir kurz einen kleinen Exkurs in die Biomechanik unternehmen, bevor wir zu der obigen Fragestellung zurückkehren werden.

In der Biomechanik unterscheidet man bei der Betrachtung eines Körpers grundsätzlich zwischen zwei Arten von Kräften: Dies sind zum einen die inneren Kräfte, welche im Körper durch einzelne Muskeln erzeugt werden, und zum anderen die äußeren Kräfte, welche auf den Körper von außen einwirken, wie z. B. die Schwerkraft, Bodenreibungskräfte oder die Widerstandkraft der Luft (Luftwiderstand). Betrachtet man nun einen Körper in einer gegebenen Situation aus biomechanischer Sicht, so stellt sich die Situation wie folgt dar: Der Körper ist zunächst einmal einer Gewichtskraft ausgesetzt, welche sich aus der Masse des Körpers und der Erdbeschleunigung errechnen lässt und den betrachteten Körper in Richtung Ermittelpunkt beschleunigt. Diese Beschleunigung führt dazu, dass der Körper «fällt», bis er gegen die feste Erdoberfläche gedrückt wird. Hier kann der entsprechende Körper nun entweder im Falle eines starren Körpers aufrecht stehen bleiben oder aber, z. B. im Falle eines Flüssigkeitstropfens, auseinander laufen. Die Endposition des Körpers hängt dabei im Wesentlichen von den in seinem Inneren wirkenden Kräften ab. Im Falle eines starren Körpers sind dies die inneren Kräfte des Materials, z. B. Holz oder Metall, die dafür sorgen, dass an der Erdoberfläche eine so genannte Bodenreaktionskraft erzeugt wird, welche in diesem Fall der Gewichtskraft des Körpers in ihrer Richtung entgegengesetzt ist und in ihrer Stärke entspricht. Diese Reaktionskraft ist eine abgeleitete Kraft, welche sich aus dem 3. Newtonschen Gesetz ergibt, welches aussagt, dass jede Kraft eine Gegenkraft hervorbringt, die in ihrer Richtung der Ursprungskraft entgegengesetzt ist und von der gleichen Stärke wie diese ist. Das 3. Newtonsche Gesetz wird häufig auch in Kurzform als «Actio gleich Reactio» bezeichnet (siehe z.B. Hochmuth, 1984). Wichtig zum Verständnis dieses Beispiels ist die Tatsache, dass die oben angesprochenen inneren Kräfte in den genannten Körpern ihre Begründung in der atomaren oder molekularen Struktur der Materie finden, aus der sich die betrachteten Massen zusammensetzen. Im Falle eines Holz- oder Eisenstabes handelt es sich um die molekularen respektive atomaren Anziehungskräfte zwischen den Grundelementen des Holzes und Eisens. Ohne diese inneren Kräfte würden die betrachteten Körper auf der Erdoberfläche flach als molekularer oder atomarer Film aufliegen. Im Falles des zuvor betrachteten Flüssigkeitstropfens kommt die Bewegung der Flüssigkeit erst dann zum Stehen, wenn die so genannte Oberflächenspannung der Flüssigkeit eine weitere Verteilung des Flüssigkeitstropfens unter der Wirkung der Schwerkraft verhindert, da sie diese Kraft kompensiert und ein Kräftegleichgewicht entsteht.

Betrachtet man nun die Situation, in der ein menschlicher Körper im Schwerefeld der Erde auf einer festen Oberfläche steht, so kann man auch hier analog zu den vorherigen Überlegungen den Schluss ziehen, dass dieser Körper nur aufrecht steht, da es innere Kräfte gibt, die dies erlauben. Der Ursprung dieser inneren Kräfte ist dabei zum einen in der Festigkeit des menschlichen Skelettes zu suchen, und zum anderen in inneren muskulären Kräften zu sehen. Für die folgenden Betrachtungen wollen wir uns aber nur auf letztere Kräfte konzentrieren, da sie für die Biomechanik der Taiji-Bewegungen von besonderer Bedeutung sind.

Die inneren Muskelkräfte führen in der gegebenen Situation, z.B. bei einer Kontraktion der Wadenmuskulatur, dazu, dass eine Kraft durch den Körper auf den Boden ausgeübt wird (F^*_m). Diese ruft wiederum dem Prinzip von «Actio gleich

Reactio» folgend eine gleichgroße, aber entgegengesetzte Bodenreaktionskraft hervor (B). Gleichzeitig bewirkt die aus den Muskeln durch Kontraktion erzeugte Kraft aber auch im Körper das Entstehen einer Kraft (F_m), welche der nach unten auf den Boden gerichteten Kraft entgegengesetzt ist. Dies lässt sich am besten dadurch verstehen, dass man sich klar macht, dass der kontrahierende Muskel an zwei Punkten am Skelett aufgehängt ist und somit bei Kontraktion an zwei Punkten gehalten werden muss. Hierdurch entstehen die vorher beschriebenen, in ihrer Richtung entgegengesetzten Kräfte im Körper paarweise. Welchen Bewegungszustand ein Körper nun als Resultat dieses Kräftespiels erreicht, hängt von der aus der Überlagerung aller wirkenden Kräfte resultierenden Kraftkomponente ($- ma$) ab, welche den Körper dann entsprechend des 2. Newtonschen Gesetzes – Kraft (F) ist gleich Masse (m) mal Beschleunigung (a) oder, in diesem Fall, Beschleunigung ist gleich Kraft geteilt durch Masse – beschleunigt und damit in Bewegung setzt. Ist z.B. die aus der Muskelkraft resultierende Beschleunigung des Körpers größer als die Gewichtskraft des Körpers, so ist dieser in der Lage, einen Sprung zu vollführen und kurzfristig vom Boden abzuheben.

Um die zuvor beschriebene Situation einer mathematischen Lösung zuführen zu können, verwendet man einen von dem französischen Physiker und Mathematiker D'Alembert (1717–1783) eingeführten Berechnungstrick. D'Alembert formulierte für praktische mechanische Berechnungen das so genannte *D'Alembertsche Prinzip*, welches aussagt, dass jedes dynamische, also bewegte, mechanische System als statisches System (also kräftefreies System) betrachtet werden kann. Hierzu erweitert er die obige Betrachtung um eine sogenannte *Inertialkraft*, welche in unserem Fall der resultierenden Kraftwirkung vom Körper auf die Erdoberfläche entspricht, da auch die Erde durch die muskuläre Kraftausübung eines Menschen beschleunigt wird (wenn auch in sehr geringem Maße). Nimmt man diese Kraft in die Betrachtung mit auf, so erhält man in Summe ein System, in dem nur innere Kräfte vorkommen, so dass die Summe aller wirkenden Kräfte gleich Null ist (Definition eines statischen Systems). Die sich aus diesem Kunstgriff ergebenden physikalischen Gleichungen sind in **Abbildung 67** dargestellt und zeigen nach etwas mathematischer Arbeit in letzter Konsequenz, dass die am Anfang unserer Betrachtung stehende Situation eines menschlichen Körpers im Schwerefeld der Erde aus biomechanischer Sicht über die inneren Muskelkräfte und die Gewichtskraft des Körpers hinreichend beschrieben ist. Die letztendliche Bewegungsgleichung in Abbildung 67 sagt hierbei nichts anderes aus, als dass der Bewegungszustand eines Körper auf einer festen Oberfläche davon abhängt, ob dessen innere Muskelkräfte größer, gleich oder kleiner als die auf diesen Körper wirkende Schwerkraft ist. Im ersten Fall würde der Körper einen Sprung vollführen, im zweiten ruhig stehen und im letzten Fall zu Boden sinken.

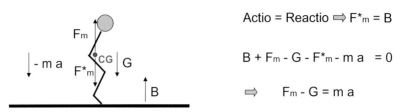

Abbildung 67: Die Kräftezerlegung einer reinen Vertikalbewegung: Die inneren Kräfte Fm und F*m sowie die äußeren Kräfte G (Schwerkraft) und B (Bodenreaktionskraft) addieren sich zu der resultierenden Kraft m a, welche am Schwerpunkt (CG) des Körpers ansetzt.

Die in Abbildung 67 dargestellte Situation kann ebenfalls für einen schiefen Sprung analysiert werden. Führt man dies durch, so findet man in der resultierenden Kraft (F_m) nicht nur eine Vertikalkomponente (hoch/runter), sondern auch Komponenten, die nach rechts oder links (medial-lateral) oder nach vorne und nach hinten (anterior-posterior) wirken. Dies bedeutet, dass je nach der Komplexität der inneren Muskelkräfte auch ebenso komplexe Bodenreaktionskräfte gebildet werden. Diese können auch gemessen werden, indem man z.B. so genannte Dynamometer einsetzt (Hochmuth, 1984; Wu and Hitt, 2005; Yu-Hsiang et al., 2005; Hoffman et al., 2008), die die einzelnen Kraftkomponenten der auf den Boden wirkenden Kraft im Zeitverlauf aufzeichnen können.

Die obigen Ausführungen gingen bisher implizit von der Annahme aus, dass alle dargestellten Kräfte genau am Schwerpunkt der betrachteten Körpers ansetzen. Dies ist nicht immer so. Es kann auch Situationen geben, in denen die auf den Boden übertragenen Kräfte nicht direkt am Schwerpunkt ansetzen. In diesem Fall entstehen zusätzlich zu den bereits dargestellten Kräften so genannte Drehmomente, welche zu einer Rotation des betrachteten Körpers führen. Eine derartige Situation ist für den Fall eines Sprints in **Abbildung 68** dargestellt. Im Falle des schnellen Laufs führt dies dazu, dass in der Phase des Aufsetzens auf den Boden der Körper nach vorne zum Boden gedreht wird und in der Phase des Abdrückens eine Aufrichtung des Körpers erfolgt. Derartige zusätzliche Bewegungskomponenten erhöhen die Komplexität einer Körperbewegung. Sie stellen für die Analyse von Bewegungsformen im Taiji potenziell interessante Mechanismen bereit, die zur Interpretation der von diesen Bewegungen ausgehenden Wirkungen bei – z.B. Partnerübungen – genutzt werden können.

Kehren wir nun zu der oben gestellten Frage zurück, wie wir uns den in der klassischen Literatur formulierten Mechanismus der aus dem Boden stammenden Kraft aus mechanischer Sicht vorstellen können. Hierbei fallen zwei Aspekte auf: Zum einen, dass wir, je nach dem wie die resultierende Kraft einer Bewegung ausfällt, neben einer reinen linearen Kraftwirkung auch noch eine Drehbewe-

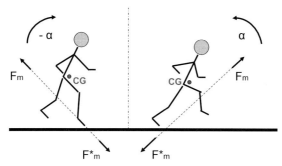

Abbildung 68: Beim Laufen setzen die resultierenden Kräfte nicht am Schwerpunkt des Körpers (CG) an und führen daher dazu, dass Drehmomente mit einer Rotationsbeschleunigung (α) entstehen. In der Phase des Aufsetzens (oben links) entsteht so eine vorwärts rollende und in der Phase des Abdrückens (oben rechts) ein rückwärts rollende Bewegung.

gung erzeugen können; zum anderen der Punkt, dass die vom Boden ausgehende Bodenreaktionskraft in der Realität nicht direkt am abstrakt gedachten Körperschwerpunkt ansetzt, sondern durch die komplizierte Bewegungskette Fuß-Unterschenkel-Knie-Oberschenkel-Hüfte-Oberkörper-Arme-Finger vermittelt werden muss, wenn wir einen Impuls auf einen Gegner übertragen wollen. Dies bedeutet, die Aufgabe des Taijiquan aus mechanischer Sicht könnte man so formulieren: Es kommt darauf an, den Körper so auszurichten, dass eine innere Kraft so erzeugt wird, dass sie nach Vermittlung durch die Bewegungskette des Körpers mit auf einen Gegenüber in intendierter Form einwirken kann. Hierbei kann, je nach dem wie die inneren Kräfte des Taiji-Praktizierenden aktiviert werden, ein hohes Maß an Kraftkomplexität aufgebaut werden. Diese Komplexität äußert sich dadurch, dass die resultierende Kraft nicht nur in eine Richtung wirkt, sondern gleichzeitig schiebend, hebend und kippend wirken kann. Hierbei ist zu beachten, dass bei Interaktion mit einem Gegenüber die vom Körper vollführte Drehbewegung auf den Gegenüber übertragen werden kann. Dies bedeutet, dass in der Situation, in der die Richtung der Bodenreaktionskraft hinter den Körperschwerpunkt zeigt und somit der Körper als Reaktion eine nach vorne rollende Komponente ausweist, ein Gegenüber dieser Bewegung folgen und somit ebenfalls zu Boden gedrückt würde. Im Gegensatz dazu führt ein vor dem Körperschwerpunkt vorbei laufender Bodenreaktionsvektor zu einer aufrichtenden Körperdrehung, welche auf ein Gegenüber übertragen zu einer Hebewirkung führen würde. Eine solche Kraft ist deutlich komplexer in ihrer Wirkung als z.B. der in direkter Linie durchgeführte Schlag eines Boxers, welcher im Wesentlichen eine lineare Schiebewirkung aufweist.

Ein weiterer wichtiger Aspekt der ausgeübten Kraft ist aus mechanischer Sicht die Dauer der Kraftwirkung. Hier kann man typischerweise zwei Arten der Kraftausübung unterscheiden: erstens einen mit hoher Schnellkraft durchgeführter

Schlag, welcher mit einer explosionsartig wirkenden Kraftübertragung einhergeht und einen Gegenüber durch seine plötzliche Heftigkeit aus dem Gleichgewicht bringen kann; zum anderen kann ein Gegenüber einer wesentlich schwächeren und damit sanfteren Kraft mit hoher Wirkdauer ausgesetzt werden. In diesem Fall wird es nicht die Heftigkeit sein, mit der diese Kraft einen Gegenüber überwindet, sondern die Dauer der Kraftausübung, welche dann als Unnachgiebigkeit erlebt werden kann. Schaut man sich die in Abbildung 67 und 68 dargestellten Situationen an, so ist die Ausübung einer schnell wirkenden Kraft nicht schwer vorzustellen, da sie einfach mit einer kurzfristigen, aber heftigen Bodeninteraktion verbunden ist. Eine nachhaltig über einen längeren Zeitraum wirkende Kraftausübung erscheint hier aber schon schwieriger vorstellbar, da sie einen dauerhaften Kontakt mit dem Boden mit einer entsprechenden Kraftübertragung voraussetzt. Letzteres erscheint insbesondere dann schwierig, wenn die entsprechende Kraftausübung nicht im Stand, sondern im Verlauf einer Bewegung durchgeführt werden soll. Die Komplexität der Aufgabe ergibt sich hierbei daraus, dass zum einen in einer Bewegung die Kraftrichtungen der inneren Muskelkräfte sich ständig ändern, und zum anderen auch die Struktur der Bewegungskette von den Füßen bis zu den Fingern in ihrer Struktur verändert wird. Um unter solchen Umständen eine konstante Kraft auf ein Gegenüber ausüben zu können, muss der Taiji-Praktizierende ein hohes Maß an Köperkoordination beherrschen und durch alle Positionsveränderungen hindurch einen festen Kontakt mit dem Boden halten.

Ob diese Aufgabe gelingt, wird in der Praxis des Inneren Taijiquan meist vom Trainer überprüft, in dem er an den Fingern die Kraftübertragung erspürt und hierbei sehr sensibel feststellen kann, ob die mechanische Bewegungskette noch eine ungestörte Kraftweiterleitung erlaubt oder nicht. Für den Praktizierenden selber erscheint dieser Prozess häufig sehr intransparent, da für ihn kaum klare Anhaltspunkte für die Richtigkeit seiner Bewegung erkennbar sind. Aus der obigen Darstellung können zwei mögliche Anhaltspunkte für den Übenden abgeleitet werden: zum einen die Fokussierung auf den Bodenkontakt, welcher den Ursprung aller Kraftwirkung darstellt; hier gilt es aus mechanischer Perspektive ein Gespür für die Bodenreaktionskraft aufzubauen, welche bei jeder Bewegung an den Fußsohlen spürbar ist. Eine Veränderung dieser Kraftwirkung ist z.B. durch die Verlagerung der Druckintensität auf der Fußsohle erkennbar, sodass das Spüren einer solchen Veränderung ein Indiz dafür sein kann, dass sich die Kraftwirkung auf den Gegenüber auch verändert hat. Wichtig ist hierbei aber nicht nur das Spüren der Fußsohle, sondern auch die Sensitivität für örtliche Verlagerungen der Druckpunkte unter den Füßen.

Ähnlich wie die zuvor diskutierte räumliche Verlagerung des Druckpunktes unter den Füßen einen wichtigen Schlüssel zum Verständnis der Taiji-Bewegungen darstellt, kann in einem zweiten Schritt auch die Relation der Kraftwirkungsrichtung des Bodenreaktionvektors hin zum Körperschwerpunkt genauer betrachtet werden. Diese ist von großer Bedeutung für ein Verständnis der Taiji-Bewegungen, da die sich aus dieser Relation potentiell ergebenden Drehbewegungen des Körpers so besser verstanden und gesteuert werden können. Hier gilt es, ein Gespür dafür zu entwickeln, welche Veränderung die Kraftrichtung, die aus dem Boden auf die Füße übertragen wird, im Verlaufe der Bewegung bezüglich ihrer Orientierung zum Körperschwerpunkt hin erfährt. Hier dürfte der Position der Hüfte eine entscheidende Rolle zukommen, da mit der Bewegung der Hüfte die Bewegung des Köperschwerpunkts kontrolliert werden kann. Im Hinblick auf die zu Beginn dieses Abschnitts zitierte Aussage des klassischen Taiji-Textes von Zhang Sanfeng über die Steuerungsfunktion der Hüfte kann aus dieser Überlegung somit eine weitere Idee für eine mechanische Grundlegung dieses Zitats abgeleitet werden.

Eine detaillierte Ausarbeitung dieser Orientierungshinweise für die Praxis kann hier nicht geleistet werden, sollte aber im Rahmen eines aufmerksamen Trainings schnell zu einer möglichen Verbesserung der Übungspraxis beitragen können; dies vor allem dadurch, dass der Praktizierende Anhaltspunkte aus seiner eigenen Körperwahrnehmung zur Beurteilung seiner Übungspraxis heranziehen kann.

Fasst man die bisherigen Ausführungen zusammen so lässt sich hinsichtlich der Frage nach den Einsichten, welche die mechanische Sichtweise auf die Taiji-Praxis erlaubt, Folgendes sagen:

- Die Kraft der Taiji-Bewegungen stammt aus den inneren Muskelkräften im Körper, welche über den Boden nach außen hin gerichtet werden können: D.h. ohne innere Muskelkraft und ohne den richtigen Stand ist kein Inneres Taijiquan möglich.

- Alle Bewegungen im Taiji werden so ausgeführt, dass es der Kontakt zum Boden jeder Zeit erlaubt, eine Aktivierung der inneren Kräfte des Praktizierenden durchzuführen.

- Die Kraftwirkung des Taijiquan ist komplex: Sie führt zum gleichzeitigen Auftreten von schiebenden, kippenden und hebenden Bewegungsmomenten.

- Die Kraft des Taijiquan ist zunächst nicht explosiv, sondern andauernd und sanft. Mit steigender Fertigkeit kann sie auch sehr schnell und stark eingesetzt werden.

- Die Kraftwirkung im Taijiquan ist in den Fußsohlen spürbar und über die Hüfte durch die Veränderung der räumlichen Relation zwischen Kraftwirkungsrichtung der Bodenreaktionskraft und dem Körperschwerpunkt steuerbar.

18 Die Wirkung der Taiji-Körperkraft auf den Gegner aus mechanischer Perspektive

Ein Ziel aller Taiji-Bewegungen ist es, ein Gegenüber zu «entwurzeln» und damit überwinden zu können. Aus biomechanischer Sicht kann eine solche Entwurzelung nur durch die Übertragung einer resultierenden Kraft auf ein Gegenüber erfolgen. Auf der Basis der bisher formulierten Einsichten stehen hierzu grundsätzlich drei Bewegungskomponenten zur Verfügung: schieben, kippen (zu Boden drücken) und heben. Diese Komponenten können, wie vorher bereits dargestellt, über den bewussten Einsatz der Bodenreaktionskraft in Verbindung mit einer zur Richtung der Reaktionskraft hin gewählten Hüftposition variabel gestaltet werden. Nimmt man nun eine gegebene Relation an, so muss aus mechanischer Sicht die Frage beantwortet werden, wie die angestrebte Entwurzelung des Gegenübers gelingen kann. Um dies zu verstehen, ist es instruktiv, sich zunächst einmal die mechanische Bedingung für ein stabiles Stehen anzusehen (**Abbildung 69**, S. 233). Hierzu wird in der Biomechanik der Begriff der «unterstützenden Fläche» definiert (siehe Hochmuth, 1984). Unter der unterstützenden Fläche eines Körpers versteht man die Fläche, in der der Schwerpunkt des betrachteten Körpers verschoben werden kann, ohne dass der Körper aus dem Gleichgewicht gerät. Die Größe dieser Fläche ist abhängig vom Öffnungswinkel der Beine. Sind die Beine nahe bei einander, so befindet man sich in einer sehr instabilen Situation. Öffnet man die Beine weiter, so vergrößert sich die unterstützende Fläche und der Körper steht stabiler. Um einen Körper aus dem stabilen Stand zu bringen, muss man ihn soweit kippen, dass der Körperschwerpunkt außerhalb der unterstützenden Fläche zu liegen kommt, da dann das obige Stabilitätskriterium nicht mehr erfüllt ist.

Bezieht man diese Überlegungen nun auf die Taiji-Bewegungen, so lässt sich aus dem bisher Gesagten direkt ein Schlüssel zum Verständnis der Entwurzelung formulieren. Hierbei soll zunächst eine Bewegung mit einem hebenden Drehmoment für den Partner betrachtet werden. Wirkt ein solcher Bewegungsimpuls auf ein Gegenüber, so findet er sich der gleichzeitigen Wirkung einer schiebenden und einer hebenden Bewegung ausgesetzt. Diese wird ihn genau dann entwurzeln, wenn er der Hebebewegung soweit folgt, dass er mit seinem Schwerpunkt außerhalb seiner eigenen unterstützenden Fläche zu liegen kommt. Wie gelingt dies aber im Taiji? Hier können zwei mögliche Erklärungen der Entwurzelung formuliert werden: zum einen die Überwindung des Gegenübers durch schiere Überwältigung, d.h. einem mehr an Kraft; zum anderen die Überwindung des Anderen durch die Tatsache, dass er der hebenden Kraft unbewusst folgt, bis er kurz vor dem Kipppunkt freiwillig aus der für ihn unkomfortabel gewordenen Position flüchtet, um das kurz bevorstehende Kippen zu vermeiden.

Welche Wirkung erscheint plausibler? Analysiert man Videoaufnahmen von Entwurzelungen, so erscheint eher die zweite Erklärung hilfreicher zu sein, da in diesen Aufnahmen häufig deutlich ein Folgen des Partners bis zum Kipppunkt zu beobachten ist, wobei dieser Punkt eindeutig durch ein Anheben des Gegenübers erreicht wird. Wie kann dies aber nun sein? Warum folgt der Partner dieser Hebebewegung, anstatt sich gegen sie zu stemmen? Aus Sicht des Autors scheint hier eine viel versprechende Erklärungsmöglichkeit in der Komplexität der wirkenden Kraft zu liegen. Die aus der Taiji-Bewegung resultierende Kraftkomponente beinhaltet, wie vorher bereits ausgeführt, neben einer schiebenden auch eine Drehkomponente. Hierbei ist die schiebende Kraftkomponente häufig auch nicht nur rein anterior, sondern beinhaltet meist auch noch Lateralkomponenten. Dies bedeutet, dass ein Gegenüber einer hohen Bewegungskomplexität ausgesetzt ist. Der Schlüssel zum Verständnis der zuvor beschriebenen Willigkeit des Gegenübers, der Drehbewegung ohne Widerstand zu folgen, könnte somit in einer mentalen Überforderung durch Bewegungskomplexität liegen. Der Partner folgt meiner Bewegung, da er sie schlicht nicht wahrnimmt, weil seine volle Aufmerksamkeit der Abwehr der schiebenden Bewegung gilt.

Folgt man dieser Sichtweise, dann bedeutet dies, dass die Entwurzelung eines Gegenübers im Taiji nur zum Teil als kräftemäßige Überwindung des Gegenübers gedeutet werden kann. Ein erheblicher Teil der Wirksamkeit des Taiji würde sich in dieser Sichtweise aus der mentalen Reaktion des Gegenübers ergeben, so dass der Gegner sich in letzter Konsequenz sogar selber besiegt, da er aus der Kampfsituation flüchtet. Eine interessante Konsequenz dieser Sichtweise wäre auch, dass ein Taiji-Meister zur vollen Entfaltung seiner Taijikraft ein mental agierendes Gegenüber braucht. Das Entwurzeln eines nicht denkenden Gegenstandes sollte damit nicht im Möglichkeitsbereich des Taiji liegen.

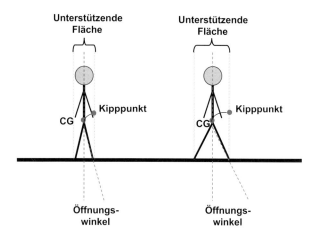

Abbildung 69: Die Stabilität des menschlichen Körpers ist so lange gegeben, wie der Körperschwerpunkt (CG) innerhalb der unterstützenden Fläche des Körpers zu liegen kommt. Eine breitere Beinstellung geht mit einer größeren unterstützenden Fläche einher und ermöglicht damit einen stabileren Stand.

Fasst man die in diesem Abschnitt angestellten Überlegungen zur Wirksamkeit des Taiji auf ein Gegenüber zusammen, so lassen sich folgende Punkte formulieren:

- Wirkprinzip: Im Taiji wird aus einfachen Anfangsimpulsen (innere Muskelkraft) Bewegungskomplexität aufgebaut, die jederzeit an einen Partner oder Gegner abgegeben werden kann.

- Der Gegner im Taijiquan wird nicht von der Stärke der Bewegungen, sondern von ihrer Komplexität und Dauer überwunden (Überraschung und Überforderung).

- Der Gegner wird im Taiji nur soweit bedrängt, bis er freiwillig ausweicht. In letzter Konsequenz besiegt sich der Gegner im Taiji also selber.

- Das Taiji entfaltet eine Wirkung, die nur in der Interaktion zwischen Alter und Ego entstehen und wirken kann. Ein nicht lebendiges Objekt kann nicht entwurzelt werden. Damit enthält das Taiji auch eine mentale Komponente im Gegenüber (unbewusste Reaktion).

19 Das Prinzip der lunaren und solaren Kraftwirkung im Taijiquan

Betrachten wir zum Abschluss noch einmal kurz die in Abbildung 68 (S. 227) dargestellten Phasen des schnellen Laufens und die hiermit verbundenen Bewegungsrelationen, so fällt auf, dass die mit den beiden dargestellten Phasen einhergehenden Drehbewegungsrichtungen eine starke Ähnlichkeit mit den Bewegungsarchetypen der im Laufe dieses Buches dargestellten lunaren und solaren Taiji-Bewegungen aufweisen. Die solaren Bewegungen werden hierbei meist mit einem typischerweise zu Boden drückenden Bewegungsimpuls verbunden, wohingegen den lunaren Bewegungen eine hebende Bewegungskomponente für einen Gegenüber zugeschrieben wird.

Es erscheint daher nicht unplausibel, die Hypothese zu formulieren, dass die lunaren und solaren Bewegungen im Taiji sich zusätzlich zum unterschiedlichen Einsatz der Atmung aus biomechanischer Perspektive im Wesentlichen über ihre unterschiedliche Ausrichtung des Bodenreaktionsvektors hin zum Körperschwerpunkt unterscheiden. Ein möglicher Zusammenhang zwischen den in Abbildung 68 dargestellten Relationen zwischen Körperschwerpunkt und Bodenreaktionsvektor ist in **Abbildung 70** dargestellt: Hier erscheint die Landungsphase im Laufen (links in Abb. 70) mit ihrer nach vorne rollenden Bewegungskomponente große Ähnlichkeit zur Konstellation in der «solaren Phase» aufzuweisen, wohingegen die «lunare Phase» mit ihrer aufrichtenden Bewegungsrichtung eher der Abstoßphase (Abb. 70 rechts) entspricht. Folgt man dieser Hypothese, so wären wichtige Unterschiede in beiden Formen des Taiji in der unterschiedlichen Steuerung der Hüfte sowie der mit der Hüftposition verbundenen Steuerung der Bodenreaktionskraft zu suchen.

Fasst man die in diesem kurzen Abschnitt formulierten Einsichten zusammen, so lässt sich Folgendes sagen:

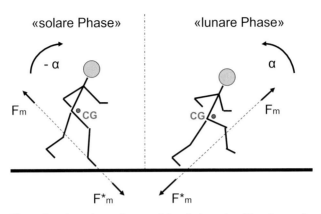

Abbildung 70: In der Phase des Aufsetzens (oben links: solare Phase) entsteht ein nach vorne rollendes Drehmoment (-α), wohingegen in der Phase des Abdrückens (oben rechts: lunare Phase) ein rückwärts rollendes respektive aufrichtendes Drehmoment (α) auftritt.

- Lunare und solare Bewegungen sind nur zwei Wege, um die gleiche Wirkung im Taiji zu erreichen.

- Die lunare Bewegung beinhaltet ein rückwärts rollendes Drehmoment und überträgt damit eine hebende Bewegung auf das Gegenüber («Überrolleffekt»).

- Die solare Bewegung beinhaltet ein vorwärts rollendes Drehmoment und überträgt damit eine sinkende Bewegung auf das Gegenüber (auf den Boden drücken).

20 Weitere Anwendungs-felder der mechanischen Perspektive im Taijiquan

Mit den im Rahmen dieses Textes dargestellten Anwendungsfeldern der biomechanischen Perspektive auf das Taijiquan konnten erst einige zentrale Aspekte des Taiji in den Blick genommen werden. Potentiell ergeben sich aber noch viele weitere Anwendungsfelder, welche im Rahmen einer ausführlicheren Ausarbeitung dem Taiji-Praktizierenden zugänglich gemacht werden sollten. Hierzu gehören z. B.:

- die Erweiterung der statischen Perspektive auf den gesamten Körper. So müssen gegenüber den Kipppunkten des Körpers alle am Körper angreifenden Drehmomente ausgeglichen werden, da sonst kein stabiler Stand möglich ist. Für Armbewegungen bedeutet dies, dass diese Bewegungen und das aus ihnen folgende Drehmoment durch Gegenbewegungen im Körper ausgeglichen werden müssen (z.B. Zentrumsbewegung)

- die Bedeutung von Drehachsen im Taiji und die mit diesen verbundenen Verlagerungen von Intertialmomenten zu Drehgeschwindigkeiten und umgekehrt.

- die Analyse der Drehbewegungen der Arme, welche möglichst analog zum Rotor symmetrisch um ein Achse erfolgen müssen, um kein resultierendes Drehmoment entstehen zu lassen

- eine Analyse der Sinkbewegungen im Taiji. Prinzipiell sollte man immer so sinken, dass kein resultierendes Drehmoment entsteht. Das Sinken sollte wie auf Eis, d.h. ohne resultierende laterale Kräfte stattfinden, da diese zu zusätzlichen Kraftanstrengungen zwingen. Anders formuliert könnte man auch sagen, dass das Sinken wie ein Sinken auf einer Metallfeder sein sollte, da eine solche Feder einen zur Seite drückt, wenn man nicht genau entlang des Lots auf sie sinkt

- das Stehen im Schwerefeld (z.B. im Qigong). Es sollte wie das Einpendeln einer Puppe im Schwerefeld verstanden werden. Man muss erspüren, wie durch leichte Bewegungen die Potenzialfläche um einen herum erfahren werden kann. Jede Bewegung, die einen aus diesem Gleichgewicht wieder herausbringen würde, erzwingt eine erhöhte Kraftanstrengung, um nicht umzufallen. Wenn man dies erspürt, dann «schwebt» man im Gleichgewicht der Stellung.

Literatur

Hochmuth, G., 1984, Biomechanics of Athletic Movement, Sportverlag Berlin.

Hoffman, S., M. Reed and D. Chaffin, 2008, Vertical ground reaction forces and center of pressure excursion during two-hand push exertions, NACOB, August 5–8, Ann-Arbor, Michigan.

Jou, Tsung Hwa, 2001: The Dao of Taijiquan, Tai Chi Foundation, AZ, USA.

Sigman, M., 1996: http://www.iay.org.uk/internal-strength/related/interview.htm.

Sigman, M., 1999: http://www.wushan.de/Taijiquan/sigman.htm.

Wu, G. and J. Hitt, 2005, Control of center of pressure during Tai Chi movement, ISB XXth Congress – ASB 29th Annual Meeting, July 31–August 5, Cleveland, Ohio.

Yang Chengfu, 2005, The Essence and Applications of Taijiquan, Blue Snake Books, Berkeley, California, USA.

Yu-Hsiang, N., C. Shi-Po, C. Long-Ren and T. Wen-Tzu, 2005, The ground reactions force and the electromyographic patterns of Tai Chi gait, ISB XXth Congress – ASB 29th Annual Meeting , July 31–August 5, Cleveland, Ohio.

Anhang

Liste der erwähnten Meister

Chen Qingping 陳清苹 (1795–1868), Lehrer der *Chen*-Tradition.

Chen Wangting 陈王廷, auch Chen Zhouting 陈奏庭 genannt (1600–1680), in der Genealogie der Chen-Tradition einer der Begründer des Taijiquan.

Chen Weiming 陳微明 (1881–1958) Schüler von Yang Chengfu, 楊澄甫, Verfasser des *Die Kunst des Taijiquan*, 1925, und anderer Werke.

Chen Xin, 陈鑫 auch Chen Pinsan 陈品三 genannt (1849–1929), wird der 16. Generation der Chen-Familie zugerechnet. Autor des Grundlagenwerkes *Illustrierte Lehre des Chen-Stil Taijiquan*, das 1931 postum veröffentlicht wurde.

Chen Zhangxing oder Chen Changxing, 陳長興 (1771–1853), 14. Generation der Chen-Tradition, Lehrer von Yang Luchan, dem Begründer der Yang-Tradition.

Hao He 郝為真 Hao Weizhen (1842–1920) Schüler von Li Yiyu, 李亦畬, lehrte die Wu-Tradition nach Wu Yuxiang, 武禹襄, auch unter dem Namen Hao-Stil bekannt. Fortgeführt von seinem Sohn Hao Yueru 郝月如 (1877–1935) und seinem Enkel Hao Shaoru 郝少如 (1907–1983).

Li Qixuan, 李齊宣 (1834–1896), jüngerer Bruder von Li Yiyu.

Li Yiyu (1832–1892), Neffe und Schüler von Wu Yuxiang. Er verfasste mehrere grundlegende Schriften und stellte das *Handbuch des Taijiquan* zusammen (erhalten in der Fassung für Hao He/Hao Weizhen, die sog *Hao-He-Manuskripte*).

Qi Jiguang 戚繼光 (1528–1587), General der Ming-Zeit, stellte in einem Buch 32 Techniken aus 16 Kampfkünsten zusammen, von denen sich 29 in den Formen der Chen-Tradition wiederfinden, die somit wahrscheinlich die Grundlage des Taijiquan darstellen.

Sun Lutang 孫祿堂 auch bekannt als 孫福全 Sun Fuquan (1861–1932), Schüler von Hao He/Hao Weizhen, Begründer der Sun-Tradition, und Autor des ersten Buches

(1915), das auf neue Art philosophische Prinzipien mit den Kampfkünsten verband. Sun gilt als einer der bedeutendsten Kampfkünstler des 20.Jahrhunderts.

Wang Zongyue王宗岳 (vermutlich 18.Jh.) gilt als Autor der *Abhandlung über das Taijiquan.*

Wu Chengqing 武澄清 (ca. 1800–1884), ältester Bruder von Wu Yuxiang, soll um 1852 in einem Salzdepot das *Handbuch des Taijiquan* entdeckt haben, das die Schriften von Wang Zongyue enthalten haben soll.

Wu Jianquan 吳鑑泉 (1870–1942), Sohn von Wu Quanyou 吳全佑 (1834–1902), dem Begründer der zweiten Wu-Stils.

Wu Yuxiang (ca 1812–1880), lernte bei Yang Luchan und für kurze Zeit bei Chen Qingping und hinterließ, zusammen mit seinen Brüdern und seinem Neffen Li Yiyu, zahlreiche grundlegende Schriften.

Yang Banhou 楊班侯 (1837–1892) Sohn von Yang Luchan 楊露禪.

Yang Chengfu 楊澄甫 (1883–1936), Sohn von Yang Jianhou, veröffentlichte 1931 die *Techniken der praktischen Anwendung des Taijiquan* und 1934 das *Gesamtwerk der Theorie und Praxis des Taijiquan.* Er verbreitete den Yang-Stil in ganz China.

Yang Jianhou 楊健侯 (1839–1917), Sohn von Yang Luchan.

Yang Luchan (1799–1872), Yang Luchan, auch bekannt als Yang Fukui 楊露禪楊福魁 bzw.Yang Wudi 楊無敵, Begründer der Yang-Tradition, Schüler von Chen Zhangxing bzw Chen Changxing.

Yang Shouzhong 楊守中 (1910–1985), auch bekannt als Yang Zhenming 楊振銘 erster Sohn von Yang Chengfu, lebte seit 1949 in Hongkong.

Zhang Sanfeng 張三豐 (13./14. Jh.) legendärer Begründer der inneren Kampfkünste. Erst im 16. und 17. Jh. als Ausgangspunkt der Inneren Schulen genannte, später vor allem von der Yang-Tradition als Begründer des Taijiquan angegeben.

Zhou Dun-yi 周敦頤 (1017–1073), Philosoph des Neokonfuzianismus, schuf mit seiner Erklärung des Taiji-Diagrammes, die Grundlage für die philosophische Basis des Taijiquan, wie sie in der Abhandlung über das Taijiquan formuliert wird, die Wang Zongyue zugeschrieben wird.

Berechnungstabellen für Atemtypen

Die Tabellen wurden von Bert Aufdemkamp neu berechnet und beziehen sich auf die nördliche Hemisphäre, Zeitzone MEZ, Uhrzeit 12:00 Uhr (ohne Sommerzeit).

Anwendung: Man suche das Geburtsjahr und die Zeile für den Geburtsmonat. Die Spalte, in der der Geburtstag in einem Intervall enthalten ist, oder explizit angegeben ist, gibt einen Hinweis auf den Atemtyp der Person. LU = Lunar (Einatmer), SO = Solar (Ausatmer), ? = Fragezeichen (Typ nicht eindeutig berechenbar, individuelle Typenbestimmung unbedingt erforderlich).

Achtung, die Tabellen legen vereinfachte Konstellationen zugrunde. Deshalb muss der herausgefundene Atemtyp durch einen erfahrenen Terlusollogen® oder eine andere erfahrene Person verifiziert werden. www. terlusollogie.de

Verwendung der Tabellen auf eigene Gefahr und ohne Anspruch auf Korrektheit der Ergebnisse

Bert Aufdemkamp
Mai 2009

Jahre: 1904, 1923, 1942, 1961, 1980, 1999 … und alle vergangenen und folgenden 19 Jahre			
Januar	1–14, 21–31 = Lu	17, 18 = So	15, 16, 19,20 ?
Februar	1–10, 22–29 = Lu	13–19 = So	11, 12, 20,21 ?
März	1–9, 26–31 = Lu	12–23 = So	10, 11, 24,25 ?
April	1–5, 27–30 = Lu	8–24 = So	6, 7, 25,26 ?
Mai	1, 2, 28,29 = Lu	5–25 = So	3, 4, 26,27, 30,31 ?
Juni		1–26, 30 = So	27–29 ?
Juli	26–29 = Lu	1–23 = So	24, 25, 30,31 ?
August	22–30 = Lu	1–19 = So	20, 21, 31 ?
September	19–30 = Lu	2–16 = So	1, 17,18 ?
Oktober	1, 16–31 = Lu	4–13 = So	2, 3, 14,15 ?
November	1, 2, 12–30 = Lu	5–9 = So	3, 4, 10,11 ?
Dezember	1–4, 9–31 = Lu		5–8 ?

Jahre: 1905, 1924, 1943, 1962, 1981, 2000 …
und alle vergangenen und folgenden 19 Jahre

Januar	1–3, 8–30 = Lu		4–7, 31 ?
Februar	10–27 = Lu	2–6 = So	1, 7–9, 28 ?
März	14–26 = Lu	2–11, 29–31 = So	1, 12,13, 27,28 ?
April	15–23 = Lu	1–12, 25–30 = So	13, 14, 24 ?
Mai	17–20 = Lu	1–14, 23–31 = So	15, 16, 21,22 ?
Juni		1–15, 19–30 = So	16–18 ?
Juli	16, 17 = Lu	1–13, 20–31 = So	14, 15, 18,19 ?
August	12–18 = Lu	1–9, 21–31 = So	10, 11, 19,20 ?
September	9–19 = Lu	1–6, 22–30 = So	7, 8, 20,21 ?
Oktober	6–21 = Lu	1–3, 25–31 = So	4, 5, 22–24 ?
November	2–22, 30 = Lu	26, 27 = So	1, 23–25, 28,29 ?
Dezember	1–24, 28–31 = Lu		25–27 ?

Jahre: 1906, 1925, 1944, 1963, 1982, 2001 …
und alle vergangenen und folgenden 19 Jahre

Januar	1–21, 29–31 = Lu	23–26 = So	22, 27,28 ?
Februar	1–17 = Lu	20–27 = So	18, 19, 28 ?
März	2–16 = Lu	19–31 = So	1, 17,18 ?
April	4–13 = Lu	16–30 = So	1–3, 14,15 ?
Mai	6–10 = Lu	1–3, 13–31 = So	4, 5, 11,12 ?
Juni		1–4, 9–30 = So	5–8 ?
Juli		1–3, 9–31 = So	4–8 ?
August	2–6, 30,31 = Lu	10–27 = So	1, 7–9, 28,29 ?
September	1–8, 26–30 = Lu	11–23 = So	9, 10, 24,25 ?
Oktober	1–10, 24–31 = Lu	13–21 = So	11, 12, 22,23 ?
November	1–11, 20–30 = Lu	14–17 = So	12, 13, 18,19 ?
Dezember	1–13, 17–31 = Lu		14–16 ?

Jahre: 1907, 1926, 1945, 1964, 1983, 2002 …
und alle vergangenen und folgenden 19 Jahre

Januar	1–11, 17–31 = Lu	14 = So	12, 13, 15,16 ?
Februar	1–7, 19–28 = Lu	10–15 = So	8, 9, 16–18 ?
März	1–7, 23–31 = Lu	9–20 = So	8, 21,22 ?
April	1–3, 24–30 = Lu	6–21 = So	4, 5, 22,23 ?
Mai	26–28 = Lu	3–23, 30,31 = So	1, 2, 24,25, 29 ?
Juni		1–24, 27–30 = So	25, 26 ?
Juli	24–26 = Lu	1–21, 29–31 = So	22, 23, 27,28 ?
August	20–27 = Lu	1–17, 30,31 = So	18, 19, 28,29 ?
September	16–28 = Lu	1–14 = So	15, 29,30 ?
Oktober	14–30 = Lu	2–11 = So	1, 12,13, 31 ?
November	10–30 = Lu	3–7 = So	1, 2, 8,9 ?
Dezember	1, 2, 8–31 = Lu	5 = So	3, 4, 6,7 ?

Jahre: 1908, 1927, 1946, 1965, 1984, 2003 … und alle vergangenen und folgenden 19 Jahre			
Januar	1, 6–28 = Lu	31 = So	2–5, 29,30 ?
Februar	7–25 = Lu	1–4, 28,29 = So	5, 6, 26,27 ?
März	10–23 = Lu	1–7, 26–31 = So	8, 9, 24,25 ?
April	12–20 = Lu	1–8, 22–30 = So	9–11, 21 ?
Mai	14–17 = Lu	1–11, 20–31 = So	12, 13, 18,19 ?
Juni		1–12, 16–30 = So	13–15 ?
Juli	13, 14 = Lu	1–10, 17–31 = So	11, 12, 15,16 ?
August	9–15 = Lu	1–6, 18–31 = So	7, 8, 16,17 ?
September	6–16 = Lu	1–3, 19–30 = So	4, 5, 17,18 ?
Oktober	3–18, 30,31 = Lu	21–28 = So	1, 2, 19,20, 29 ?
November	1–19, 27–30 = Lu	22–24 = So	20, 21, 25,26 ?
Dezember	1–21, 25–31 = Lu		22–24 ?

Jahre: 1909, 1928, 1947, 1966, 1985, 2004 … und alle vergangenen und folgenden 19 Jahre			
Januar	1–18, 26–31 = Lu	21–23 = So	19, 20, 24,25 ?
Februar	1–14, 27,28 = Lu	17–24 = So	15, 16, 25,26 ?
März	1–13, 31 = Lu	16–28 = So	14, 15, 29,30 ?
April	1–10 = Lu	12–29 = So	11, 30 ?
Mai	2–7 = Lu	10–31 = So	1, 8,9 ?
Juni	4 = Lu	6–30 = So	1–3, 5 ?
Juli	31 = Lu	1, 6–28 = So	2–5, 29,30 ?
August	1–3, 27–31 = Lu	6–24 = So	4, 5, 25,26 ?
September	1–4, 23–30 = Lu	7–20 = So	5, 6, 21,22 ?
Oktober	1–6, 20–31 = Lu	9–18 = So	7, 8, 19 ?
November	1–7, 17–30 = Lu	11–14 = So	8–10, 15,16 ?
Dezember	1–10, 14–31 = Lu		11–13 ?

Jahre: 1910, 1929, 1948, 1967, 1986, 2005 … und alle vergangenen und folgenden 19 Jahre			
Januar	1–8, 14–31 = Lu	11 = So	9, 10, 12,13 ?
Februar	1–4, 15–28 = Lu	7–12 = So	5, 6, 13,14 ?
März	1–3, 19–31 = Lu	6–16 = So	4, 5, 17,18 ?
April	21–27 = Lu	3–17, 30 = So	1, 2, 18–20, 28,29 ?
Mai	23–25 = Lu	1–20, 27–31 = So	21, 22, 26 ?
Juni		1–21, 24–30 = So	22, 23 ?
Juli	21–23 = Lu	1–18, 26–31 = So	19, 20, 24,25 ?
August	17–24 = Lu	1–14, 27–31 = So	15, 16, 25,26 ?
September	13–25 = Lu	1–10, 28–30 = So	11, 12, 26,27 ?
Oktober	11–27 = Lu	1–8, 30,31 = So	9, 10, 28,29 ?
November	7–28 = Lu	1–4 = So	5, 6, 29,30 ?
Dezember	4–29 = Lu	1, 2 = So	3, 30,31 ?

Jahre: 1911, 1930, 1949, 1968, 1987, 2006 …
und alle vergangenen und folgenden 19 Jahre

Januar	3–25 = Lu	28–31 = So	1, 2, 26,27 ?
Februar	4–22 = Lu	1, 25–28 = So	2, 3, 23,24 ?
März	8–21 = Lu	1–5, 24–31 = So	6, 7, 22,23 ?
April	9–17 = Lu	1–6, 20–30 = So	7, 8, 18,19 ?
Mai	11–14 = Lu	1–8, 17–31 = So	9, 10, 15,16 ?
Juni		1–9, 14–30 = So	10–13 ?
Juli	11 = Lu	1–8, 14–31 = So	9, 10, 12,13 ?
August	7–12 = Lu	1–4, 15–31 = So	5, 6, 13,14 ?
September	4–13 = Lu	1, 16–28 = So	2, 3, 14,15, 29,30 ?
Oktober	1–15, 28–31 = Lu	18–25 = So	16, 17, 26,27 ?
November	1–16, 24–30 = Lu	19–21 = So	17, 18, 22,23 ?
Dezember	1–18, 22–31 = Lu		19–21 ?

Jahre: 1912, 1931, 1950, 1969, 1988, 2007 …
und alle vergangenen und folgenden 19 Jahre

Januar	1–15, 23–31 = Lu	18–20 = So	16, 17, 21,22 ?
Februar	1–12, 24–29 = Lu	15–21 = So	13, 14, 22,23 ?
März	1–10, 27–31 = Lu	13–24 = So	11, 12, 25,26 ?
April	1–6, 28–30 = Lu	9–25 = So	7, 8, 26,27 ?
Mai	1–4, 30,31 = Lu	6–27 = So	5, 28,29 ?
Juni		3–27 = So	1, 2, 28–30 ?
Juli	27–30 = Lu	1–25 = So	26, 31 ?
August	24–31 = Lu	3–21 = So	1, 2, 22,23 ?
September	1, 20–30 = Lu	4–17 = So	2, 3, 18,19 ?
Oktober	1–3, 17–31 = Lu	6–14 = So	4, 5, 15,16 ?
November	1–4, 13–30 = Lu	7–11 = So	5, 6, 12 ?
Dezember	1–6, 11–31 = Lu		7–10 ?

Jahre: 1913, 1932, 1951, 1970, 1989, 2008 …
und alle vergangenen und folgenden 19 Jahre

Januar	1–4, 10–31 = Lu	7 = So	5, 6, 8,9 ?
Februar	1, 11–28 = Lu	4–8 = So	2, 3, 9,10 ?
März	16–28 = Lu	3–13, 31 = So	1, 2, 14,15, 29,30 ?
April	17–24 = Lu	1–14, 27–30 = So	15, 16, 25,26 ?
Mai	19–21 = Lu	1–16, 24–31 = So	17, 18, 22,23 ?
Juni		1–17, 20–30 = So	18, 19 ?
Juli	17–19 = Lu	1–15, 22–31 = So	16, 20,21 ?
August	14–20 = Lu	1–11, 23–31 = So	12, 13, 21,22 ?
September	10–21 = Lu	1–7, 24–30 = So	8, 9, 22,23 ?
Oktober	7–23 = Lu	1–5, 26–31 = So	6, 24,25 ?
November	4–24 = Lu	1, 27,28 = So	2, 3, 25,26, 29,30 ?
Dezember	1–25, 29–31 = Lu		26–28 ?

Jahre: 1914, 1933, 1952, 1971, 1990, 2009 ... und alle vergangenen und folgenden 19 Jahre			
Januar	1–22, 31 = Lu	25–27 = So	23, 24, 28–30 ?
Februar	1–18 = Lu	21–28 = So	19, 20 ?
März	4–18 = Lu	1, 21–31 = So	2, 3, 19,20 ?
April	5–14 = Lu	1, 2, 17–30 = So	3, 4, 15,16 ?
Mai	7–11 = Lu	1–4, 14–31 = So	5, 6, 12,13 ?
Juni		1–5, 10–30 = So	6–9 ?
Juli	7 = Lu	1–5, 10–31 = So	6, 8,9 ?
August	4–8, 31 = Lu	1, 11–28 = So	2, 3, 9,10, 29,30 ?
September	1–9, 28–30 = Lu	13–25 = So	10–12, 26,27 ?
Oktober	1–11, 25–31 = Lu	15–22 = So	12–14, 23,24 ?
November	1–13, 21–30 = Lu	16–18 = So	14, 15, 19,20 ?
Dezember	1–15, 19–31 = Lu		16–18 ?

Jahre: 1915, 1934, 1953, 1972, 1991, 2010 ... und alle vergangenen und folgenden 19 Jahre			
Januar	1–12, 19–31 = Lu	15, 16 = So	13, 14, 17,18 ?
Februar	1–9, 20–28 = Lu	11–17 = So	10, 18,19 ?
März	1–8, 25–31 = Lu	11–21 = So	9, 10, 22–24 ?
April	1–4, 26–30 = Lu	7–23 = So	5, 6, 24,25 ?
Mai	1, 2, 28,29 = Lu	5–25 = So	3, 4, 26,27, 30,31 ?
Juni		1–25, 29,30 = So	26–28 ?
Juli	25–28 = Lu	1–22, 31 = So	23, 24, 29,30 ?
August	21–29 = Lu	1–19 = So	20, 30,31 ?
September	18–30 = Lu	1–15 = So	16, 17 ?
Oktober	15–31 = Lu	3–12 = So	1, 2, 13,14 ?
November	1, 12–30 = Lu	4–9 = So	2, 3, 10,11 ?
Dezember	1–3, 9–31 = Lu	6 = So	4, 5, 7,8 ?

Jahre: 1916, 1935, 1954, 1973, 1992, 2011 ... und alle vergangenen und folgenden 19 Jahre			
Januar	1, 2, 8–30 = Lu		3–7, 31 ?
Februar	9–26 = Lu	1–6, 29 = So	7, 8, 27,28 ?
März	12–25 = Lu	1–9, 27–31 = So	10, 11, 26 ?
April	13–21 = Lu	1–10, 24–30 = So	11, 12, 22,23 ?
Mai	16–18 = Lu	1–12, 21–31 = So	13–15, 19,20 ?
Juni		1–13, 17–30 = So	14–16 ?
Juli	14, 15 = Lu	1–12, 18–31 = So	13, 16,17 ?
August	11–16 = Lu	1–8, 19–31 = So	9, 10, 17,18 ?
September	7–17 = Lu	1–4, 21–30 = So	5, 6, 18–20 ?
Oktober	4–20 = Lu	1, 2, 23–29 = So	3, 21,22, 30,31 ?
November	1–21, 28–30 = Lu	24, 25 = So	22, 23, 26,27 ?
Dezember	1–23, 26–31 = Lu		24, 25 ?

Jahre: 1917, 1936, 1955, 1974, 1993, 2012 …
und alle vergangenen und folgenden 19 Jahre

Januar	1–19, 27–31 = Lu	22–24 = So	20, 21, 25,26 ?
Februar	1–15 = Lu	18–25 = So	16, 17, 26–28 ?
März	1–15 = Lu	17–30 = So	16, 31 ?
April	2–11 = Lu	14–30 = So	1, 12,13 ?
Mai	4–9 = Lu	1, 11–31 = So	2, 3, 10 ?
Juni	5 = Lu	1, 2, 8–30 = So	3, 4, 6,7 ?
Juli		1, 2, 7–29 = So	3–6, 30,31 ?
August	1–5, 28–31 = Lu	8–25 = So	6, 7, 26,27 ?
September	1–6, 24–30 = Lu	9–22 = So	7, 8, 23 ?
Oktober	1–8, 22–31 = Lu	11–19 = So	9, 10, 20,21 ?
November	1–9, 18–30 = Lu	12–16 = So	10, 11, 17 ?
Dezember	1–12, 16–31 = Lu		13–15 ?

Jahre: 1918, 1937, 1956, 1975, 1994, 2013 …
und alle vergangenen und folgenden 19 Jahre

Januar	1–9, 16–31 = Lu	12, 13 = So	10, 11, 14,15 ?
Februar	1–6, 17–28 = Lu	8–14 = So	7, 15,16 ?
März	1–5, 21–31 = Lu	8–18 = So	6, 7, 19,20 ?
April	1, 22–29 = Lu	4–19 = So	2, 3, 20,21, 30 ?
Mai	25, 26 = Lu	1–21, 29–31 = So	22–24, 27,28 ?
Juni		1–22, 26–30 = So	23–25 ?
Juli	22–24 = Lu	1–19, 28–31 = So	20, 21, 25–27 ?
August	18–25 = Lu	1–16, 28–31 = So	17, 26,27 ?
September	15–26 = Lu	1–12, 29,30 = So	13, 14, 27,28 ?
Oktober	12–28 = Lu	1–9 = So	10, 11, 29–31 ?
November	8–30 = Lu	1–6 = So	7 ?
Dezember	6–31 = Lu	3 = So	1, 2, 4,5 ?

Jahre: 1919, 1938, 1957, 1976, 1995, 2014 …
und alle vergangenen und folgenden 19 Jahre

Januar	4–27 = Lu	30, 31 = So	1–3, 28,29 ?
Februar	5–23 = Lu	1, 2, 26–28 = So	3, 4, 24,25 ?
März	9–22 = Lu	1–6, 25–31 = So	7, 8, 23,24 ?
April	11–19 = Lu	1–7, 21–30 = So	8–10, 20 ?
Mai	13–16 = Lu	1–10, 19–31 = So	11, 12, 17,18 ?
Juni		1–11, 15–30 = So	12–14 ?
Juli	13 = Lu	1–10, 16–31 = So	11, 12, 14,15 ?
August	9–14 = Lu	1–6, 17–31 = So	7, 8, 15,16 ?
September	5–15 = Lu	1, 2, 18–29 = So	3, 4, 16,17, 30 ?
Oktober	2–17, 29–31 = Lu	20–27 = So	1, 18,19, 28 ?
November	1–18, 26–30 = Lu	21–23 = So	19, 20, 24,25 ?
Dezember	1–20, 24–31 = Lu		21–23 ?

Jahre: 1920, 1939, 1958, 1977, 1996, 2015 …
und alle vergangenen und folgenden 19 Jahre

Januar	1–17, 25–31 = Lu	20–22 = So	18, 19, 23,24 ?
Februar	1–13, 26–29 = Lu	16–23 = So	14, 15, 24,25 ?
März	1–12, 29–31 = Lu	14–26 = So	13, 27,28 ?
April	1–8, 30 = Lu	11–27 = So	9, 10, 28,29 ?
Mai	1–5 = Lu	8–29 = So	6, 7, 30,31 ?
Juni	1 = Lu	4–29 = So	2, 3, 30 ?
Juli	29–31 = Lu	3–26 = So	1, 2, 27,28 ?
August	1, 25–31 = Lu	4–22 = So	2, 3, 23,24 ?
September	1, 2, 21–30 = Lu	5–18 = So	3, 4, 19,20 ?
Oktober	1–4, 19–31 = Lu	7–16 = So	5, 6, 17,18 ?
November	1–5, 15–30 = Lu	8–12 = So	6, 7, 13,14 ?
Dezember	1–7, 12–31 = Lu		8–11 ?

Jahre: 1921, 1940, 1959, 1978, 1997, 2016 …
und alle vergangenen und folgenden 19 Jahre

Januar	1–6, 12–31 = Lu	9 = So	7, 8, 10,11 ?
Februar	1, 2, 13–28 = Lu	5–10 = So	3, 4, 11,12 ?
März	1, 2, 17–29 = Lu	5–14 = So	3, 4, 15,16, 30,31 ?
April	18–25 = Lu	1–15, 28–30 = So	16, 17, 26,27 ?
Mai	20–22 = Lu	1–17, 25–31 = So	18, 19, 23,24 ?
Juni		1–18, 22–30 = So	19–21 ?
Juli	19, 20 = Lu	1–16, 24–31 = So	17, 18, 21–23 ?
August	15–22 = Lu	1–12, 25–31 = So	13, 14, 23,24 ?
September	12–23 = Lu	1–9, 26–30 = So	10, 11, 24,25 ?
Oktober	9–25 = Lu	1–6, 28–31 = So	7, 8, 26,27 ?
November	5–26 = Lu	1, 2, 29 = So	3, 4, 27,28, 30 ?
Dezember	2–27, 31 = Lu		1, 28–30 ?

Jahre: 1922, 1941, 1960, 1979, 1998, 2017 …
und alle vergangenen und folgenden 19 Jahre

Januar	1–23 = Lu	26–29 = So	24, 25, 30,31 ?
Februar	1–20 = Lu	23–28 = So	21, 22 ?
März	6–19 = Lu	1–3, 22–31 = So	4, 5, 20,21 ?
April	7–16 = Lu	1–4, 18–30 = So	5, 6, 17 ?
Mai	9–13 = Lu	1–6, 16–31 = So	7, 8, 14,15 ?
Juni		1–7, 12–30 = So	8–11 ?
Juli	9 = Lu	1–6, 12–31 = So	7, 8, 10,11 ?
August	5–10 = Lu	1–3, 13–30 = So	4, 11,12, 31 ?
September	2–11, 29,30 = Lu	14–26 = So	1, 12,13, 27,28 ?
Oktober	1–13, 26–31 = Lu	16–23 = So	14, 15, 24,25 ?
November	1–14, 23–30 = Lu	17–20 = So	15, 16, 21,22 ?
Dezember	1–16, 20–31 = Lu		17–19 ?

Über die Autoren

Frieder Anders, Jahrgang 1944, studierte Musikwissenschaft und Gesang und arbeitete als Schauspieler und Regisseur bei Theater, Funk und Fernsehen. Er praktiziert Taiji seit 1973, zunächst autodidaktisch, dann lernte er Varianten des Yang-Stils bei drei verschiedenen Meistern in Taiwan und New York. 1977 erschien sein erstes Buch, *Das chinesische Schattenboxen Taichi*, das erste deutschsprachige Taiji-Lehrbuch. Seit 1979 wurde er bei Meister K.H. Chu, London, im authentischen Yang-Familienstil ausgebildet, 1988 Ernennung zu dessen erstem Meisterschüler (Tudi) und 2002, als erster Europäer, zum Meister der 6. Generation in dieser Traditionslinie. 1980 Gründung der ersten professionellen Taiji-Schule in Deutschland und bis 2005 Aufbau und Leitung der ITCCA (International Tai Chi Chuan Association) in Deutschland und der Schweiz. 2005 Trennung von Meister Chu und Entdeckung der Atemtypen in Taiji und Qigong (FriederAnders: AtemtypTaiji®, FriederAnders: Atemtyp Qigong® und Taiji für Business). Insgesamt fünf Bücher über Taiji und Qigong, zwei DVDs, zahlreiche Aufsätze.

Taiji Akademie
Meister Frieder Anders
Homburger Landstr. 120 A
60435 Frankfurt
www.taiji-anders.de

Dr. Volker Brauner, Jahrgang 1955, ist nach Abschluss seiner medizinischen Ausbildung in Deutschland und der Schweiz seit 1998 als Lungenfacharzt in eigener Praxis tätig. Seit 1975 beschäftigt er sich mit Akupunktur und chinesischer Medizin sowie mit westlichen Naturheilverfahren. Ab 1984 erlernte er Taijiquan im Yang-Familienstil nach K.H. Chu bei einem Schüler von Frieder Anders, welches er seit 2003 bei Frieder Anders selbst in den Vertiefungsstufen studiert. Seit 2007 ist er Mitglied im wissenschaftlichem Beirat der Taiji Akademie. Die Synthese von Schulmedizin mit den ganzheitlichen Verfahren des Westens und des Ostens ist ihm sei jeher ein wichtiges Anliegen.

brauner.ve@t-online.de
www.brauner-lungenarzt.de

Alexander Zock, Ph.D., Jahrgang 1967, studierte Physik an den Universitäten Köln, Bonn und Tel Aviv und erhielt seinen Doktor in Geophysik und Planetenwissenschaften von der Universität Tel Aviv in Israel im Jahr 2001. Seit 1999 arbeitete er in unterschiedlichen Positionen in der Luftverkehrsbranche, zuletzt als Geschäftsführer des European Center for Aviation Development – ECAD GmbH. Neben seiner hauptberuflichen Tätigkeit ist er seit 1999 auch in unterschiedlichen Kontexten als selbstständiger Organisationsberater tätig gewesen. Taijiquan betreibt er aktiv seit 2003 in der Taiji Akademie von Frieder Anders in Frankfurt am Main, in deren wissenschaftlichem Beirat er seit 2007 Mitglied ist. Von besonderem Interesse ist für ihn die Bedeutung des Taijiquan als Selbstkultivierungstechnik sowie die Frage, wie sich die Praxis des Taiji im Rahmen westlicher Begriffs- und Wissenschaftskonzepte verstehen bzw. deuten lässt.

alexander.zock@pelargos.org